郭志华——主编

心脑病证门诊经验实录

——内科名医解读中医经典与临床思维

湖南科学技术出版社
国家一级出版社 全国百佳图书出版单位
·长沙

图书在版编目（CIP）数据

心脑病证门诊经验实录 ： 内科名医解读中医经典与临床思维 / 郭志华主编. -- 长沙 ： 湖南科学技术出版社，2025. 1. -- ISBN 978-7-5710-3413-9

Ⅰ. R259.4；R277.73

中国国家版本馆 CIP 数据核字第 2025C480F3 号

XINNAO BINGZHENG MENZHEN JINGYAN SHILU——NEIKE MINGYI JIEDU ZHONGYI JINGDIAN YU LINCHUANG SIWEI

心脑病证门诊经验实录——内科名医解读中医经典与临床思维

主　　编：郭志华

出 版 人：潘晓山

责任编辑：李　忠

出版发行：湖南科学技术出版社

社　　址：长沙市芙蓉中路一段 416 号泊富国际金融中心

网　　址：http://www.hnstp.com

湖南科学技术出版社天猫旗舰店网址：

　　　　　http://hnkjcbs.tmall.com

邮购联系：0731-84375808

印　　刷：湖南省汇昌印务有限公司

　　　　　（印装质量问题请直接与本厂联系）

厂　　址：长沙市望城区丁字镇街道兴城社区

邮　　编：410299

版　　次：2025 年 1 月第 1 版

印　　次：2025 年 1 月第 1 次印刷

开　　本：710 mm×1000 mm　1/16

印　　张：15.75

字　　数：220 千字

书　　号：ISBN 978-7-5710-3413-9

定　　价：68.00 元

《心脑病证门诊经验实录——内科名医解读中医经典与临床思维》

—————————————— 编委会名单 ——————————————

前言

心脑血管疾病是目前全球发病率、死亡率、致残率最高的疾病之一，对家庭和社会造成了严重的医疗和经济负担。近年来，随着防治心脑血管疾病相关规划的出台以及胸痛中心、卒中中心等急救系统的完善，我国心脑血管疾病防治工作已取得显著的成效，但仍面临严峻挑战。

《中国心血管健康与疾病报告2023》显示，我国心脑血管疾病现患病数为3.3亿，其中卒中1 300万，冠心病1 139万，心力衰竭890万，肺源性心脏病500万，心房颤动487万，风湿性心脏病250万，先天性心脏病200万，外周动脉疾病4 530万，高血压2.45亿。心脑血管疾病的发病率和死亡率仍在升高，现已成为我国城乡居民疾病死亡的首要原因，防治心脑血管疾病，远离心脑血管疾病，成为疾病防治的重中之重。

中医药学历史悠久，在防治心脑病证的理论和实践方面硕果累累，积淀了一大批名医名家学术创新理论、有效的辨证施治经验、丰富的治法治则、简便廉验的方药以及"治未病"思想指导下的预防措施。长期的医疗实践经验证明中医药在防治心脑病证方面具有较好的疗效和独特的防治优势，值得推广应用。

为贯彻落实《"健康中国2030"规划纲要》和《健康中国行动（2019—2030年）》文件通知精神及相关要求，促进防治心脑血管疾病的经验共享与学术交流，郭志华教授主编此书，收集郭志华教授在临床实践中的门诊医案、临床经验、学术见解、经验方研究论文等，内容尽现原样，汇编付梓，就正于同道。期冀中医药经典更为广泛的临床辨证施治应用，对名老中医临床经验的传承有所启迪和借鉴。

本书所收郭志华教授诊治心脑血管常见病证的临床医案，以中医经典名方为纲，以心脑病系病证为主，包括胸痹、心悸、不寐、心衰、头痛、中风、眩晕等，从中医经典名方出处、组成、方解、功效、辨证分析、用药思路、经典原文选用解读等诸方面，分析中医经典名方的临床辨证应用思路，尤其是配伍特点、加减用药、辨证思维等。郭志华教授诊治心脑病证临床经验荟萃，运用数据挖掘技术，整理分析郭志华教授基于中医基础理论和中医经典名方而创造的经验方"心痛泰""益心泰""血塞泰""四泰片"治疗冠心病、胸痹、眩晕、心衰、不寐、心悸、脑梗死、双心病、心律失常、高脂血症、原发性高血压、头痛等心脑常见病证的临床经验、用药规律，体现了经典与现代、临床与科研、传承与创新的结合。

由于作者水平有限，学识肤浅，不妥之处，在所难免，敬请读者多加指教。本书适合中医临床和中西医结合临床医师、中医药院校本科生和研究生、西学中医师、中医药爱好者等学习和参考。

郭志华

于湖南中医药大学第一附属医院

目录

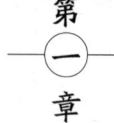

第一章 心系病证

第一节　胸痹（8 例）/ 002

病案1　冠心病心绞痛，冠脉支架植入术后，原发性高血压，高脂血症，脂肪肝 / 002

病案2　冠心病心绞痛 / 005

病案3　下壁心肌梗死，窦性心动过缓 / 007

病案4　前壁心肌梗死，高脂血症 / 010

病案5　冠心病冠脉支架植入术后，高脂血症 / 013

病案6　冠心病冠脉支架植入术后 / 016

病案7　冠心病心绞痛 / 018

病案8　陈旧性心肌梗死，高脂血症 / 020

第二节　心悸（6 例）/ 025

病案1　冠心病心律失常，频发室性早搏 / 025

病案2　冠心病心律失常，频发房性早搏 / 027

病案3　冠心病心律失常，心房纤颤 / 030

病案4　冠心病心律失常，频发房性早搏 / 033

病案5　冠心病心律失常，心房纤颤 / 035

病案6　冠心病心律失常，频发室性早搏，二度房室阻滞，原发性高血压 / 038

第三节　不寐（6 例）/ 041

病案1　更年期综合征 / 041

病案2　神经衰弱 / 044

病案3　心脏神经症，抑郁焦虑障碍 / 047

病案4　窦性心动过速，焦虑 / 050

病案5　神经衰弱，窦性心动过速 / 052

病案6　神经衰弱 / 055

第四节　心衰（8 例）/ 058

病案1　冠心病心绞痛，慢性心力衰竭 / 058

病案 2 冠心病心肌梗死，慢性心力衰竭 / 061

病案 3 慢性心力衰竭，冠心病心房纤颤 / 064

病案 4 高血压心脏病，慢性心力衰竭 / 066

病案 5 冠心病心肌梗死，慢性心力衰竭，冠脉狭窄支架植入术后
／ 070

病案 6 肺源性心脏病，慢性心力衰竭 / 073

病案 7 风湿性心脏病，慢性心力衰竭 / 076

病案 8 扩张型心肌病，慢性心力衰竭 / 079

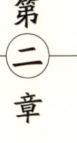

第
二
章

脑
系
病
证

第一节 头痛（5 例）/ 084

病案 1 外伤后头痛 / 084

病案 2 神经性头痛 / 086

病案 3 偏头痛 / 088

病案 4 偏头痛 / 091

病案 5 缺铁性贫血，颈椎病，慢性非萎缩性胃炎 / 093

第二节 中风（8 例）/ 097

病案 1 腔隙性脑梗死，高脂血症，脂肪肝 / 097

病案 2 多发性脑梗死 / 100

病案 3 脑出血，原发性高血压 / 102

病案 4 多发性脑梗死，原发性高血压 / 106

病案 5 脑梗死后遗症，糖尿病 / 109

病案 6 脑梗死，原发性高血压 / 112

病案 7 脑出血后遗症，原发性高血压 / 115

病案 8 脑梗死，原发性高血压 / 118

第三节 眩晕（7 例）/ 122

病案 1 原发性高血压，高脂血症，脂肪肝 / 122

病案 2 原发性高血压，房间隔缺损（卵圆孔型）封堵术后，高脂

血症, 脂肪肝 / 125

病案 3　多发性腔隙性脑梗死, 原发性高血压, 颈椎间盘突出 / 127

病案 4　脑梗死, 原发性高血压 / 130

病案 5　缺铁性贫血, 慢性浅表性胃炎, 胃溃疡 / 133

病案 6　腔隙性脑梗死, 轻度贫血, 肾衰竭 / 135

病案 7　梅尼埃病, 颈椎病 / 137

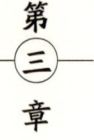

第三章　临床经验荟萃

第一节　基于"肠-心轴"理论治疗心悸的临证经验 / 142

第二节　辨证治疗眩晕经验 / 149

第三节　运用心痛泰治疗冠心病的临证经验 / 156

第四节　辨证治疗高脂血症的临床经验 / 162

第五节　从"心脑相关"理论治疗眩晕临床经验 / 169

第六节　运用桔梗治疗心衰经验 / 175

第七节　从"阴火"论治心悸 / 181

第八节　从调和阴阳论治不寐经验 / 187

第九节　辨证治疗心律失常经验 / 195

第十节　从"无虚不作眩"理论治疗眩晕临床经验 / 200

第十一节　运用药对治疗慢性心力衰竭临床经验 / 206

第十二节　从"诸风掉眩, 皆属于肝"理论治眩晕经验 / 214

第十三节　运用益气活血行水法治疗心衰经验 / 221

第十四节　从"双心共病"治疗心衰经验 / 228

第十五节　辨证治疗冠状动脉粥样硬化性心脏病伴焦虑障碍临床经验 / 233

第一章——心系病证

第一节

胸

痹

（8 例）

病案1 冠心病心绞痛，冠脉支架植入术后，原发性高血压，高脂血症，脂肪肝

易某，男，58 岁。因反复胸闷痛半年余，于 2021 年 11 月 17 日初诊。

初诊 患者诉 2021 年 5 月 13 日突发胸闷痛，伴气短，汗出，在当地人民医院急诊入院治疗，做冠状动脉造影示：冠状动脉左前降支中段狭窄 90%，远端局限性狭窄 82%，远端血流 T_1M_1 3 级，回旋支近端狭窄 30%～40%，远端弥漫性狭窄 50%～60%。心脏彩超示：左心房增大，二尖瓣、三尖瓣轻度反流，左心室舒张功能减低。诊断为急性心肌梗死，急行冠脉支架植入。既往有原发性高血压、高脂血症、脂肪肝等病史。并给予降压、降脂、抗血小板聚集药等治疗。好转出院后继续服用吲哚布芬片、硫酸氢氯吡格雷片、阿托伐他汀钙等片药治疗，但胸闷痛未完全消除，反复发作。现症见：胸闷痛反复发作，夜间发作次数较多，伴左肩背闷痛不适，动辄气短，困倦乏力，时有头晕心悸，睡眠不安，形体肥胖，舌质紫暗，边有瘀斑，苔白腻，脉滑。西医诊断：冠状动脉粥样硬化性心脏病，心绞痛，冠脉支架植入术后（心功能 Ⅱ 级），原发性高血压（3 级，极高危），高脂血症，脂肪肝。中医诊断：胸痹，眩晕。证属痰瘀阻滞。治以活血化痰，通痹止痛。予血府逐瘀汤合瓜蒌薤白半夏汤化裁。

处方 当归 10 g，桃仁 10 g，红花 10 g，丹参 10 g，赤芍 10 g，枳壳

10 g，牛膝 10 g，白术 10 g，川芎 10 g，桔梗 15 g，生地黄 10 g，柴胡 10 g，瓜蒌皮 10 g，薤白 15 g，法半夏 10 g，炙甘草 10 g。7 剂，水煎，每日 1 剂，分早晚两次温服。嘱饮食宜清淡，忌肥甘厚腻。

二诊　2021 年 11 月 24 日。诉胸闷痛明显减轻，发作次数减少，头晕好转，睡眠不安，乏力，苔腻减轻，脉滑。原方加首乌藤 15 g，茯神 20 g，继服 14 剂，煎服法同前。

三诊　2021 年 12 月 8 日。患者诸症显著好转，偶发胸闷痛，睡眠欠安，行走活动乏力，舌质暗，苔白，脉滑。二诊方再加红景天 10 g，五味子 10 g。继进 14 剂。后随访，未发胸闷痛，病情稳定。

按语

1. 患者情况　本案患者为中年男性，形体肥胖，肥人多痰多湿，故素体易为痰瘀所困。

2. 辨证分析　《金匮要略·胸痹心痛短气病脉证治》云："阳微阴弦，即胸痹而痛，所以然者，责其极虚也。"痰浊阴邪上袭阳位，心为阳脏，痰浊瘀阻于心脉，血行不畅而瘀血、痰浊互结，心脉阻塞，气机痹阻，不通则痛，发为胸痹之病。胸闷痛反复发作，夜间发作次数较多，左肩背亦闷痛不适，为心脉痹阻，不通则痛，且夜间阴邪盛，故夜间发作频繁而不得卧；活动则气短，困倦乏力，乃痰浊湿邪困阻中焦，又因其肥人嗜食肥甘甜食，久之必伤及脾胃之气，中焦运化失调，故动辄气短，困倦乏力；中焦脾胃失调，气血生化不足，心脉失养则心悸；中焦运化失调，且素体痰瘀较盛，随经上扰清窍，则头晕，睡眠不安；舌质紫暗，边有瘀斑，苔白腻，脉滑，皆乃痰瘀互结之表现。

3. 辨证结果及主方　综上，诊断为胸痹。证属痰瘀阻滞。治以活血化痰，通痹止痛。予以血府逐瘀汤合瓜蒌薤白半夏汤化裁。

4. 用方出处及解读　瓜蒌薤白半夏汤出自《金匮要略·胸痹心痛短气病脉证治》："胸痹不得卧，心痛彻背者，栝蒌薤白半夏汤主之。"主治：胸痹而痰浊较甚，胸痛彻背，不能安卧者。功用：通阳散结，祛痰宽胸。血府逐瘀汤出自《医林改错》："治胸中血府血瘀之症。头痛、胸疼、胸不任物、胸任重物……"主治：胸中血瘀证；功用：活血化瘀，行气止痛。血府逐瘀汤取桃红四物汤与四逆散之主要配伍，加下行之牛膝和上行之桔梗而成。方中桃仁主"瘀血血闭"（《神农本草经》），破血行滞而润燥，红花活血祛瘀以止痛，共为君药。赤芍、川芎助君药活血祛瘀；牛膝入血分，性善下行，能祛瘀血，通血脉，并引瘀血下行，使血不郁于胸中，瘀热不上扰，共为臣药。生地黄甘寒，清热凉血，滋阴养血；合当归养血，使祛瘀不伤正；合赤芍清热凉血，以清瘀热。三者养血益阴，清热活血，共为佐药。桔梗、枳壳，一升一降，宽胸行气，桔梗并能载药上行；柴胡疏肝解郁，升达清阳，与桔梗、枳壳同用，尤善理气行滞，使气行则血行，即《石室秘录·双治法》所云"人病心痛，不可只治心痛，必须兼治肝"，亦为佐药；甘草调和诸药，为使药。合而用之，使血活瘀化气行，则诸证可愈。瓜蒌薤白半夏汤中君以瓜蒌甘寒入肺，善于涤痰散结，理气宽胸。《本草思辨录》云："瓜蒌实之长，在导痰浊下行，故结胸胸痹，非此不治。"薤白辛温，通阳散结，行气止痛，用为臣药。二药相配，化上焦痰浊，散胸中阴寒，宣胸中气机，为治胸痹要药。佐助以半夏燥湿化痰。药仅三味，配伍精当，共奏通阳散结，祛痰宽胸之功。

5. 处方思路 "胸痹不得卧，心痛彻背者，栝蒌薤白半夏汤主之。"（《金匮要略》）痰浊瘀阻于心脉，当以温药和之，故选用瓜蒌薤白半夏汤；瘀血痰浊阻滞于心脉，则成胸中血瘀证，当以血府逐瘀汤活血化瘀以行心络。两方组合，痰浊得祛，瘀血得消，则胸痛自除。本案中患者胸闷痛较重，此为心脉痰浊血瘀较甚，故加入丹参，其能"活血，通心包络"（《本草纲目》），增强活血化瘀之效，更以当归活血养血，以防理气活血之品燥烈过度；患者时感困倦乏力，为中焦被湿所困之象，故加能"去脾胃中湿"（《医学启源》）之白术健脾燥湿，以助中焦运化，则痰浊得消。

6. 复诊 二诊，诉胸闷痛明显减轻，诸症好转，但睡眠不安尤重，此乃神明失养，故入"安神催眠"（《饮片新参》）之首乌藤，且其又可"补中气，行经络，通血脉"（《本草再新》）以助通血络；茯神能"安神定志"，并"主心下急痛坚满"（《药性论》），养心安神，清化痰瘀以安心神、消痹痛；三诊时诸症明显缓解，再入红景天活血养血以通血络，"专补肾，兼补五脏"（《本草别录》）之五味子收敛固涩，补肾宁心以巩固疗效。

病案2　冠心病心绞痛

江某，男，54岁。因胸部隐痛反复发作1年余，再发加重3日，于2017年11月2日初诊。

初诊　患者诉2016年9月间开始出现胸部隐痛，痛有定处，夜间多发，常因情绪激动、恼怒、劳累等发作，胸痛时亦感左肩背疼痛不适，胸闷。在当地医院就诊，心电图检查：ST-T改变，提示心肌缺血。冠状动脉造影：冠状动脉左前降支中段狭窄40%～50%，回旋支近端狭窄40%，其他未见狭窄。诊断为冠心病心绞痛。医师建议不置放支架，给予药物治疗。每日服用阿司匹林肠溶片抗血小板聚集、阿托伐他汀钙片降脂稳定斑块，胸痛发时服用硝酸甘油片或速效救心丸可以缓解胸痛。患者诉3日前胸痛较前加重且发作频繁，现症见：胸部隐痛，夜间多发，情绪激动、恼怒、劳累时易诱发，痛引左肩背，伴胸闷自汗且动则尤甚，气短乏力，舌紫暗，边有瘀点，脉细弱。西医诊断：冠心病心绞痛。中医诊断：胸痹。证属气虚血瘀证。治以益气活血，通络止痛。予人参养营（荣）汤合桃红四物汤化裁。

处方　西洋参10 g，熟地黄15 g，当归10 g，赤芍10 g，白术10 g，茯苓15 g，黄芪30 g，五味子10 g，远志10 g，桃仁10 g，红花10 g，川芎10 g，甘草10 g。14剂，水煎，每日1剂，分早晚两次温服。嘱饮食清淡，忌油腻肥甘，调情绪，勿过劳。

二诊　2017年11月16日。患者服药后胸痛胸闷明显好转，发作频次减少，活动时仍有乏力、出汗，舌脉象同前无变化。原方加红景天10 g，丹参 10 g，继续服用 14 剂，煎服法同前。

三诊 2017 年 12 月 1 日。患者诉未发胸痛胸闷，平日注意饮食、情志调节，每日坚持散步半小时，活动后乏力、出汗明显好转，舌暗，边有瘀点，脉细。药效明显，效不更方，以二诊方再进 14 剂，巩固疗效。后随访，未发胸痛，病情稳定。

按语

1. **患者情况** 本案患者为中年男性，年过半百，脏气渐亏，精血渐衰。

2. **辨证分析** "心者，营卫之本"（《难经集注》），机体营阴渐失，则易伤及心体；平素情志不调，郁怒伤肝，肝失疏泄，肝郁气滞，甚则气郁化火，灼津成痰，痰瘀交阻，胸阳不运，心脉痹阻，不通则痛，而发胸痹，此即《杂病源流犀烛·心病源流》所云"总之七情之由作心痛"。患者胸部隐痛，痛引左肩背，且常常由情绪激动、恼怒、劳累时易诱发，为七情失调致气血耗逆，心脉失畅，不通则痛，且夜间阴邪盛，故夜间胸痛多发；心之气营不足，则影响周身气营，卫表不固，则自汗且动则尤甚；气短乏力，乃痰浊湿邪困阻中焦，久之必伤及脾胃之气，同时肝郁而乘脾，故中焦运化失调，故动辄气短乏力；舌紫暗，边有瘀点，脉细弱，乃痰瘀互结，且脾气虚弱之表现。

3. **辨证结果及主方** 综上，诊断为胸痹，证属气虚血瘀证，予以人参养营（荣）汤合桃红四物汤化裁。

4. **用方出处及解读** 人参养营（荣）汤出自《三因极一病证方论》。功用：益气养血，行气止痛；主治：脾肺气虚，荣血不足。桃红四物汤出自清代柴得华所著的《妇科冰鉴》。功用：活血祛瘀、养血调经；主治：为妇女血行瘀滞，月经不调，或其他血虚有瘀之证。人参养营（荣）汤中用西洋参大补元气，补脾气，益肺气；赤芍补血敛阴，两药相合，益气补血，共为君药。黄芪助人参补脾益肺，且能固表止汗；白术助人参健脾益气，且可燥湿，使脾健则气血生化有源；当归、熟地黄助白芍补血，共为臣药。陈皮理气健脾，使补血不滞，补气不壅；茯苓健脾渗湿，且又宁心安神；五味子敛阴止汗，配合西洋参、黄芪可益气固表，增强补肺养心之效；远志养心安神；肉桂温阳活血，与方中补气、补血药相伍，可温阳化气，鼓舞气血生长；生姜、大枣调补脾胃，共为佐药。炙甘草益气健脾，调和诸药，为佐使之用。桃红四物汤乃四物加桃仁红花所成，方中桃仁主"瘀血血闭"（《神农本草经》），破血行滞而润燥，红花能"活血润燥，止痛散肿"（《本草纲目》），活血祛瘀以止痛，熟地黄甘温味厚，入肝肾，质润滋腻，为滋阴补血之要药，共为君药。当归补血和血，与熟地黄相伍，既增补血之力，又行营血之滞，为臣药。赤芍养血敛阴，柔肝缓急，与熟地黄、当归相协则滋阴补血之力更著，又可缓急止痛；川芎活血行气，与当归相协则行血之力益彰，又使诸药补血而不滞血，二药共为佐药。诸药合用，共成活血化瘀，补血调血之功。

5. 处方思路　患者心之气营不足，中焦脾胃之气虚，故以人参养营（荣）汤补其营卫，且以西洋参易人参，因西洋参甘凉，益气养营，补气生血，其"性凉而补，凡欲用人参而不受人参之温补者"（《医学衷中参西录》）可用之；痰浊瘀血痹阻心脉，当以活血化瘀，且兼补养心营，故以桃红四物汤活血化瘀，补血养心；同时并以赤芍易白芍，增强活血化瘀之效。诸药相合，共成活血化瘀，益气补血之效。

6. 复诊　二诊，患者诉药后胸痛胸闷明显好转，活动时仍有乏力、汗出，此为心之气营仍虚，痰浊血瘀尚在之表现，故以原方加红景天活血养血，丹参活血化瘀；三诊时诸症缓解，效不更方，故以原方巩固疗效。

病案3 下壁心肌梗死，窦性心动过缓

魏某，男，45 岁。因左胸部疼痛 40 余日，于 2020 年 9 月 9 日初诊。

初诊　患者诉 7 月 27 日中饭后，突发左胸部疼痛，呈刺痛，疼痛难忍，伴胸闷不舒，痛牵至左肩背，立即就近至人民医院急诊，收住院治疗，心电图结果显示：急性下壁心肌梗死，窦性心动过缓；心肌酶学指标显著升高；西医诊断：急性下壁心肌梗死、窦性心动过缓。急行冠状动脉造影并行支架植入术，配合药物治疗，后疼痛显著减轻，病情好转出院。出院后

继续药物治疗，但胸痛依然没有消除，时常左胸隐痛。现症见：左胸部隐痛，胸胀闷不适，情绪郁闷，喜太息，得嗳气可舒缓，舌紫暗，有瘀点瘀斑，脉沉缓。西医诊断：下壁心肌梗死、窦性心动过缓。中医诊断：胸痹。证属气滞血瘀证。治以理气活血，通脉止痛。予柴胡疏肝散合血府逐瘀汤化裁。

处方 柴胡 10 g，香附 10 g，川芎 10 g，赤芍 10 g，牛膝 10 g、陈皮 10 g、生地黄 10 g、枳壳 10 g、当归 10 g，桃仁 10 g，红花 10 g，桔梗 10 g，甘草 10 g。7 剂，水煎，每日 1 剂，分早晚两次温服。嘱宜清淡饮食，忌辛辣肥甘、动物内脏等，戒烟酒，调情绪，勿剧烈运动。

二诊 2020 年 9 月 16 日。患者诉胸痛胸闷减轻，情绪改善，仍有郁闷不舒，睡眠不安，舌紫暗，脉沉缓。原方加红景天 10 g，丹参 10 g，合欢花 15 g，再进 14 剂，煎服法同前。

三诊 2020 年 10 月 4 日。患者诉无胸痛胸闷，情绪和睡眠较前明显改善，舌紫暗，有瘀斑，脉沉。效不更方，二诊方继续服用 14 剂，以固疗效。后随访，复查肝肾功能、血脂皆正常，未发胸痛胸闷，病情稳定。

按语

1. **患者情况** 本案患者为中年男性，平素情绪郁闷，郁则伤肝，易致肝气郁结。

2. **辨证分析** 《素问·痹论》云"心痹者，脉不通"，可见胸痹的主要病机为心脉痹阻。《名医杂著》云："肝气通则心气和，肝气滞则心气乏。此心病先求于肝，清其源也。"指出肝的疏通、调达功能正常，则全身气机疏通畅达，方能充分发挥心主血脉和主神志的作用，使心脉畅通，精神饱满，情志舒畅。肝喜条达而恶抑郁，初诊时患者胸部隐痛伴胸闷，情绪郁闷，喜太息，为肝郁气结之表现。情志不遂则肝失条达，易致气机郁滞，气滞心胸，气不行血，心脉不畅，不通则痛，故发为胸痛。气滞则血液循环缓慢甚至停滞，导致血液在局部积聚，形成血瘀；而血瘀的形成会进一步加重气滞，形成恶性循环。舌紫暗，有瘀斑，脉沉缓，皆为气滞血瘀之症。

3. 辨证结果及主方　综上，诊断为胸痹，证属气滞血瘀，心脉痹阻，心肌失养，治当理气活血，通脉止痛，予以柴胡疏肝散合血府逐瘀汤化裁。

4. 用方出处及解读　柴胡疏肝散出自明代《医学统旨》。功用：疏肝解郁，行气止痛；主治：肝气郁滞证。方中柴胡辛苦凉，主入肝胆，功擅条达肝气而疏郁结，用为君药。香附辛、苦而微温，专入肝经，长于疏肝理气，并有良好的止痛作用；川芎味辛气雄，主入肝胆，能疏肝开郁，行气活血，止胁痛；二药相合，共助柴胡以解肝经之郁滞，增行气活血止痛之效，同为臣药。陈皮、枳壳理气行滞调中；白芍、甘草养血柔肝，缓急止痛，俱为佐药。甘草调和药性，兼作使药。诸药相合，共奏疏肝解郁，行气止痛之功。配伍特点：辛疏酸敛合法，肝脾气血兼顾，主以辛散疏肝，辅以敛阴柔肝。本方由四逆散加减变化而来，两方均有疏肝理气之功。但四逆散中柴胡、枳实、芍药、甘草四药等量，侧重于调理肝脾气机；本方重用柴胡，轻用甘草，将枳实易为枳壳，再加香附、川芎、陈皮等药，主在行气疏肝，并能活血止痛，为治疗肝郁气滞诸证的代表方。血府逐瘀汤出自清代《医林改错》。功用：活血祛瘀，行气止痛；主治：胸中血瘀证。其所言血府，即为胸中。方中取桃红四物汤与四逆散之主药配伍，加下行之牛膝和上行之桔梗而成。方中桃仁主"瘀血血闭"（《神农本草经》），破血行滞而润燥，红花活血祛瘀以止痛，共为君药。赤芍、川芎助君药活血祛瘀；牛膝入血分，性善下行，能祛瘀血，通血脉，并引瘀血下行，使血不郁于胸中，瘀热不上扰，共为臣药。生地黄甘寒，清热凉血，滋阴养血；合当归养血，使祛瘀不伤正；合赤芍清热凉血，以清瘀热。三者养血益阴，清热活血，共为佐药。桔梗、枳壳，一升一降，宽胸行气，桔梗并能载药上行；柴胡疏肝解郁，升达清阳，与桔梗、枳壳同用，尤善理气行滞，使气行则血行，即《石室秘录·双治法》所云"人病心痛，不可只治心痛，必须兼治肝"，亦为佐药。甘草调和诸药，为使药。合而用之，使血活瘀化气行，则诸证可愈。

5. 处方思路 《医学衷中参西录》云"肝气能上达，故能助心气之宣通"，指出肝气通畅调达，能协助心气宣通，推动心中血液向全身各处运行。本方中柴胡条达肝气而疏郁结、桃仁破血祛瘀而通脉络，二者共为君药。香附长于疏肝理气，有良好的止痛作用；川芎不仅能助柴胡疏肝开郁，还可行气而助桃仁活血；二者共为臣药。当归、红花、赤芍活血散瘀止痛；枳壳理气行滞调中；桔梗开宣肺气，载药上行入胸中，合枳壳一升一降，开胸行气，使气行则血行；当归合甘草又可补血养血，使全方祛瘀而不伤正；以上共为佐药。甘草调和药性，兼作使药。各药配伍，气血兼顾，使血活气行，瘀化脉通，肝气舒畅，诸症自愈。

6. 复诊 二诊，诉前症有所减轻，但仍有情志不畅，舌紫暗，可见血瘀、气滞仍存在，且伴有夜寐欠佳，故在原方基础上加活血通络之红景天、丹参，理气活络、舒郁安神之合欢花，以加强理气活血之功效。治疗月余，患者胸痛胸闷未再发作，情志睡眠也均得以改善。

病案4 前壁心肌梗死，高脂血症

王某，男，52岁。因胸痛反复发作3年余，再发加重5日，于2018年8月10日初诊。

初诊 患者诉2015年5月1日劳动节期间，出现胸痛不适，呈刺痛样，痛引左肩背，活动劳累时或情绪激怒时易发，休息后可稍缓，夜间发作更甚。遂到当地市人民医院就诊，经心电图检查：①窦性心动过缓。②ST-T改变。示心肌供血不足。③偶发室性早搏。实验室检查示：甘油三酯、胆固醇偏高；肝胆彩超示：脂肪肝。西医诊断：冠心病，心绞痛，高脂血症，脂肪肝。给予硝酸甘油片、阿托伐他汀钙片等治疗，药后诸症好转但未完全减退，时作时止，时轻时重。2017年9月6日突发左胸刺痛，胸闷气短，难以忍受，虽含服硝酸甘油片，疼痛无缓解，急至当地市人民医院急诊，做心电图检查示前壁心肌梗死，心肌酶学指标异常升高，诊断为急性前壁心肌梗死，急做冠状动脉造影并行支架植入术。住院治疗后，诸症好转出院。出院后服用单硝酸异山梨醇酯片、阿司匹林肠溶片、阿托伐他汀钙片等药物控制病情，但时有胸痛不适。患者诉5日前胸痛发作加重，呈刺痛或隐痛，睡眠欠佳，倦怠乏力。现症见：胸痛时作时休，或刺痛或隐痛，入夜较甚，胸闷气短，倦怠乏力，易汗出，活动后尤甚，口干，大便干，舌质紫暗，有瘀点瘀斑，苔薄白，脉细缓。西医诊断：前壁心肌梗死，支架植入术后，高脂血症，脂肪肝。中医诊断：胸痹。证属心血瘀阻，气阴不足。治以活血通脉，益气养阴。予血府逐瘀汤合生脉散化裁。

处方 当归尾10 g，生地黄15 g，桃仁10 g，红花10 g，枳壳10 g，赤芍10 g，柴胡10 g，川芎10 g，桔梗10 g，牛膝10 g，西洋参10 g，麦冬15 g，五味子10 g，炙甘草10 g。7剂，水煎，每日1剂，分早晚两次温服，嘱注意调情志，忌激怒；慎起居，忌剧烈运动；节饮食，宜低脂低糖饮食，忌肥甘厚味烟酒。

二诊 2018年8月17日。患者诉胸痛明显缓解，发作次数减少，胸闷气短、倦怠乏力改善，仍易汗出，睡眠欠佳，大便可，舌质紫暗，有瘀点瘀斑，苔薄白，脉细缓。治法不变，初诊方中去柴胡、牛膝，加丹参10 g，葛根15 g，酸枣仁10 g，茯神15 g，合欢花15 g，再进14剂，煎服法同前。

三诊 2018年9月2日。患者诉未发胸痛，偶有轻微胸闷，劳累活动后明显，倦怠乏力、易汗出明显好转，睡眠改善。效不更方，二诊方继续服用14剂。后随访，患者病情稳定。

按语

1. 患者情况 本案患者为中年男性，患病日久，平素体虚，属本虚标实之证。

2. 辨证分析 胸中为气之宗，血之聚，肝经循行之分野。胸中瘀血阻滞，气机不畅，"气能行血"，气虚则血液运行缓慢，易致血行涩滞，心脉痹阻，故发为胸痛，痛如针刺而有定处；且夜间阴邪盛，血液循环更加缓慢，故胸痛入夜较甚。瘀血阻滞，气机失运，新血不生，"血能生气"，血衰则气少，故可见胸闷气短，倦怠乏力，易汗出，活动后尤甚，苔薄白，脉细缓等气虚之象。瘀血日久化热，热扰心神，则夜寐不安；热易伤阴，故可见口干，大便干等阴津亏损之象。"津血同源"，阴津亏损则不能滋养血脉；《素问·脉要精微论》云："夫脉者，血之府也……涩则心痛。"指出脉中血液匮乏易致脉道涩滞不通而发为心痛。气虚和阴亏均会影响血运和新血生成，进一步加重血瘀。舌紫暗，有瘀点瘀斑，均为血瘀之象。

3. 辨证结果及主方　综上，诊断为胸痹，证属心血瘀阻，气阴不足，治当活血通脉，益气养阴，予血府逐瘀汤合生脉散化裁。

4. 用方出处及解读　血府逐瘀汤出自清代《医林改错》。功用：活血祛瘀，行气止痛；主治：胸中血瘀证。方中取桃红四物汤与四逆散之主要配伍，加下行之牛膝和上行之桔梗而成。方中桃仁主"瘀血血闭"（《神农本草经》），破血行滞而润燥，红花活血祛瘀以止痛，共为君药。赤芍、川芎助君药活血祛瘀；牛膝入血分，性善下行，能祛瘀血，通血脉，并引瘀血下行，使血不郁于胸中，瘀热不上扰，共为臣药。生地黄甘寒，清热凉血，滋阴养血；合当归养血，使祛瘀不伤正；合赤芍清热凉血，以清瘀热。三者养血益阴，清热活血，共为佐药。桔梗、枳壳，一升一降，宽胸行气，桔梗并能载药上行；柴胡疏肝解郁，升达清阳，与桔梗、枳壳同用，尤善理气行滞，使气行则血行，即《石室秘录·双治法》所云"人病心痛，不可只治心痛，必须兼治肝"，亦为佐药。甘草调和诸药，为使药。合而用之，使血活瘀化气行，则诸证可愈。生脉散出自《医学启源》。功用：益气养阴，敛汗生脉；主治：气阴两伤证。方中人参甘温，益元气，补肺气，生津液，用为君药。麦冬甘寒，养阴清热，润肺生津，与人参相合，则气阴双补，为臣药。五味子酸温，既敛阴止汗，又能收敛耗散之肺气而止咳，为佐药。三药合用，一补一润一敛，既补气阴之虚，又敛气阴之散，使气复津生，汗止阴存，脉气得充，则可复生，故名"生脉"。配伍特点：甘温甘寒佐酸收，补敛气阴以复脉。汪切庵在《医方集解》云："人有将死脉绝者，服此能复生之，其功甚大。"

5. 处方思路　本方中桃仁破血行滞而润燥，西洋参"补肺降火，生津液，除烦倦。虚而有火者相宜"（《本草从新》），用其补气养阴而生津，与桃仁共为君药。红花、赤芍、川芎助桃仁活血祛瘀之力；牛膝活血通经，祛瘀止痛，引血下行；麦冬滋阴润燥，与西洋参相配气阴双补；以上共为臣药。生地黄、当归活血养血，益阴生津；桔梗、枳壳一升一降，宽胸行气；柴胡疏肝解郁，升达清阳，与桔梗、枳壳同用，尤善理气行滞，使气行则血行；五味子益气生津，敛阴止汗，既可固气津之外泄，又能复气阴之耗损；以上均为佐药。桔梗能载药上行，兼有使药之用；甘草调和诸药，亦为使药。诸药配伍，使血活瘀化，气复津生，汗止阴存，则诸症可愈。

6. 复诊 二诊，诉胸痛明显缓解，发作次数减少，胸闷、气短、乏力有所改善，遂去柴胡、牛膝，去前者辛温之性，去后者引血下行之力；仍有易汗出，睡眠欠佳，舌紫暗，乃瘀血阻滞，清阳不升，故加用丹参、葛根活血通络，又取其寒凉之性清心除烦，与酸枣仁、茯神、合欢花合用，共奏宁心安神之效。治疗月余，患者胸痛未再发作，乏力、汗出明显好转，睡眠也得以改善。

病案5 **冠心病冠脉支架植入术后，高脂血症**

曾某，男，66岁。因胸闷痛反复发作8年，伴心悸气短5年，再发加重1周，于2019年4月5日初诊。

初诊 患者诉从2011年3月间开始有左胸闷痛感，多在劳累活动后发作，休息后稍好转，未加重视，曾于当地医院体检行心电图检查：有ST-T改变；肝胆彩超：脂肪肝；甘油三酯和胆固醇检测皆偏高。间断自服阿托伐他汀钙片降脂治疗，没有坚持服用。日常睡眠欠佳，虚烦不寐，喜熬夜及饮浓茶，嗜食肥甘厚味和烟酒。2014年2月6日晚饭酒后突发左胸闷痛，难以忍受，心悸气短，至当地医院急诊，行心电图、心肌酶学检查提示异常，诊断为：急性心肌梗死，高脂血症。行冠状动脉造影，提示严重冠状动脉狭窄并行植入支架术，住院治疗后诸症缓解。出院后胸闷痛仍时有发作，间断服用硝酸甘油片、阿托伐他汀钙片、阿司匹林肠溶片、美托洛尔等药物治疗。诉近 1 周胸闷痛加重，心悸气短，心烦失眠，夜间盗汗，腰膝酸软，痰多，服药后无明显减轻。现症见：胸闷痛，心悸气短，活动后尤甚，心烦失眠，耳鸣，夜间盗汗，腰膝酸软，咽中有痰而黏，咯出不爽，大便干结，舌红有瘀斑，苔少，脉沉细。西医诊断：冠心病支架植入术后，高脂血症。中医诊断：胸痹，证属心肾不足，气阴亏虚，治以养心安神，滋阴益肾。予天王补心丹合瓜蒌薤白半夏汤化裁。

处方 西洋参 10 g，丹参 10 g，酸枣仁 15 g，茯神 15 g，五味子 10 g，远志 15 g，桔梗 10 g，当归 10 g，麦冬 15 g，天冬 15 g，柏子仁 15 g，生地黄 15 g，瓜蒌子 15 g，法半夏 10 g，炙甘草 10 g。7 剂，水煎，每日 1 剂，分早晚两次温服。嘱其戒烟酒，饮食宜清淡，忌肥甘之品；慎起居，适当有氧运动，忌熬夜，注意休息。

二诊 2019 年 4 月 12 日。患者诉服药后胸闷痛、心悸气短显著减轻，咽部无痰，耳鸣、盗汗、心烦均亦改善，但仍有失眠，大便稍干。舌淡红，苔少，脉沉细。初诊方去瓜蒌子、法半夏，加葛根 15 g，火麻仁 15 g，再服14 剂，煎服法同前。

三诊 2019 年 4 月 27 日。患者诉胸闷痛消退，未发心烦心悸，睡眠明显改善，耳鸣、盗汗减轻，舌淡红，苔少，脉沉细。二诊方再加黄精 15 g，枸杞子 5 g，继续服用 14 剂。

四诊 2019 年 5 月 10 日。患者诉未发胸闷痛、心悸，睡眠可，盗汗已除，偶有轻微耳鸣。效不更方，以三诊处方改为颗粒剂，继续服用 1 个月。后随访，患者诉病情稳定。

按语

1. **患者情况** 本案患者为老年男性，饮食不节，嗜食肥甘甜食，病程较久。

2. **辨证分析** 患者因胸闷痛反复发作 8 年，病程长，饮食不节，夜寐差，长期耗损正气，累及心肾，则心肾不足。肾为先天之本，阴阳之根，内存真阴真阳，藏精，注骨生髓，髓坚固，气血随从。耗气伤血，心脉失养，不荣则痛，标实以痰浊瘀血为主，气虚运血无力可致血瘀，津液代谢不畅可生痰浊，痰浊瘀血阻络致胸阳不振，心脉不通，发为胸闷胸痛，严重者心痛彻背，背痛彻心。《金匮要略·胸痹心痛短气病脉证治》有云："阳微阴弦，即胸痹而痛，所以然者，责其极虚也。"胸中阳气虚微，生血乏源，行血无力，则心血不足，血行迟缓，濡养失职，表现为胸中猝然而痛；血脉行迟，日久成瘀，阻于胸中，不通则痛，发为胸痹心痛之症；肾阴亏虚，故胸闷痛，心悸气短，心烦失眠，夜间盗汗，腰膝酸软。

3. 辨证结果及主方　中医诊断：胸痹，证属心肾不足，气阴亏虚，治以养心安神，滋阴益肾。天王补心丹合瓜蒌薤白半夏汤化裁。

4. 用方出处及解读　天王补心丹出自《校注妇人良方》。功用：滋阴养血，补心安神；主治：心肾阴虚，神志不安证。方中重用甘寒之生地黄，滋阴养血，清虚热，为君药。天冬、麦冬滋阴清热，酸枣仁、柏子仁养心安神，当归补心血，共助生地黄滋阴补血以养心安神，俱为臣药。人参补气，则气旺而阴血自生，以宁心神；五味子酸收敛阴，以养心神；茯苓、远志养心安神，交通心肾；玄参滋阴降火，制虚火上炎；丹参养心血而活血，可使诸药补而不滞；朱砂镇心安神，兼治其标，共为佐药。桔梗为舟楫，载药上行入心经，为使药。诸药相伍，重用甘寒，补中寓清，心肾兼顾，重在养心，共奏滋阴清热、养血安神之功。瓜蒌薤白半夏汤出自《金匮要略·胸痹心痛短气病脉证治》。功用：通阳散结，祛痰宽胸；主治：胸痹而痰浊较甚，胸痛彻背，不能安卧者。方中以瓜蒌甘寒入肺，善于涤痰散结，开胸通痹。薤白辛温，通阳散结，化痰散寒，化上焦痰浊，散胸中阴寒，宣胸中气机，为治胸痹要药，共为君药。半夏燥湿化痰，消痞散结，以增化痰之力。药仅三味，配伍精当，共奏通阳散结、行气祛痰之功。心主血脉，心系疾病除痰浊因素外，瘀血也常相互兼夹，痰瘀互结证是心系疾病的常见证型。

5. 处方思路　《神农本草经》云："生地黄味甘、寒，主折跌绝筋，伤中，逐血痹，填骨髓，长肌肉，作汤除寒热积聚，除痹。生者尤良。"方中生地黄滋肾、补阴、养血，为君药；麦冬、天冬养阴清心，当归补血，柏子仁、酸枣仁养心安神，以上共为臣药，助生地黄滋阴补血、养心安神；佐以五味子酸敛气阴以养心神，茯苓改用茯神，取其宁心安神，远志宁心安神，瓜蒌子、桔梗通阳行气以宽胸，振奋心阳，直达病机，西洋参益气养阴、丹参养血活血，去有毒之朱砂，使诸药补而不滞，法半夏化痰散结，炙甘草调和诸药。

6. 复诊　二诊胸闷痛、心悸气短、耳鸣、盗汗、心烦减轻，咽部舒适无痰，故去瓜蒌子、法半夏，大便稍干加葛根、火麻仁润肠通便。三诊诸症减轻，守方再加黄精，枸杞子巩固滋阴养血效果。

病案6　冠心病冠脉支架植入术后

徐某，男，55岁。因左胸隐痛反复发作3年余，于2021年11月3日初诊。

初诊　患者诉从2018年5月开始左胸部隐隐作痛，每次发作疼痛时间短，可自行缓解，有时伴心慌不适，曾至当地人民医院就诊，行心电图检查提示：窦性心律，偶发室性早搏，ST-T改变示心肌供血不足；血脂检查提示甘油三酯和胆固醇升高。诊断为：冠心病心绞痛，高脂血症。患者因担心检查风险未听从医师建议行冠状动脉造影术。后间断服用硝酸甘油片、阿司匹林肠溶片、阿托伐他汀钙片、复方丹参片等药物控制病情。诸症无明显好转，仍时作时止，反复无常。平日工作压力大，常熬夜加班，好饮酒和食肥腻之品。2021年6月10日左胸闷痛明显较前加剧，至当地人民医院急诊，经心电图、心肌酶学检查，诊断为急性心肌梗死，急行冠状动脉造影术及支架植入术。经住院治疗后，好转出院。出院后服用单硝酸异山梨酯片、阿司匹林肠溶片、酒石酸美托洛尔片等药物治疗，时有左胸隐痛，活动后明显，伴心慌气短，倦怠乏力。现症见：左胸隐痛，时作时止，心慌不适，气短，劳累活动后尤甚，易汗出，倦怠乏力，少气懒言，大便干，舌淡红，苔薄白，脉细缓。西医诊断：冠心病支架植入术后，高脂血症。中医诊断：胸痹。证属气阴两虚。治以益气养阴，活血通脉。予生脉散合人参养营（荣）汤化裁。

处方 西洋参 10 g，熟地黄 15 g，当归 10 g，白芍 15 g，黄芪 10 g，白术 10 g，五味子 10 g，陈皮 10 g，远志，丹参 10 g，麦冬 15 g，炙甘草 10 g。7 剂，水煎，每日 1 剂，分早晚两次温服。

按语

1. 患者情况 本案患者为中年男性，病程较久，常年劳作，好饮酒和食肥腻品。

2. 辨证分析 《金匮要略》云："胸痹不得卧，心痛彻背。"心主血脉，气血运行与心的功能密切相关，若气血亏虚，心脉失养，导致不荣则痛；患者因左胸部隐隐作痛反复发作 5 年，工作压力大，常熬夜加班，病程较久，又过劳耗损，饮食不节，损耗气阴，导致气阴两虚，心脉所养，不荣则痛，故左胸隐痛，时作时止，心慌不适。气虚呼吸不得以继，则气短，劳累活动后尤甚，容易出汗，倦怠乏力，少气懒言，大便干。

3. 辨证结果及主方 综上，诊断为胸痹，证属气阴两虚。治以益气养阴，活血通脉，予生脉散合人参养营（荣）汤化裁。

4. 用方出处及解读 生脉散源于《医学启源》，有益气生津、敛阴止汗之功效。方中西洋参甘温，既大补肺脾之气，又生津液，用为君药。麦冬甘寒，养阴清热，润肺生津，与西洋参相合，则气阴双补，为臣药。五味子酸敛，既敛阴止汗，又能收敛耗散之肺气而止咳，为佐药。三药相合，一补一润一敛，既补气阴之虚，又敛气阴之散，使气复津生，汗止阴存。脉气得充，则可复生，故名"生脉"。汪切庵在《医方集解》中赞曰："人有将死脉绝者，服此能复生之，其功甚大。"人参养营（荣）汤源于《三因极一病证方论》，有益气养血、宁心安神之功效。血气俱虚者，此方主之。人之身，气血而已。气者百骸之父，血者百骸之母，不可使其失养者也。

是方也，人参、白术、茯苓、甘草，甘温之品也，所以补气；当归、白芍、熟地黄，质润之品也，所以补血。气旺则百骸资之以生，血旺则百骸资之以养。形体既充则百邪不入，故人乐有药饵焉。

5. 处方思路　方中西洋参、黄芪、白术健脾补气生津，为君药，西洋参易人参，取西洋参甘凉，益气养阴。麦冬甘寒，养阴清热，与西洋参气阴双补，当归、熟地黄、白芍滋补心血，为臣药，五味子酸敛，敛阴止汗又可宁心安神，陈皮、丹参理气活血，防滋腻之弊，远志安神定志，为佐药。炙甘草调和诸药，全方有益气补血、宁心安神之效。《医录》记载："生脉散治热伤元气，肢体倦怠，气短口渴，汗出不止，或金为火制水失所生，而致咳嗽喘促，肢体痿弱，脚软眼黑等症。"人参养营（荣）汤源于《三因极一病证方论》，有益气养血，宁心安神的功效。

病案7　冠心病心绞痛

付某，男，60 岁。因左胸闷痛反复发作 5 年余，再发加重 5 日，于 2020 年 8 月 11 日初诊。

初诊　患者诉 2015 年 6 月间开始反复出现左胸部闷痛，情志不畅或发怒时明显，得叹气则舒，夜间为甚，睡眠梦多，有时伴左肩背部胀痛和胃脘部胀满隐痛不适。先后在当地人民医院或中医院就诊，行心电图、运动平板试验、胃镜、血脂等检查，诊断为：冠心病心绞痛，窦性心动过速，慢性非萎缩性胃炎，高脂血症。给予西药硝酸甘油片、酒石酸美托洛尔片、阿托伐他汀钙片、阿司匹林肠溶片等，中成药银杏叶片、复方丹参片以及中药汤剂（具体药物不详）治疗，因服用药物后，胃脘部疼痛明显加剧，故停用阿司匹林肠溶片、阿托伐他汀钙片和中成药。只在胸闷痛时服用硝酸甘油片，以及每日服酒石酸美托洛尔片半片，日常注意饮食清淡，少食肥甘甜品。但胸闷痛一直反复发作，疼痛程度、频次等无明显减轻。近 5 日因家事心情郁闷，胸闷痛再发加重。现症见：左胸闷痛，左肩背闷胀不适，胃脘胀满隐痛，得叹气则舒，夜间尤甚，睡眠梦多，食欲不振，大便干，舌紫暗有瘀点瘀斑，苔薄黄，脉弦细。西医诊断：冠心病心绞痛，慢性非萎缩性胃炎，高脂血症。中医诊断：胸痹，胃痛。证属气滞血瘀。治以理气活血，通脉止痛。予柴胡疏肝散化裁。

处方 柴胡 10 g，陈皮 10 g，川芎 10 g，香附 10 g，枳壳 10 g，白芍 15 g，丹参 10 g，蒲黄 10 g，砂仁 6 g，麦冬 15 g，炙甘草 10 g。7 剂，水煎，每日 1 剂，分早晚两次温服。嘱患者调节情志，尽量避免不良情绪刺激，忌恼怒忧郁；调节饮食，戒烟酒，饮食宜定时定量，忌肥甘厚味和辛辣刺激之品。

二诊 2020 年 8 月 18 日。患者服药后胸闷痛和胃脘痛明显好转，发作次数减少，疼痛程度减轻，食纳、睡眠改善，仍梦多，大便稍干，舌质紫暗有瘀点瘀斑，苔薄黄，脉弦细。初诊方加合欢皮 10 g，红景天 10 g，刺五加 10 g，柏子仁 10 g。再进 14 剂。煎服法同前。

三诊 2020 年 9 月 2 日。患者胸闷痛和胃脘痛消退，心情舒畅，食纳可，睡眠较前显著改善，少梦，大便软，舌紫暗，苔薄白，脉弦细。效不更方，二诊方继续服用 14 剂，煎服法同前。后随访，未发胸闷痛，正常工作。

按语

1. 患者情况 本案患者为老年男性，情志不畅，肝失疏泄，气机郁滞，心脉不和。

2. 辨证分析 《医家四要》云："气既病矣，则血不得以独行，故亦从而病焉。"情志不遂，气机郁滞，血行不畅，心脉瘀阻，胸痹乃发，故见左胸闷痛；手少阴心经循肩臂而行，故见左肩背闷胀不适；胃以降为顺，胸中血瘀，影响及胃，胃气郁滞不通，故发胃脘痛、食欲不振；叹气时气滞可缓，故叹气则舒；心主神志，邪阻心脉，心神不宁，故见多梦；邪郁化热，故见苔薄黄、大便干；血行不畅，舌络瘀滞，故见舌质紫暗、有瘀点瘀斑；气血阻滞，故见脉弦细。

3. 辨证结果及主方 综上，诊断为胸痹，证属气滞血瘀，治以理气活血，通脉止痛，予以柴胡疏肝散加减。

4. 用方出处及解读　柴胡疏肝散出自《证治准绳》。功用：疏肝解郁，行气止痛；主治：肝气郁滞证。方中柴胡苦辛微寒，入肝胆经，功擅条达肝气而疏郁结，为君药。香附微苦辛平，入肝经，长于疏肝行气止痛；川芎味辛气温，入肝胆经，能行气活血、开郁止痛；二药共助柴胡疏肝解郁，且有行气止痛之效，同为臣药。陈皮理气行滞而和胃，醋炒以入肝行气；枳壳行气止痛以疏理肝脾；白芍养血柔肝，缓急止痛，与柴胡相伍，养肝之体，利肝之用，且防诸辛香之品耗伤气血，俱为佐药。甘草调和药性，与白芍相合，则增缓急止痛之功，为佐使药。诸药共奏疏肝解郁，行气止痛之功。本方以四逆散易枳实为枳壳，加川芎、香附、陈皮而成，其疏肝理气作用较强。

5. 处方思路　方中柴胡为君药，柴胡功擅调达肝气而行滞气，然气滞与血瘀为病，互为因果，始因气滞导致血瘀，终因瘀阻而反碍气机，故加用丹参活血化瘀，《本草纲目》谓其"入手少阴、厥阴之经，心与包络血分药也"，其能入心与包络，解心胸闷痛。川芎为血中之气药，擅奏行气活血之功，以解血郁；香附长于疏肝行气而止痛，二药为臣，共助柴胡、丹参活血行气止痛。陈皮、砂仁理气行滞而和胃；枳壳宽胸行气而止痛；白芍养血和血，使化瘀而不伤正，且能缓急止痛；再添蒲黄增化瘀之用；麦冬甘寒清润，生津清热，共为佐药。炙甘草调和诸药，与白芍相配，以增缓急止痛之效，为佐使药。诸药合用，则气滞得散，瘀血得化，胸痹可缓。

6. 复诊　二诊时，患者胸闷痛和胃脘痛之症缓，仍梦多，大便稍干，此为邪扰心神，邪阻化热伤津所致，故在前方基础上入红景天增活血通脉止痛之效，再配合欢皮解郁安神，刺五加安神益志，柏子仁养心安神、润肠通便。三诊时，患者诸症缓解，效不更方，巩固疗效。

病案8　陈旧性心肌梗死，高脂血症

罗某，男，58 岁。因胸闷痛反复发作 4 年余，加重伴心慌 1 周，于

2020 年 8 月 10 日初诊。

初诊　患者诉 2016 年 5 月开始出现胸闷痛，心慌不适，得嗳气或深呼吸则舒，每周发作 2～3 次，遂至当地人民医院心血管内科门诊就诊，查心电图：窦性心律不齐，偶发室性早搏，ST-T 改变。心肌酶谱指标正常。甘油三酯、总胆固醇、低密度脂蛋白均增高。空腹血糖：6.5 mmol/L，稍偏高。诊断为冠心病心绞痛，建议进一步作冠状动脉造影检查。因为患者担心有风险，拒绝检查。胸闷痛时服用硝酸甘油片，平时间断服用阿托伐他汀钙片、阿司匹林肠溶片等西药，亦服用稳心颗粒、血塞通胶囊等中成药，但未能长期坚持。日常喜饮酒和肥甘食品，工作忙且多夜班。2018 年 8 月 19 日因胸闷痛再发加重，遂至当地人民医院急诊，经心电图、心肌酶谱、冠状动脉造影等检查，诊断为急性下壁心肌梗死，冠状动脉轻度狭窄，高脂血症。收治入院，未行冠状动脉支架植入术，经药物治疗好转出院。出院后服用硝酸甘油片、阿托伐他汀钙片、阿司匹林肠溶片和血塞通胶囊等药物，但胸闷痛仍然时有发生，尤其情绪郁闷或激怒时易发，容易倦怠乏力。1 周前再发胸闷痛，伴心慌不适，在当地人民医院就诊，心电图检查示：陈旧性心肌梗死，偶发室性早搏，ST-T 改变。经服药治疗后胸闷痛有所减轻，但未完全消退。现症见：胸闷胸痛，有时呈刺痛，偶伴心慌，情绪郁闷或激怒则易诱发或加重，得嗳气或深呼吸则舒，夜寐不安，梦多，口干微苦，大便干，舌紫暗有瘀点瘀斑，苔薄黄，脉弦涩。西医诊断：冠心病，陈旧性心肌梗死，窦性心律不齐，偶发室性早搏，高脂血症。中医诊断：胸痹。证属气滞血瘀。治以理气活血，通脉止痛。予桃仁红花煎合丹参饮化裁。

处方　桃仁 10 g，红花 10 g，当归 10 g，香附 10 g，延胡索 10 g，赤芍 10 g，川芎 10 g，丹参 10 g，生地黄 15 g，青皮 10 g，乳香 10 g，蒲黄 10 g，麦冬 15 g，砂仁 5 g，檀香 10 g，柴胡 10 g，炙甘草 10 g。7 剂，水煎，每日 1 剂，分早晚两次温服。嘱其调节情绪，忌郁闷和恼怒；适当有氧运动，如散步、打太极拳等；调节饮食，戒烟戒酒，宜清淡低盐低脂低糖饮食，忌肥腻甜品。

二诊 2020 年 8 月 17 日。患者诉胸闷胸痛明显减轻，偶有心慌，夜寐欠佳，梦多，口干，大便微干，舌紫暗有瘀点瘀斑，苔薄黄，脉弦涩。复查心电图结果：窦性心律不齐，陈旧性心肌梗死，ST-T 改变。未见室性早搏。治法不变，初诊方去柴胡、乳香，加合欢皮 15 g，柏子仁 15 g，再进 14 剂，煎服法同前。

三诊 2020 年 9 月 1 日。患者诉未发胸闷痛和心慌，心情尚可，每日坚持散步，饮食亦严遵医嘱。睡眠改善，口微干，大便稍干，日行 1 次，舌质暗，苔薄白，脉弦。二诊方加葛根 15 g，酸枣仁 10 g，继续服用 14 剂，煎服法同前。

四诊 2020 年 9 月 15 日。患者未发胸闷痛，无心慌，睡眠饮食皆可，无口干口苦，大便正常，每日坚持散步、清淡饮食。苔薄白，脉弦。效不更方，巩固疗效，以三诊方继续服用 21 剂。后随访，未发胸闷痛和心慌，生活作息规律，正常工作。

按语

1. 患者情况　本案患者为中年男性，形体肥胖，膏脂堆积血脉，血行不畅，心脉瘀阻。

2. 辨证分析　《素问·痹论》云："心痹者，脉不通。"膏脂堆积，气血不利，血瘀胸中，痹阻心脉，心脉不通，发为胸痹，故见胸部刺痛、胸闷；瘀滞心脉，瘀血不去，新血难生，心失所养，故见时有心慌；气为血帅，气行则血行，气滞则血凝加重，故见情绪郁闷或激怒则易诱发或加重，得嗳气或深呼吸则舒；邪阻日久化热，故见口干微苦、大便干、苔薄黄等热象；气血运行不畅，舌脉瘀滞，故见舌紫暗有瘀点瘀斑、脉弦涩。

3. 辨证结果及主方　综上，诊断为胸痹，证属气滞血瘀，治以理气活血，通脉止痛，予以桃仁红花煎合丹参饮加减。

4. 用方出处及解读　桃仁红花煎出自《陈素庵妇科补解》。功用：行气通络，活血化瘀；主治：瘀血引起妇人月水不通，小腹时时作痛，或少腹板急，或心脉痹阻证。方中桃仁甘苦性平，入心肝血分，性善破血，祛瘀力强，《神农本草经》云"主淤血，血闭癥瘕"，且兼润燥之功；红花辛散温通，活血通经，祛瘀止痛，《本草汇言》称其为"破血、行血、和血、调血之药也"，与桃仁相须为用，共为君药。辅以赤芍、川芎、丹参助君活血行气祛瘀；香附味辛能行，理气止痛，青皮辛散温通之力强，能破气散结，延胡索行气活血而止痛，乳香能行血中气滞，长于止痛，《珍珠囊》谓其能"定诸经之痛"，诸活血之品与行气之药相伍，既行血分瘀滞，又解气分郁结，气行以助活血消瘀。佐以生地黄性味甘寒，清热凉血，滋阴养血，合当归养血活血，祛瘀而不伤正，且可防久病及诸辛香活血药伤及阴血之弊，合赤芍清热凉血，以清瘀热。丹参饮出自《时方歌括》。功用：活血行气止痛；主治：血瘀气滞证。方中丹参重用为君以活血祛瘀，然"盖气者，血之帅也，气行则血行，气止则血止……气有一息之不运，则血有一息之不行"（《寿世保元》），况血瘀气亦滞，故伍入檀香、砂仁以温中行气止痛，共为佐使。三药合用，使气行血畅，疼痛自除。

5. 处方思路　方中桃仁"主淤血，血闭癥瘕"（《神农本草经》）、"入手、足厥阴经"（《汤液本草》），入心肝血分，性善破血，祛瘀力强，且兼润燥之功；红花辛散温通，活血通经，祛瘀止痛，《本草汇言》谓其"破血、行血、和血、调血之药也"，与桃仁相须为用，共为君药。辅以赤芍、川芎、丹参助君活血行气祛瘀；香附味辛能行，理气止痛，青皮辛散温通之力强，能破气散结，延胡索"无论是血是气，积而不散者，服此力能通达"（《本草求真》），行气活血而止痛，乳香能行血中气滞，长于止痛，《珍珠囊》谓其能"定诸经之痛"，诸活血之品与行气之药相伍，既行血分瘀滞，又解气分郁结，气行以助活血消瘀。佐以生地黄性味甘寒，清热凉血，滋阴养血，合当归养血活血，祛瘀而不伤正，且可防久病及诸辛香活血药伤及阴血之弊，合赤芍清热凉血，以清瘀热；再添蒲黄行血消瘀，《神农本草经》谓其能"消瘀血"；麦冬滋阴清热；檀香性辛，行气宽胸止痛；柴胡疏肝解郁，尤擅理气行滞。炙甘草为使调和药性。诸药合用，使血活瘀化气行，则诸症可愈。

6. 复诊　二诊时，患者胸闷痛明显减轻，故在前方去柴胡、乳香减行气之品，以防伤阴血之弊，然仍夜寐欠佳、梦多、口干、大便微干，此为邪扰心神，郁热津伤之象，故在前方基础上入合欢皮解郁安神，柏子仁增养心安神、润肠通便之效。三诊时，患者胸闷痛、心慌已，仍寐欠佳、口微干、大便稍干，故在二诊方基础上添甘凉之葛根清热生津止渴，酸甘之酸枣仁宁心安神，且其与麦冬合用有敛阴生津止渴之用。四诊时，患者诸症已，乃继守前方，巩固疗效。

第二节

心

悸

——————

（6 例）

病案1　**冠心病心律失常，频发室性早搏**

胡某，男，58 岁。因心悸不适反复发作 2 年余，于 2021 年 8 月 10 日初诊。

初诊　患者自诉 2 年来反复出现左心前区心悸不适，伴胸闷，饮酒或运动后易发作，至当地医院就诊，心电图检查结果：频发室性早搏；24 小时动态心电图结果：频发室性早搏，偶发房性早搏，阵发心动过速。同时查心脏彩超未发现异常。间断服用数日西药酒石酸美托洛尔片后无明显缓解，反复发作。现症见：心悸不适，胸闷，睡眠不安，梦多易醒，平素少气懒言，易疲惫乏力，口干苦，大便干，有时 2～3 日 1 次，舌红苔少，脉结代。既往有冠心病、胆囊结石病史。西医诊断：心律失常，频发室性早搏，冠心病，胆囊结石。中医诊断：心悸。证属气阴不足兼心血瘀阻。治以益气滋阴，活血通脉，养心安神。予天王补心丹合失笑散化裁。

处方　西洋参 10 g，麦冬 15 g，天冬 10 g，五味子 10 g，酸枣仁 10 g，桔梗 10 g，知母 10 g，柏子仁 15 g，生地黄 20 g，茯神 20 g，丹参 10 g，蒲黄 10 g，制远志 15 g，炙甘草 10 g。7 剂，水煎，每日 1 剂，分早晚两次温服。

二诊 2021 年 8 月 17 日。年患者诉心悸好转，发作次数减少，时有胸闷，睡眠较前改善，仍梦多，口干不苦，大便干，一日 1 次，舌淡红苔少，脉结代。复查心电图结果：偶发室性早搏。一诊处方加合欢花 15 g，黄精 20 g。再服 14 剂，煎服法同前。

三诊 2021 年 8 月 31 日。患者再查心电图未发现室性早搏，自诉无心悸胸闷不适，睡眠明显好转，精神可，有时口干，大便有时偏干，舌淡红，苔薄白，脉沉细。处方：在二诊方基础上酸枣仁量加至 15 g，加玉竹 15 g，继续服 14 剂，巩固疗效。嘱患者平时宜清淡饮食，戒烟戒酒。后随访 3 个月，未发心悸胸闷。

按语

1. 患者情况　本案患者为中年男性，平素少气懒言，易疲惫乏力，故素体气阴不足。

2. 辨证分析　患者心气亏虚，气机推动无力，则胸中窒闷不畅。气虚则机体生化不足，故患者表现为少气懒言，易疲惫无力；心阴不足，则心血无以化源，心神失于濡养，则睡眠不安，多梦易醒。《灵枢·营卫生会》云："老者之气血衰，其肌肉枯，气道涩，五脏之气相搏，其营气衰少而卫气内伐，故昼不精，夜不寐。"且阴虚则失于濡养，阴津不上乘于口窍则口干苦，不濡润于前后二阴则大便干结难解，明代吴昆的《医方考》中写道："心主血，血濡则大便润，血燥故大便难。"阴虚日久，营血不盛，脉络不通，而致瘀血内阻。血瘀胸中，气机阻滞，清阳郁遏不升，则胸痛、头痛日久不愈，痛如针刺，且有定处；至于唇、目、舌、脉所见，皆为瘀血征象。

3. 辨证结果及主方　综上，诊断为心悸，证属气阴亏虚，瘀血阻络证，治以益气滋阴，活血通脉，养心安神，予以天王补心丹合失笑散化裁。

4. 用方出处及解读　天王补心丹出自《校注妇人良方》，由明代医家薛己所著。《医学入门》称此方"专治玩读著作，劳神过度"。《寿世保元》则称"读书劳神，勤政伤心，并宜服之"。失笑散出自《太平惠民和剂局方》。全方仅由五灵脂、炒黄蒲两药组成，古人谓本方用后，病者每于不觉之中诸症悉除，不觉欣然失笑，故名"失笑散"，具有活血祛瘀，散结止痛之功。《医方集解》称"此手足厥阴药也，生蒲黄性滑而行血，五灵脂气躁而散血，皆能入厥阴而活血止痛，故治血痛如神"。

5. 处方思路 天王补心丹有滋阴养血，补心安神之功，针对阴虚血少，心烦不眠，心悸神疲，健忘梦遗，口舌生疮，大便干燥者有良好效果。方中西洋参补养心肾，滋阴清热为君；天冬、麦冬助西洋参滋阴清热为臣；柏子仁、茯神、制远志、五味子、酸枣仁收敛心气，益智安神；桔梗载药上行，入心安神。故用此方以补气养心，安神定悸；而患者胸闷，脉结代，此乃阴虚日久血瘀之征象；故合用失笑散以活血祛瘀。失笑散方中五灵脂甘温，善入肝经血分，能通利血脉而散瘀血，用治瘀血疼痛；蒲黄甘平，亦入肝经血分，有活血止血作用，与五灵脂相须为用，活血散结，祛瘀止痛作用增强，可治一切心腹诸痛。《古今名医方论》云："是方用五灵脂之甘温走肝，生用则行血；蒲黄甘平入肝，生用则破血；佐酒煎以行其力，庶可直抉厥阴之滞，而有其推陈致新之功。甘不伤脾，辛能逐瘀，不觉诸证悉除，直可以一笑而置之矣。"因五灵脂不宜与人参同用，故本病案去掉五灵脂。

6. 复诊 患者二诊时仍有多梦，故加用合欢花解郁理气，以加强安神功效；患者有口干不苦、大便干的表现，皆为阴虚不润之象，故加用黄精以养阴，黄精甘平，入脾、肺、肾经，《本草逢原》谓之"宽中益气，使五脏调和，肌肉充盛，骨髓强坚，皆是补阴之功"；三诊时患者症状已明显好转，仅有口干、便干等津燥阴亏表现，故予以玉竹养阴润燥，生津止渴，同时酸枣仁有敛汗生津、宁心安神的功效，助玉竹之功。

病案2 冠心病心律失常，频发房性早搏

邹某，女，57岁。因心悸、失眠反复发作3年余，再发加重4日，于2018年8月12日初诊。

初诊 患者诉自2015年6月开始时常出现心慌，心烦失眠，伴夜间盗

汗，手足心热，耳鸣，腰酸，眼胀，晨起时常有眼眵。曾至当地人民医院和中医院门诊就诊，多次行心电图检查均发现有房性早搏，同时肝脏彩超提示脂肪肝，甘油三酯检查偏高，间断服阿托伐他汀钙片、中药汤剂（具体药物不详）治疗，症状无明显缓解反加重。2017 年在当地人民医院做冠状动脉造影，检查结果：左前降支中远段见弥漫性斑块影，最严重处狭窄约 50%，前向血流 T_1M_1 3 级，回旋支近中段见散在斑块狭窄约 20%，右冠状动脉近段狭窄 30%，前向血流 T_1M_1 3 级。结论：冠状动脉粥样硬化性心脏病。后间断服用阿托伐他汀钙片、酒石酸美托洛尔片、阿司匹林肠溶片等药物，但反复发作。诉 4 日前心慌、心烦失眠再次发作，且较前加重。现症见：心悸，心烦失眠，夜间醒来 2~3 次，盗汗，手足心热，耳鸣，腰酸，眼胀，晨起眼眵，大便干结，舌红少苔，脉促。心电图检查：窦性心律，频发房性早搏。西医诊断：冠心病心律失常，频发房性早搏。中医诊断：心悸。证属阴虚火旺。治以滋阴降火，补益心肾。予天王补心丹化裁。

处方 柏子仁 15 g，西洋参 10 g，酸枣仁 15 g，麦冬 15 g，天冬 10 g，生地黄 20 g，茯神 15 g，桔梗 10 g，远志 15 g，五味子 10 g，知母 15 g，黄芩 10 g，炙甘草 10 g。7 剂，水煎，每日 1 剂，分早晚两次服用。嘱其注意饮食清淡，忌辛辣刺激和肥甘之品，多食新鲜果蔬；调节情志，放松心情，勿急躁暴怒。

二诊 2018 年 8 月 19 日。患者诉服药后心悸缓解，心烦失眠、手足心热、眼胀明显好转，晨起眼眵减少，大便较干，仍有耳鸣腰酸，舌淡红，少苔，脉结代。初诊方基础上加决明子 10 g，淡竹叶 15 g，再进 14 剂，煎服法同前。

三诊 2018 年 9 月 3 日。患者诉心悸心烦、睡眠大有改善，有时晚上醒来 1 次，无眼胀，晨起无眼眵，仍有手足心热、耳鸣腰酸，舌淡红，苔少，脉沉细。改以天王补心丹合六味地黄丸化裁。

处方　柏子仁 15 g，西洋参 10 g，酸枣仁 15 g，麦冬 15 g，天冬 10 g，茯神 15 g，生地黄 20 g，远志 15 g，桔梗 10 g，山药 15 g，山茱萸 15 g，泽泻 10 g，牡丹皮 10 g，五味子 10 g，炙甘草 10 g。14 剂，煎服法同前。后随访，患者回复未发心悸，耳鸣腰酸好转，睡眠好。

按语

1. 患者情况　本案患者为中年女性，《黄帝内经》云："女子七七，任脉虚，太冲脉衰少，天癸竭，地道不通。"故该患者素体阴精亏损不足，日久则阴虚火旺。

2. 辨证分析　患者心气亏虚，气机推动无力，则胸中窒闷不畅。气虚则机体生化不足，故患者表现为少气懒言，易疲惫无力；心阴不足，则心血无以化源，心神失于濡养，则睡眠不安，多梦易醒。《灵枢·营卫生会》云："老者之气血衰，其肌肉枯，气道涩，五脏之气相搏，其营气衰少而卫气内伐，故昼不精，夜不寐。"且阴虚则失于濡养，阴津不上乘于口窍则口干苦，不濡润于前后二阴则大便干结难解，明代吴昆在《医方考》中写道："心主血，血濡则大便润，血燥故大便难。"阴虚日久，营血不盛，脉络不通，而致瘀血内阻。血瘀胸中，气机阻滞，清阳郁遏不升，则胸痛、头痛日久不愈，痛如针刺，且有定处；至于唇、目、舌、脉所见，皆为瘀血征象。

3. 辨证结果及主方　综上，诊断为心悸，证属阴虚火旺证，治以滋阴降火，补益心肾，予以天王补心丹合六味地黄丸化裁。

4. 用方出处及解读　天王补心丹出自《校注妇人良方》，由明代医家薛己所著。《医学入门》称此方"专治玩读著作，劳神过度"，《寿世保元》则称"读书劳神，勤政伤心，并宜服之"。六味地黄丸化裁于钱乙《小儿药证直诀》中记载的滋补肝肾，并补脾阴的著名补阴方剂六味地黄汤。主治肝肾阴虚，腰膝酸软，头晕眼花，耳鸣耳聋，小儿囟开不合，盗汗遗精，或骨蒸潮热，或足心热，或消渴，或虚火牙痛，舌燥喉痛，舌红少苔，脉细数者。

5. 处方思路　天王补心丹有滋阴养血，补心安神之功，针对阴虚血少，心烦不眠，心悸神疲，健忘梦遗，口舌生疮，大便干燥者有良好效果。方中西洋参补养心肾，滋阴清热为君；天冬、麦冬助西洋参滋阴清热为臣；柏子仁、茯神、远志、五味子、酸枣仁收敛心气，益智安神；桔梗载药上行，入心安神。故用此方以补气养心，安神定悸；而患者胸闷，脉结代，此乃阴虚日久血瘀之征象。此外，方中用生地黄滋阴养血，山茱萸养肝肾而涩精，山药补益脾肾而固精，三药同用，以达到三阴并补之功；茯苓改茯神，取其宁心安神，泽泻清泄肾浊，防生地黄之滋腻敛邪，且可清降肾中虚火；牡丹皮清泄肝火，制山茱萸之温，且防酸涩敛邪，共为佐使药。各药合用，三补三泻，大开大合，使滋补而不留邪，降泄而不伤正，乃补中有泻，寓泻于补，相辅相成之剂。

6. 复诊　患者二诊后心悸较前缓解，但仍有失眠、便干、耳鸣腰酸、眼眵等表现。此为阴虚火旺后期，虚火已弱，营阴未充的表现，故予以决明子清热明目，兼润肠通便之效；淡竹叶甘淡入心，以清心除烦热。三诊时患者仅有手足心热、耳鸣腰酸，此为肾阴亏虚，心火亢盛的表现，故改以天王补心丹合六味地黄丸加减，该方滋肾水，泻心火，有泻南补北之效。

病案3　冠心病心律失常，心房纤颤

熊某，女，56岁。因心悸不安反复发作5年余，再发1周，于2019年10月20日初诊。

初诊　患者自诉大约从2014年8月开始，反复出现心悸不安，有时左胸部刺痛，疼痛较轻且时间很短，未加重视，曾在社区卫生院就诊，行心电图示：心房纤颤。服硝酸甘油片、麝香保心丸等治疗，可以缓解不适症状，未住院治疗及做其他检查。2018年自觉心悸、胸痛加重发作，在市人民医院住院治疗，诊断为：冠状动脉粥样硬化性心脏病，心律失常，心房纤颤，心力衰竭，高脂血症，多发腔隙性脑梗死。住院期间主管医师建议行消融治疗心房纤颤，因患者恐惧风险故未做，后症状好转出院。出院后间断服用西药治疗，病情时轻时重。近1周再发心悸不安，故来求诊。现症见：心悸不安，有时左胸刺痛，气短乏力，易疲劳，易汗出，腰膝酸软，活动后尤甚，口干，心烦失眠，夜间盗汗，耳鸣，唇甲暗紫，舌质紫暗有瘀斑，脉结代。西医诊断：冠心病心律失常、心房纤颤。中医诊断：心悸，胸痹。证属气阴亏虚，瘀血阻络。治以益气养阴，活血通络。予生脉散合桃仁红花煎化裁。

处方 桃仁10 g，红花10 g，当归10 g，延胡索10 g，赤芍10 g，香附10 g，川芎10 g，乳香10 g，丹参10 g，生地黄15 g，青皮10 g，西洋参10 g，麦冬15 g，五味子10 g，炙甘草10 g。7剂，水煎，每日1剂，分早晚两次温服。

二诊 2019年10月27日。患者诉心悸明显缓解，无胸痛、心烦，口干减轻，睡眠好转，余症无明显变化，舌脉同前。予初诊方中去青皮、香附、乳香，加酸枣仁15 g，柏子仁10 g，桔梗10 g，再服14剂，煎服法同前。

三诊 2019年11月10日。患者诉偶有心悸，活动气短乏力，耳鸣、盗汗、睡眠显著改善，大便软，唇甲色暗，舌质暗，有瘀点瘀斑，脉结代。处方在二诊方中加红景天10 g，黄精15 g，继续服用14剂，煎服法同前。

四诊 2019年11月24日。患者诉无心悸，活动后稍气短乏力、腰膝酸软，无耳鸣，有时夜间微盗汗，舌质暗，有瘀斑，脉结代。以三诊处方加女贞子15 g，枸杞子15 g，远志15 g，继续服14剂，煎服法同前。后随访3个月，未发心悸、胸闷痛，病情稳定。

按语

1. 患者情况 《黄帝内经》云："女子七七，任脉虚，太冲脉衰少，天癸竭，地道不通。"本案患者为中年女性，天癸已绝，任脉虚，故常阴虚，阴虚日久，营血不盛，脉络不通，而致瘀血内阻。

2. 辨证分析 患者年老肺气亏虚，则卫外失固，津液外泄，故汗多；

肺主气,肺气受损,故气短懒言、神疲乏力;阴伤而津液不足以上承,则咽干口渴。阴虚日久,营血不盛,脉络不通,而致瘀血内阻。血瘀胸中,气机阻滞,清阳郁遏不升,则胸痛、头痛日久不愈,痛如针刺,且有定处;瘀热扰心,则心悸怔忡,失眠多梦;至于唇、目、舌、脉所见,皆为瘀血征象。

3. 辨证结果及主方　综上,诊断为心悸,证属气阴亏虚,瘀血阻络证,治以益气养阴,活血通络,予以生脉散和桃仁红花煎化裁。

4. 用方出处及解读　生脉散出自《医学启源》。主治:温热、暑热、耗气伤阴证;功用:益气生津,敛阴止汗。方中西洋参甘温,益元气,补肺气,生津液,本病案用西洋参取其性甘凉,益气养阴为君药。麦冬甘寒养阴清热,润肺生津,故为臣药。西洋参、麦冬合用,则益气养阴之功益彰;五味子酸温,敛肺止汗,生津止渴,皆为佐药。三药合用,一补一润一敛,益气养阴,生津止渴,敛阴止汗,使气复津生,汗止阴存,气充脉复,故名"生脉"。《医方集解》云:"人有将死脉绝者,服此能复生之,其功甚大。"至于久咳肺伤,气阴两虚证,取其益气养阴,敛肺止咳,令气阴两复,肺润津生,诸症可平。桃仁红花煎出自《陈素庵妇科补解》卷一。主治:心脉痹阻证;功用:活血化瘀,理气通络。方中红花、桃仁、赤芍、丹参、川芎行血散瘀;香附、青皮理气解郁;延胡索、乳香行气散瘀止痛;生地黄、当归养血滋阴,补养冲任,且防理气活血药伤及阴血之弊。诸药合用,共奏活血化瘀,理气调经之功。

5. 处方思路　生脉散症见汗多体倦,咽干口渴,舌干红少苔,脉虚数。患者口干盗汗,乃其心阴亏虚,阴虚内热,水不制火,故盗汗,阴虚营血不能上荣于耳,故耳鸣。患者体倦,口干,胸痛,舌暗,脉弦涩,证属气阴亏虚,瘀血阻络,故以生脉散益气养阴再加以桃仁红花煎活血通络,二方相合,共奏益气养阴,活血通络之效。

6. 复诊　患者二诊,胸闷好转,睡眠不佳,故原方去青皮、香附、乳香,加柏子仁宁心安神。三诊,患者症状改善,效不更方,予以红景天活血养血,黄精滋阴养血,更固肾阴。四诊,患者仍稍有气短乏力,腰膝酸软，此为肾阴亏虚日久，则加滋补肝肾之枸杞子，女贞子、远志滋肾宁心。再服 14 剂则肾阴已固，诸症皆去。

病案4 **冠心病心律失常，频发房性早搏**

杨某，男，53 岁。因心悸，胸闷痛不适反复发作 2 年余，再发加重 6 日，于 2018 年 7 月 5 日初诊。

初诊 患者诉自 2016 年 3 月开始出现心悸，间或有胸部心前区短暂性闷痛，影响上班工作，在当地人民医院心血管内科就诊，心电图检查：ST-T 改变，频发房性早搏；甘油三酯和总胆固醇均偏高。24 小时动态心电图：频发房性早搏。拒绝冠状动脉造影检查。诊断为：冠心病心律失常，频发房性早搏，高脂血症。给予酒石酸美托洛尔片、阿托伐他汀钙片、阿司匹林肠溶片、稳心颗粒等治疗，心悸、胸闷痛渐渐好转，但未坚持服药，之后反复发作，多在饮酒、熬夜、疲劳后易发。诉 6 日前饮酒后心悸，胸闷痛再次发作，且较前加重，故来诊。现症见：心悸，胸闷痛，盗汗，心烦失眠，腰腿酸软，头晕，耳鸣，手足心热，口干，大便秘结，舌质红，剥脱苔，脉促。中医诊断：心悸，证属阴血亏虚，心神不安。治法：滋阴清热，养心复脉。予酸枣仁汤合天王补心丹化裁。

处方 人参 10 g，玄参 10 g，丹参 10 g，茯神 15 g，五味子 10 g，远志 10 g，桔梗 10 g，当归 10 g，天冬 10 g，麦冬 10 g，柏子仁 15 g，生地黄 15 g，酸枣仁 10 g，知母 10 g，川芎 10 g，黄柏 10 g，黄连 5 g，甘草 10 g。7 剂，水煎，每日 1 剂，分早晚两次服用。嘱患者胸闷痛不适较甚时，可含服速效救心丸；戒烟戒酒，忌肥甘辛辣刺激食品；注意勿熬夜和过度疲劳。

二诊 2018 年 7 月 20 日。患者诉心悸、胸闷痛、头晕等明显好转，没有心烦，盗汗减轻，仍失眠易醒，手足心热，活动后腰膝酸软，轻微耳鸣，大便软，1～2 日 1 次，舌淡红，剥脱苔有改善，脉结代。患者同时诉已自觉戒酒。处方在初诊方中去黄连，加菊花、枸杞子各 15 g，继续服用 14 剂。

三诊 2018 年 8 月 4 日。患者心悸、胸闷痛已除，无头晕耳鸣、腰膝酸软，有手足心热，睡眠易醒，大便软，1～2 日 1 次，舌淡红，苔少，剥脱苔已消，脉沉细。二诊处方去黄柏、知母，加红景天 10 g，再服 14 剂。后随访，2 个月未发心悸、胸痛，睡眠可，正常上班。

按语

1. 患者情况 本案患者为中年男性，平素嗜酒，起居无常，饮食无节，《温热论》云："又有酒客，里湿素盛，湿热日久，煎灼阴液，热扰心神，故阴血亏虚，心神不安。"

2. 辨证分析 心失所养，加之阴虚生内热，虚热内扰，故虚烦失眠、心悸不安。血虚无以荣润于上，每多伴见头目眩晕、咽干口燥。患者素食肥甘厚味，酿生痰热，痰热日久，暗耗阴血，使心肾两亏，阴虚血少，虚火内扰所致。阴虚血少，心失所养，故心悸失眠、神疲健忘；阴虚生内热，虚火内扰，则手足心热、虚烦、遗精、口舌生疮；舌红少苔，脉细数是阴虚内热之征。

3. 辨证结果及主方 综上，诊断为心悸，证属阴血亏虚，心神不安证，治当滋阴清热，养心复脉，方用酸枣仁汤合天王补心丹加减。

4. 用方出处及解读 酸枣仁汤出自《金匮要略·血痹虚劳病脉证并治》："虚烦虚劳不得眠，酸枣仁汤主之。"主治：肝血不足，虚热内扰证；功用：养血安神，清热除烦。天王补心丹出自《校注妇人良方》，主治：阴虚血少，神志不安证；功用：滋阴清热，养血安神。方中重用甘寒之生地黄，入心能养血，入肾能滋阴，故能滋阴养血，壮水以制虚火，为君药。天冬、麦冬滋阴清热，酸枣仁、柏子仁养心安神，当归补血润燥，共助生地黄滋阴补血，并养心安神，俱为臣药。玄参滋阴降火；茯苓改茯神，宁心安神，远志养心安神；人参补气以生血，并能安神益智；五味子之酸以敛心气，安心神；丹参清心活血，合补血药使补而不滞，则心血易生，以上共为佐药；方中去有毒之朱砂。桔梗为舟楫，载药上行以使药力缓留于上部心经，为使药。滋阴补血以治本，养心安神以治标，标本兼治，心肾两顾，但以补心治本为主，共奏滋阴养血、补心安神之功。

5. 处方思路 患者心悸，夜寐不安，此为阴血亏虚，心神不安之故，予以天王补心丹，《校注妇人良方》云："宁心保神，益血固精，壮力强志，令人不忘。清三焦，化痰涎，祛烦热，除惊悸，疗咽干，育养心神。"再加用酸枣仁汤标本兼治，养中兼清，补中有行，共奏养血安神、清热除烦之效。

6. 复诊 患者症状好转，内热稍去，则减黄连清热之效，加枸杞子、菊花滋阴养血。三诊，心悸胸闷症状已无，而仍有手足心热，再入红景天活血养血，"专补肾，兼补五脏"之五味子收敛固涩，补肾宁心，巩固疗效再服 14 剂，则肾阴已足，诸症皆去。

病案5 冠心病心律失常，心房纤颤

江某，男，62 岁。因心悸气短，胸闷反复发作 5 年余，再发加重 3 日，于 2022 年 5 月 13 日初诊。

初诊 患者诉 2017 年 3 月间开始出现心悸气短，胸闷，伴失眠，倦怠乏力，在当地三甲医院就诊，血常规检查：血红蛋白 102 g/L，心电图检查结果：ST-T 改变，快速型心房纤颤。诊断为：冠心病心律失常，心房纤颤，轻度贫血。间断服用美托洛尔、中药汤剂（具体药物不详）等治疗，症状可好转，但反复发作，心房纤颤时发时止。近 2 年自觉心悸气短、胸闷、倦怠乏力等较前有所加重，每在熬夜、活动劳累后尤甚。3 日前心悸气短、胸闷再发加重，故来诊。现症见：心悸气短，胸闷，或伴胸隐痛，倦怠乏力，面色少华，头晕，健忘，寐而易醒，梦多，偶有胃脘隐痛，食纳较差，大便干，舌淡红，有瘀点瘀斑，苔薄黄，脉结代。查心脏彩超：左心房、左心室增大，左心室舒张功能减退。血常规检查：血红蛋白 105 g/L。西医诊断：冠心病心律失常，心房纤颤，慢性心力衰竭，轻度缺铁性贫血。既往有慢性非萎缩性胃炎病史。中医诊断：心悸，心力衰竭。证属气血不足，兼瘀阻心脉。治以益气补血，化瘀养心。予养心汤合丹参饮化裁。

处方 黄芪30 g，茯神15 g，当归10 g，川芎10 g，柏子仁15 g，酸枣仁15 g，远志15 g，五味子10 g，西洋参10 g，肉桂5 g，丹参10 g，砂仁10 g，阿胶（烊化）10 g，大枣10 g，生甘草10 g。7剂，水煎，每日1剂，分早晚两次温服。嘱患者饮食宜清淡，低盐低脂，荤素搭配，营养丰富，忌辛辣刺激之品，戒烟戒酒；调节情志，保持心情舒畅，忌郁闷恼怒。

二诊 2022年5月20日。患者诉药后心悸、胸闷气短好转，未发胸痛，未发胃脘痛，睡眠、食纳改善，少梦，大便干，行走活动、劳累后感倦怠乏力，舌淡红，有瘀点瘀斑，脉结代。初诊方中去肉桂，加熟地黄20 g，麦冬10 g，继续服用14剂，煎服法同前。

三诊 2022年6月4日。患者诉心悸、胸闷消退，活动、劳累后倦怠乏力、轻微头晕，睡眠易醒，食纳可，大便变软，1～2日1次，舌脉无变化。二诊处方中加山药20 g，黄精20 g，继续服用14剂。

四诊 2022年6月18日。患者诉无心悸、胸闷，有时轻微头晕，睡眠、饮食正常，未发胃脘痛，大便软，无明显倦怠乏力，舌淡红，有瘀点瘀斑，脉结代。查血常规示血红蛋白112 g/L。三诊方继续服用14剂，巩固效果。后随访，患者3个月未发心悸，睡眠可，病情稳定。

按语

1. **患者情况** 本案患者为老年男性，先天禀赋不足，或起居无常，或劳倦过度，气血化生乏源，无以上注于心，血液内停生瘀损于心脉。

2. **辨证分析** 《杂病广要·惊悸》云："人之所主者心，心之所养者血，心血一虚，神气不守，此惊悸之所肇端也。"心气虚、阳虚则温煦、推行血液乏力，血行瘀滞，进而气血逆乱，而致心悸、胸闷；气虚推动之力不足，瘀血内生，瘀阻血脉，不通则痛，则发为疼痛隐隐；血瘀气滞，气机失调，故而胸闷；脾气虚弱，中焦运化失调，故气短、疲倦乏力；营气难以上荣于脑，则头晕、健忘、睡眠不安；气机不畅，化物不行，则不欲饮食；血虚精亏，肠道津亏，故大便干结；舌淡红，有瘀点瘀斑，苔薄黄，脉结代，乃属气血两虚、瘀血内停之象。

3. 辨证结果及主方　综上，诊断为心悸。证属气血亏虚，心脉瘀阻证。治以益气补血，化瘀养心。予以养心汤合丹参饮加减化裁。

4. 用方出处及解读　养心汤最早出自《仁斋直指方》，由黄芪、茯苓、茯神、半夏、当归、川芎、远志、肉桂、柏子仁、酸枣仁、北五味子、人参、甘草组成。人参性味苦甘平，可大补元气、补脾益肺，凡一切虚劳损伤皆可用之。《药性论》中云其"主五脏气不足，五劳七伤，虚损瘦弱……"《神农本草经》中记载"主补五脏，安精神，止惊悸，除邪气，明目，开心益智"。当归性味甘温，补血活血，《日华子本草》中"治一切风，一切血，补一切劳……"黄芪、人参、当归三类中药组成了养心汤中"益气养血、气血双补"的基础药对。《杂病广要·惊悸》中云："五饮停蓄，壅塞中脘，亦令人怔忡。"故加茯苓健脾益气，《神农本草经》云："主胸胁逆气，忧恚惊邪恐悸。"法半夏燥湿化痰，《名医别录》云："消心腹胸膈痰热满结。"二者配伍使全方补而不滞。远志、柏子仁、酸枣仁为"安神三宝"，用之可宁心安神。五味子性味酸温，收敛固涩、益肾宁心，可以防气阴之耗散，《神农本草经》中云"主益气，咳逆上气，劳伤羸瘦，补不足"。甘草性味甘平，补益和中，兼有调和之力。丹参饮，源于清代陈修园《时方歌括》，由丹参、檀香、砂仁三药组成，具有活血化瘀、行气止痛之功，云："心腹诸痛有妙方，丹参为主义当详，檀砂佐使皆遵法，入咽咸知效验彰。"

5. 处方思路　气血亏虚，心脉瘀阻，当益气补血，化瘀养心，选用养心汤合丹参饮加减，本案中患者心悸伴有胸闷痛，因此加用阿胶，其能"和血滋阴"（《本草纲目》），增强活血化瘀之效，并以西洋参"能补助气分，并能补益血分"（《医学衷中参西录》），双补气血，推动血行，以助活血，患者纳差，是以脾气亏损，运化无力，则加入大枣，其能"补中益气，坚志强力"。

6. 复诊　二诊患者诸症减轻，行走活动、劳累后感倦怠乏力，属肝肾亏虚，骨髓失养，遂加入"填骨髓，长肌肉，生精血，补五脏、内伤不足，通血脉"(《本草纲目》)之熟地黄,患者仍大便干,是因血虚津液生成减少,肠燥津亏,加以麦冬养阴生津。又因桂枝"气热,味辛甘"(《医学启源》)而去桂枝。三诊患者前证转佳,仍有乏力、头晕,夜寐欠佳,是因脾虚气机失调,不能输送精微物质于髓海,髓海失养,加用"益肾气,健脾胃"(《本草纲目》)之山药以及"平补气血而润"(《本草从新》)之黄精,益气补中,巩固疗效。

病案6 **冠心病心律失常,频发室性早搏,二度房室阻滞,原发性高血压**

葛某,男,66岁。因心悸,胸闷,气短反复8年余,再发加重3日,于2021年8月6日初诊。

初诊 患者诉自2013年6月间渐发心悸,胸闷,气短,有时轻微头晕,恶心。有原发性高血压家族史,加之形体肥胖,曾至当地市中心医院就诊,血压最高达156/95 mmHg,心电图结果:ST-T改变,频发室性早搏,二度房室阻滞;甘油三酯和总胆固醇均稍高;心脏彩超:左心房稍扩大,二尖瓣和三尖瓣轻度反流。先后多次住院,当时诊断为:冠心病心律失常,频发室性早搏,二度房室阻滞,原发性高血压,高脂血症,经治疗后好转出院。平时间断服用琥珀酸美托洛尔片、阿司匹林肠溶片、阿托伐他汀钙片、非洛地平片等西药抗心律失常、抗血小板聚集、调脂稳斑、降压以及柏子养心丸、稳心颗粒等中药治疗。近年来,自觉病情较前有所加重,心悸、胸闷、气短主要不适症状发作次数增多、程度加剧,尤其在劳累活动、情绪恼怒、饮酒后显著。3日前饮酒后病情再发加重,服药无明显缓解,故来诊。现症见:心悸、胸闷,时有隐痛,气短,烦躁失眠,食纳差,口干口苦,痰涎多,晨起恶心,头晕耳鸣,大便干结,2~3日1次,小便色黄。舌淡红,苔黄腻,脉结代。查体:脉搏76次/min,血压146/92 mmHg。心电图:ST-T改变,频发室性早搏,二度房室阻滞。西医诊断:冠心病心律失常,频发室性早搏,二度房室阻滞,原发性高血压,高脂血症。中医诊断:心悸,眩晕。证属痰热内扰。治以清热化痰,宁心安神。予温胆汤化裁。

处方　姜半夏 10 g，陈皮 10 g，茯苓 20 g，竹茹 15 g，枳实 10 g，黄连 5 g，石决明 15 g，柏子仁 15 g，罗布麻叶 15 g，生大黄 6 g，生姜 10 g，大枣 10 g，生甘草 10 g。7 剂，水煎，每日 1 剂，分早晚两次温服。嘱其注意调节饮食，宜清淡饮食，忌肥甘厚味辛辣刺激食品，戒烟戒酒；调节情绪，忌忧闷恼怒刺激。

二诊　2021 年 8 月 15 日。患者诉心悸、胸闷、气短好转，无胸痛、恶心、烦躁，睡眠差，大便变软，痰涎仍较多，头晕耳鸣、口苦减轻，小便色淡黄，舌苔黄，脉滑。初诊处方去生大黄、黄连，加远志 15 g，瓜蒌子 10 g，天麻 15 g，首乌藤 15 g，白术 10 g，再服 14 剂，煎服法同前。

三诊　2021 年 8 月 29 日。患者诉无心悸，活动后稍有胸闷、气短，头晕耳鸣减轻，睡眠较差，口干不苦，痰涎明显减少，大便软，1～2 日 1 次，苔薄黄，脉滑。二诊方去石决明、生姜，加钩藤 10 g，首乌藤 15 g，合欢花 15 g，继续服用 14 剂。煎服法同前。后随访，病情稳定，未发心悸。

按语

1. 患者情况　本案患者为老年男性，形体肥胖，肥人多痰多湿，故素体易被痰湿所困。

2. 辨证分析　心悸、胸闷是心病的主症。心为"君主之官"，其功能正常则精神矍铄、气血运行畅通，反之则会出现心悸、胸闷等症状。葛某有口干、口苦、痰涎多、恶心等症状，这些都是痰湿内停、上扰清阳的体现；痰与热结，易伤心神，致其心悸、胸闷等症；由其大便干结、小便短黄、舌红苔黄等症状可以看出，体内有热邪存在，同时热伤津液，导致口干、便秘等症状；舌淡红、苔黄腻、脉结代均显示痰热存在。

3. 辨证结果及主方　综上，诊断为心悸。证属痰热内扰。治以清热化痰，宁心安神。予以温胆汤化裁。

4. 用方出处及解读　温胆汤最早见载于唐代医家孙思邈所著《千金方》，书中标明此方出自南北朝姚僧垣的《集验方》。《集验方》温胆汤，由生姜、半夏、橘皮、竹茹、枳实、炙甘草组成。方中生姜、橘皮用量最多，故千金温胆汤方性偏温，主治大病后胆寒所致的虚烦不得眠。宋代医家陈无择《三因极一病证方论》将《集验方》温胆汤中加茯苓、大枣，将生姜减少，竹茹用量未变，陈氏温胆汤由温转平，主治胆郁痰阻，心胆虚怯。后世温胆汤多在陈氏温胆汤基础上加减，如黄连温胆汤，由清代医家在陈氏温胆汤基础上加入黄连，并以黄连为君，取其苦寒清热，燥湿泻火之功，对于痰火证更为适合。功用：清热化痰，宁心安神；主治：痰火扰心证。方中半夏辛温，燥湿化痰，和胃止呕，为君药。臣以竹茹，取其甘而微寒，清热化痰，除烦止呕。半夏与竹茹相伍，一温一凉，化痰和胃，止呕除烦之功备；陈皮辛苦温，理气行滞，燥湿化痰；枳实辛苦微寒，降气导滞，消痰除痞。陈皮与枳实相合，亦为一温一凉，而理气化痰之力增。黄连主清胸中之热，该药有良好的除烦热、消痞满功效，既治心中烦悸，又治心下痞满。加石决明、柏子仁在于宁心安神，大黄、罗布麻叶清热利湿。佐以茯苓，健脾渗湿，以杜生痰之源；煎加生姜、大枣调和脾胃，且生姜兼制半夏毒性。以甘草为使，调和诸药。共奏清热化痰，宁心安神。

5. 处方思路　心悸"责之虚与痰"，心悸的形成与发展过程中一般会有气滞、痰凝火炽，即所云"气有余便是火""火有余便是痰"。痰热一旦形成，在一定条件下，则会"痰随火升，火引痰行，上干心神，变生诸症"。清热化痰、宁心安神应是本病的基本治疗法则，当以温胆汤主之。

6. 复诊　二诊，诉心悸、胸闷、气短明显减轻，诸症好转，但睡眠差，大便变软，痰涎仍较多，头晕耳鸣，此乃病后脾胃气血受损，故入"安神催眠"（《饮片新参》）之首乌藤，且其又可"补中气，行经络，通血脉"（《本草再新》）以助通血络；远志能"祛痰开窍，交通心肾"，并"定心气，止惊悸"（《名医别录》）以安心神；瓜蒌子和白术"健脾益气，燥湿化痰"，天麻"平肝息风、养血安神"，同时去生大黄、黄连以防苦寒败胃。三诊时诸症明显缓解，睡眠仍差，再入首乌藤、合欢花滋阴补肾以宁心安神，"大人头旋目眩，平肝风，除心热"（《本草别录》）之钩藤之平肝清热以巩固疗效。

第三节

不寐

（6 例）

病案1　**更年期综合征**

胡某，女，48 岁。因睡眠不安，多梦半年余，于 2021 年 3 月 16 日初诊。

初诊　患者自诉 2020 年 8 月初开始时常失眠，睡眠不安，入睡困难，多梦易醒，白天精神困倦，乏力，精力不集中，健忘，烦躁不安，有时头晕，月经周期不规律，长则 2 个月，经期持续 3 日左右或 8~9 日，月经量少。多次在当地医院就诊，诊断为：更年期综合征。予以谷维素片、多种维生素丸服用，有时服用阿普唑仑片，可以改善睡眠，但担心其依赖性和副作用，故来看诊欲服中药调理。现症见：睡眠不安，多梦易醒，白天疲倦乏力，精神不集中，健忘，烦躁不安，有时头晕，月经量少且不规律，舌淡红，苔薄白，脉沉细。西医诊断：更年期综合征。中医诊断：不寐。证属心脾两虚，气血不足。治以补益心脾，益气养血。予归脾汤合养心汤化裁。

处方　西洋参 10 g，白术 10 g，炙黄芪 30 g，酸枣仁 10 g，远志 15 g，茯神 20 g，当归 10 g，柏子仁 10 g，五味子 10 g，炙甘草 10 g。14 剂，水煎，每日 1 剂，分早晚两次温服。

二诊 2021 年 4 月 1 日。患者诉睡眠好转，入睡改善，但依然梦多，白天精神好转，疲劳乏力、烦躁不安减轻，有时轻微头晕，舌淡红，苔薄白，脉沉细。原方中加首乌藤 15 g，熟地黄 20 g，再服用 14 剂，煎服法同前。嘱注意饮食营养，适当体育运动。

三诊 2021 年 4 月 15 日。患者来诊，精神好，诉睡眠明显改善，少梦，每晚睡眠时长 5～6 小时，无烦躁头晕，仅行走活动后感乏力，舌淡红，苔薄白，脉沉细。效不更方，二诊方继续服用 14 剂。后随访，患者睡眠安好，精神较佳。

按语

1. **患者情况** 本案患者为更年期妇女，素体气阴衰弱、营卫不和，暗耗阴血使心神无所主。

2. **辨证分析** 《难经》云："老人血气衰，肌肉不滑，荣卫之道涩，故昼日不能精，夜不得寐"，而《冯氏锦囊秘录·卷十二》亦云"是以壮年肾阴强盛，则睡沉熟而长，老年阴气衰弱，则睡轻而短"。对于中医学而言，正常人睡眠依赖人体内"阴平阳秘"，阴阳调和，脏腑调和，则气血充足，心神安，若阴阳不调，如思虑过度，因思伤脾，则内伤心脾；阴阳失调，使心神不安则发为本病。患者为中年女性，过度操劳则伤脾气，过于安逸亦致脾胃虚弱，则脾胃失调，使脾胃运化失权，气血生化之源乏力，水谷精气不能上承于心，则心神失养而发病。思虑过多，暗耗心脾气血，脾气虚，生化乏源，故月经量少。心血虚，心神不得养，则易烦躁不安而致肝气郁结，郁而化火，扰动心神，故不眠难寐。心主血脉，藏神，脾主运化，为气血生化之源。思虑过度，劳逸失调，则心脾两伤，气血不足，心失所养，则心悸健忘。阴不敛阳，神不守舍，则失眠，寐而不实。由于血少不能上奉于脑，气弱清阳不能上升，则头晕目眩，气血亏虚则疲倦乏力。

3. **辨证结果及主方** 综上，诊断为不寐。证属心脾两虚，气血不足证。治以补益心脾，益气养血，予以养心汤合归脾汤化裁。

4. **用方出处及解读** 归脾汤首载于宋代严用和《济生方》，方药组成为白术、人参、黄芪、炙甘草、茯神、酸枣仁、木香、龙眼肉、生姜、大枣，后经明代医家薛己在上方基础上加远志、当归，组成今日之归脾汤。方中黄芪补脾益气，龙眼肉补脾气、养心血，共为君药。人参、白术与黄芪相配伍，补脾益气之功更强。当归、酸枣仁与龙眼肉为伍，养血安神之功益著，共为臣药。茯神养心安神，远志宁神益智，木香理气健脾，与补气养血诸药相伍，使本方补而不滞，再以炙甘草调和诸药，兼以补益心脾，共为佐使。最后以姜枣为引，调和脾胃，以资化源。全方诸药相合，心脾同治，气血双补，以补脾为主，以补气为重，脾旺则气血生化有权，气旺更易于生血，心脾补，气血养，则本病自愈。养心汤最早见于宋代杨士瀛的《仁斋直指方》，方中药物有黄芪、人参、当归、酸枣仁、茯神、柏子仁、远志、五味子、川芎、半夏曲、肉桂、炙甘草、生姜、大枣。该书虚劳篇中指出本方"治虚劳少血，心虚多惊，精神恍惚"。在惊悸篇中对此有更详细的论述，明确指出惊悸的病机、主症、治则及本方药物组成。而《丹溪心法》与《证治准绳》中，所论述养心汤的用药和主治也大致与此相同，"治心虚血少，惊惕不宁"。方中人参、黄芪补益心气为君。脾主运化，方中运用黄芪补益脾胃之气，黄芪作为补气之要药，亦兼具生血之效。《名医别录》云："性虽温补，而能通调血脉，流行经脉，可无碍于壅滞也。"《日华子本草》云："黄芪助气、壮筋骨、长肉、补血。"方中茯神较之茯苓，安神作用更加明显。茯神为多孔菌科卧孔属植物茯苓的菌核，是寄生在松树上的真菌，药用部分为干燥菌核体中间抱有松根的白色部分。《药品化义》云："茯神，其体沉重，重可去怯，其性温补，补可去弱。"张子和云："心本热，虚则寒。如心气虚怯，神不守舍，惊悸怔忡，魂魄恍惚，劳怯健忘，俱宜温养心神，非此不能也。"当归、酸枣仁补养心血为臣，柏子仁、茯神、五味子养心安神，且五味子酸收与参芪相伍，可补救欲耗之气，补将竭之阴，川芎行气活血，共为佐药。炙甘草既助参芪益心气，又调和诸药为使药。

5. 处方思路 《素问·逆调论》云："阳明者胃脉也，胃者六腑之海，其气亦下行，阳明逆不得从其道，故不得卧也。"脾胃为气血生化之源，肝病及脾，气血失和，心神失养，或血不养肝，藏泄无度，母病及子，更伤心神，不寐亦生。劳倦过度，或安逸少动，皆可致脾气虚弱，运化不健，气血生化无源，心失所养，或思虑过度，心脾暗伤，神不守舍，或脾伤食少，营血亏虚，导致心神不安。《医宗必读》云，虚劳"惟是气血两端……不属于气，即属于血"，虞抟认为"心者血之原，荣卫发动之所始也，必不妄役"，若思虑过度，心血日耗，则脏腑无所润，筋脉无所养。该患者气血亏虚，不能上荣于面，故面色无华；清窍失养，则眩晕；周身失养，则气短乏力；血虚无以养心，则少寐；脾气虚，运化功能失职，则食少；胃失和降，则恶心。当以归脾汤补脾养血，合养心汤安神养心。清代沈尧封《沈氏女科辑要》云："归脾汤方，确为补益血液专剂。"提出该方为补血剂；清代魏之琇《续名医类案》云："归脾汤兼补心脾，而意专治脾，观其于甘温补养药中加木香醒脾行气可以见矣。龙眼、远志虽曰补火，实以培土，盖欲使心火下通脾土，而脾益治，五脏受气以其所生也，故曰归脾。"以养心汤益气补血，因脾胃虚弱较明显，故用白术、黄芪健脾和胃，助气血生化之源，并加柏子仁、茯神、五味子养心安神，从养心的角度平衡阴阳。

6. 复诊　二诊，诉睡眠好转，入睡改善，但依然梦多，白天精神好转，疲劳乏力、烦躁不安减轻，有时轻微头晕。此乃气营不荣，故入养血安神之首乌藤，其可"养肝肾，止虚汗，安神催眠"（《饮片新参》）；再入滋阴养血之熟地黄20 g，取其可"填骨髓，长肌肉，生精血"（《本草纲目》）之意。三诊时，患者诸症皆减，效不更方，原方续进14剂。

病案2　神经衰弱

旷某，女，51岁。因入睡困难1年余，于2018年8月17日初诊。

初诊　患者诉自2017年6月间因工作压力大，思虑较多，睡眠不安，渐渐出现入睡困难，有时卧床2～3小时仍不能入睡。在当地人民医院心血管内科、神经内科、精神科门诊均有看诊，先后行心电图、心脏彩超、头部颈部CT、血常规、血糖、肝肾功能、血脂检查等未发现异常。肝胆脾肾彩超示：轻度脂肪肝。诊断为：神经衰弱症。医嘱予服用阿普唑仑片、艾司唑仑片等药助眠，但恐其副作用，仅偶尔服用 1~3 日，效果不佳。曾自购酸枣仁泡服当茶饮，效果不佳。现症见：失眠，入睡困难，时寐时醒，寐而不深，胸闷痰多，心烦，形体肥胖，头晕重，不欲饮食，口苦，舌红，苔黄厚腻，脉滑数。中医诊断：不寐。证属痰热内阻，扰乱心神。治以清热化痰，和中安神。予温胆汤化裁。

处方 法半夏 10 g，陈皮 10 g，枳实 10 g，竹茹 15 g，茯苓 20 g，黄连 5 g，栀子 10 g，珍珠母 20 g，琥珀 10 g，甘草 10 g。14 剂，水煎，每日 1 剂，分两次早晚温服。

二诊 2018 年 9 月 1 日。患者诉睡眠改善，心烦，口苦减轻，头晕重好转，仍胸闷痰多，食纳差，苔黄腻，脉滑。初诊处方上加山楂 15 g，神曲 15 g，继续服用 14 剂，煎服法同前。

三诊 2018 年 9 月 15 日。患者诉睡眠较以前显著好转，无心烦不适，口干不苦，偶有胸闷，痰少，食纳可，苔薄黄，脉滑。嘱积极控制饮食，忌吃肥甘食品，加强运动，减轻体重。二诊方去黄连，加白术 10 g，酸枣仁 10 g，继续服用 14 剂，煎服法同前。后随访，睡眠安，精神好，正常工作。

按语

1. **患者情况** 本案患者为中年女性，形体肥胖，又思虑过多，痰浊交织，故素体易被痰热所困。

2. **辨证分析** 患者工作压力大，思虑过度，心情不畅，肝气郁结化火，扰及心神；素体肥胖，脾虚运化无力，水液停聚，终成痰饮，痰饮郁久化热，痰热内蕴，上扰心神，神魂不安故不寐。《景岳全书》云："痰火扰乱，心神不宁，思虑过伤，火炽痰郁而致不眠者多矣。"和《张氏医通·不得卧》云："脉滑数有力不得卧者，中有宿滞痰火，此为胃不和则卧不安。"两者皆说明了痰热是导致不寐的重要原因之一。痰浊上承，津液受热煎灼故口苦。舌红，苔黄厚腻，脉滑数皆为痰热之象。

3. 辨证结果及主方　综上，诊断为不寐。证属痰热内阻，扰乱心神。治以清热化痰，和中安神。予以温胆汤化裁。

4. 用方出处及解读　温胆汤最早出自唐代孙思邈的《备急千金要方》，其药物组成为：半夏，竹茹，枳实，生姜，橘皮，炙甘草，共计 6 味药物。指出此方主治"大病后虚烦不得眠"，病因为"胆寒故也"。后世多以此主治"胆寒"之证，至宋代，陈无择《三因极一病证方论》对温胆汤化裁，在《备急千金要方》的温胆汤中加入茯苓、大枣，主治"心胆虚怯，触事易惊，梦寐不祥……即凡心胆虚怯之证"，拓宽其适用范围，补充病机"心胆虚怯"，一直沿用至今。全方无治胆之药，但有清痰利气，调畅气机之功。气顺则痰消，气机调和则胆之痰热自去，邪去则正安，至于有"温胆"之名，实则是因"胆欲不寒不燥，其性平和，可温和胆腑"。具有理气化痰，和胃利胆之功。方中陈皮、法半夏之辛温取其导痰止呕，即以之温胆；枳实破滞以畅气机；黄连、栀子降火燥湿，清热除烦，茯苓渗湿以健脾，杜绝生痰之源；竹茹开胃土之郁，清肺金之燥，即清肺平肝之意；珍珠母、琥珀平抑肝阳，潜阳安神；甘草和中。全方共奏化痰清火，安胆宁心之效。

5. 处方思路　晋代巢元方《诸病源候论·卷三·大病后不得眠候》云："心烦不得眠者，心热也；虚烦而不得眠者，胆冷也。"患者痰热扰神，心神不安，当以温胆汤加减，方清肝利胆，平肝潜阳，化痰安神。患者心烦胸闷较重，此为痰热扰乱心神较甚，故加入大苦大寒之黄连，栀子清心降火化痰。患者情志不畅，肝气郁结，容易惊醒，故加入珍珠母潜阳安神，《本草纲目》云："珍珠入厥阴肝经，故能安魂魄，止遗精白浊，解痘疔毒，主难产，下死胎胞衣。"琥珀亦入心、肝经，《名医别录》记载："主安五脏，定魂魄，消瘀血，通五淋。"入睡时，神魂寓于肝，魂安则寐稳。

6. 复诊　二诊，患者睡眠改善，心烦、口苦减轻，头晕重好转，情志明显畅快，但仍胸闷痰多，食纳差，苔黄腻，脉滑。此乃痰浊阻胃，于初诊处方上加山楂 15 g，神曲 15 g 消食和胃。山楂能入肝经，《本草便读》云："入方药走脾达胃，有消磨克化之功，走厥阴治疝行瘀，具酸苦甘温之性。"神曲化痰开胃亦能调畅中焦气机，《本草新编》云："下气调中。止泻，开胃，化水谷，消宿食，破症结，逐积痰。"三诊，患者诉睡眠较以前显著好转，无心烦不适，口干不苦，偶有胸闷，痰少，食纳可，苔薄黄，脉滑。予二诊方去黄连，加白术 10 g，酸枣仁 10 g。患者三诊热象已大减，故去苦寒之黄连。仍有胸闷，脉滑等痰湿之象，此乃痰湿胶着，阻碍脾胃。故加入酸枣仁更进安神之效，白术和中益气，《本草汇言》云："白术，乃扶植脾胃，散湿除痹，消食除痞之要药。脾虚不健，术能补之；胃虚不纳，术能助之。"

病案3　心脏神经症，抑郁焦虑障碍

孟某，女，55 岁。因失眠，心烦，寐而易醒 2 年余，于 2018 年 10 月 9 日初诊。

初诊　患者来诊时神情疲倦，形体消瘦，自诉 2 年多以来失眠，难以入睡，寐而易醒，心烦，白天倦怠乏力，气短，活动后尤甚，口干，夜间盗汗，先后在当地人民医院心血管内科，精神科门诊和中医院脑病科，睡眠门诊就诊，肺部、头颈 CT 检查，心脏彩超，血常规，血糖，血脂，肝肾功能，血压等检查未发现异常，心电图检查示窦性心律不齐。无原发性高血压病史。间断服用西药助眠，但担心其副作用。曾在当地服中药治疗（具体不详），效果不满意，睡眠质量无明显改善，人时常焦躁，心烦易怒，自觉记忆力下降，精力不集中。现症见：失眠，难以入睡，寐而易醒，心烦易怒，时常焦躁，口干，盗汗，倦怠乏力，气短，大便干结，舌尖红少津，脉细数。中医诊断：不寐。证属气阴亏虚，心神不宁证。治以益气滋阴，养心安神。予酸枣仁汤合甘麦大枣汤化裁。

处方　酸枣仁 15 g，柏子仁 15 g，知母 15 g，茯神 20 g，川芎 10 g，首乌藤 15 g，合欢花 15 g，生地黄 20 g，黄精 20 g，浮小麦 15 g，大枣 10 g，甘草 10 g。14 剂。水煎，每日 1 剂，分早晚两次温服。嘱其调情志，忌急怒，调饮食，忌辛辣，调起居，忌熬夜，适当户外运动。

二诊 2018 年 11 月 23 日。患者诉失眠改善，睡眠时间延长，易醒改善，口干，倦怠乏力，盗汗等减轻，大便变软。舌质淡红少津，脉细数。初诊方基础上加太子参 15 g，麦冬 15 g，五味子 10 g，再服 14 剂。煎服法同前。

三诊 2018 年 12 月 7 日。患者诉睡眠明显改善，每晚可入睡 4～5 小时，入睡困难较前改善，活动后有倦怠乏力，偶尔盗汗，无口干，大便正常，舌淡红，脉细。二诊方加枸杞子 15 g，女贞子 15 g。继续服用 14 剂，煎服法同前。后随访，睡眠安，无盗汗，精神好，正常上班。

按语

1. 患者情况　本案患者为中年女性，形体消瘦，平素易焦虑抑郁，暗耗心营及津液，故易为虚火所困。

2. 辨证分析　患者失眠伴有焦虑抑郁状态，多年烦劳操持，久则肝气郁结，继而精血衰耗，水不涵木，致肝阳上亢，神魂难安，发为不寐；《灵枢·营卫生会》中有云："老者之气血衰，其肌肉枯，气道涩，五脏之气相搏，其营气衰少而卫气内伐，故昼不精，夜不瞑。"患者已过七七之年，天癸竭，精血衰少，易致失眠。且患者失眠日久，忧思郁结，更易耗伤心脾气血，血不足则阴伤，阴液无以滋养形体，故焦躁，气短乏力。阴血不足，肝肾亏损，故髓海空虚，记忆力下降，精神不振。肾阴虚于下，心火亢于上，心失濡养，扰动神明，发为不寐；加之阴虚所致津液不能上承，则见口干；并发脑窍失养可致头晕。患者阴虚火旺故可见舌质红，少津，心阴久耗，病久及肾，故脉见沉细之象。

3. 辨证结果及主方　综上，诊断为不寐。证属气阴亏虚，心神不宁证。治以益气滋阴，养心安神。方用酸枣仁汤合甘麦大枣汤加减。

4. 用方出处及解读　酸枣仁汤首次记载于《金匮要略·血痹虚劳病脉证并治》，由酸枣仁，知母，茯苓，川芎，甘草五味药物组成。酸枣仁甘酸性平，有滋心肝阴血而安神之效；知母清润，滋阴泻火；茯苓利水渗湿，宁心健脾；川芎辛散温通，入肝经，调肝血疏肝气；甘草味甘性平，入心、肺、脾、胃经，调和诸药。此方辛散与酸敛并用，补血与行血结合，用于治疗肝血虚型虚烦失眠。临床常用于治疗失眠症，焦虑症，抑郁症及神经衰弱等相关疾病。甘麦大枣汤出自《金匮要略·妇人杂病脉证并治第二十二》，"妇人脏躁，喜悲伤欲哭，象如神灵所作，数欠伸，甘麦大枣汤主之"。《灵枢·本神第八》云："肝藏血，血舍魂，肝气虚则恐，实则怒。脾藏营，营舍意，脾气虚则四肢不用，五脏不安。心藏脉，脉舍神，心气虚则悲，实则笑不休。"《素问·上古天真论》云："女子……七七任脉虚，太冲脉衰少，天癸竭，地道不通。"都说明阴血不足，影响了更年期女性的基本体质。甘麦大枣汤以甘入脾，养脾气，以调脾之情志变化来调节平定异常的情绪变化，清代徐彬云："小麦能和肝阴之客热，而养心液，且有消烦止汗之功，故以为君；甘草泻心火而和胃，故以为臣；大枣调胃，而利其上壅之燥，故以为佐。盖病本于血，必为血主，肝之子也，心火泻而土气和，则胃下达。肺脏润，肝气调，燥止而病自除也。补脾气者，火为土之母，心得所养，则火能生土也。"故本方主要作用于心脾两脏，且与肝，肺相关，临床上适宜于焦虑抑郁之失眠。

5. 处方思路　《黄帝内经》云："若数谋不决……欲伸则内扰神魂而致不寐。"肝疏泄不及或太过皆影响肝魂稳定而导致不寐发生。本案患者长期忧思郁结，肝血不足，阴虚火扰导致不寐。《金匮要略·血痹虚劳病脉证并治》云："虚烦虚劳不得眠，酸枣仁汤主之。"明确指出了酸枣仁汤的适应证之一，就是"不得眠"。肝主疏泄，主藏血，调畅情志的同时也维持人正常的神志；心主神明，统领五脏。肝气郁结，肝血失养，心血不足，则气血津液运行障碍，输布失常，便会产生抑郁症、焦虑症、精神障碍等精神类疾病。酸枣仁汤养血补肝，宁心安神，常用于该类疾病的治疗。且患者忧思较重，《医宗金鉴·订正金匮要略》云："脏，心脏也。心静则神藏，若为七情所伤，则心不得宁，而神躁扰不宁也。故喜悲伤欲哭，是神不能主情也，象如神灵所凭，是心不能神明也，即今之失志癫狂病也。""肝苦急，急食甘以缓之。"故用甘麦大枣汤柔肝缓急，宁心安神，而达到调整心，肝，脾，稳定心神及脏腑气血的作用。患者气短乏力，郁郁不得志此为气血两虚，血不养神，故加合欢花解郁安神，养血除烦。生地黄、黄精更能奏滋阴养血兼清虚热之效。

6. **复诊** 二诊，患者诉失眠改善，睡眠时间延长，易醒改善，口干，倦怠乏力，盗汗等减轻，大便变软。舌质淡红少津，脉细数。予初诊方基础上加太子参15 g，麦冬15 g，五味子10 g，是以太子参增强养血，止虚汗之力，《饮片新参》云："补脾肺元气，止汗生津，定虚悸。"麦冬滋阴清热除烦，《日华子本草》云："治五劳七伤，安魂定魄，止渴，肥人，时疾热狂，头痛，止嗽。"五味子养阴清热，安神宁心，主治虚劳虚烦不得眠。三诊，患者诉睡眠明显好转，但仍有乏力，故予二诊方上加枸杞子补肾润肺，生精益气，《景岳全书》谓其："味甘微辛，气温，可升可降。味重而纯，故能补阴；阴中有阳，故能补气，所以滋阴而不致阴衰，助阳而能使阳旺。"加入女贞子补益肝肾之气血，《神农本草经》云："味苦，平。主补中，安五脏，养精神，除百疾。"效不更方，继续服用14剂，而获良效。

病案4　窦性心动过速，焦虑

罗某，女，43岁。因失眠，难以入睡1年余，于2018年8月10日初诊。

初诊 患者语速很快，诉2017年6月间，因家事不和，夫妻吵架，出现每遇心烦，心悸不适，久久难以平息，夜间睡后易惊醒，后虽然家事和缓，但依然失眠，伴容易惊慌，心悸不适，白天精神不佳，活动后气短汗出，易倦怠乏力。在当地人民医院内科门诊就诊，心电图检查示：窦性心动过速。心脏彩超，血压，血脂，血糖，肝肾功能，肝胆脾肾彩超等均未发现异常。医师处方予琥珀酸美托洛尔片，艾司唑仑片治疗，患者拒绝。现欲服中药调理，故来诊。现症见：失眠，难以入睡，多噩梦，易惊醒，时有心悸，活动后气短多汗，倦怠乏力，舌淡红，苔薄白，脉弦细。中医诊断：不寐。证属心胆气虚。治以益气镇惊，定志安神。予安神定志丸化裁。

处方 西洋参 10 g，茯神 15 g，石菖蒲 15 g，远志 15 g，龙齿 20 g，酸枣仁 15 g，黄精 15 g，炙甘草 10 g。14 剂，水煎，每日 1 剂，分早晚两次温服。嘱调节情志，忌争执恼怒，宜恬淡安静，适当运动，悦听音乐。

二诊 2018 年 8 月 24 日。患者入睡较前好转，睡眠时间 3～4 小时，较前延长，仍易醒，日间精神转佳，偶尔心悸，气短多汗，倦怠乏力减轻，舌淡红，苔薄白，脉细。初诊处方加柏子仁 10 g，首乌藤 15 g，合欢花 15 g。继续服用 14 剂，煎服法同前。

三诊 2018 年 9 月 8 日。患者诉睡眠大有改善，每晚可睡 5～6 小时，偶尔做梦，易醒，白天精神可，未发心悸，活动后仍有气短多汗，倦怠乏力明显减轻，舌淡红，苔薄白，脉细。自诉坚持户外散步，爬山，或在家中跑步机上慢跑，饮食比较清淡。复查心电图结果正常。二诊方基础上加炙黄芪 20 g，五味子 10 g，再服 14 剂，煎服法同前。

四诊 2018 年 9 月 22 日。患者诉睡眠满意，每晚可睡 6 小时左右，偶有做梦，醒后可再入睡，白天精神好，气短多汗明显好转，舌淡红，苔薄白，脉细。效不更方，以三诊处方，继续服用 14 剂，巩固疗效。后随访，睡眠好，精神状态好，正常上班工作。

按语

1. 患者情况 本案患者为中年女性，遇事易惊慌，导致心虚胆怯，神魂不安，夜不能寐。

2. 辨证分析 巢元方《诸病源候论》云："若但虚烦而不得眠者，胆冷也。"胆主决断，暴受惊恐，导致胆怯气虚，胆病及心，心神不宁，神魂不安，故致夜不能寐。失眠，难以入睡，多噩梦，易惊醒，遇事易惊慌，心悸不适，为心虚胆怯，心神不安，胆之经气在半表半里，为心肾相交之枢纽，胆气虚怯，则心无所倚，神无所归，虑无所定，故心胆气虚，心神不宁；白天精神不佳，活动后往往气短汗出，易倦怠乏力，乃气虚之证；舌淡红，苔薄白，脉弦细，为心胆气虚之表现。

3. 辨证结果及主方 综上，诊断为不寐。证属心胆气虚。治以益气镇惊，定志安神。予以安神定志丸化裁。

4. 用方出处及解读　安神定志丸出自清代《医学心悟》。主治：因惊恐而失眠，夜寐不宁，梦中惊跳怵惕。功用：益气镇惊，定志安神。方中西洋参益气养阴；龙齿重镇安神，共为君药。茯苓、茯神健脾益气，渗利痰湿，宁心安神；远志、石菖蒲化痰开窍安神；共为臣佐药。蜜能益气和中，并调和诸药，为佐使药。诸药配伍，以奏益气化痰，安神定志之效。本方中含有人参，故不宜与五灵脂、藜芦同服。本方益气药配开窍药，补益不助痰，开窍不伤气；益气药配重镇药，使气能固摄镇守神明。

5. 处方思路　心中惊悸，心神不安，但寐不得安，当以益气镇惊，定志安神，故选用安神定志丸。本案中患者难以入睡，此为阳不入阴，加以酸枣仁宁心安神，帮助安眠，佐以"安魂定魄。补五劳七伤，一切虚损，惊悸，烦闷，健忘"（《日华子本草》）之炙甘草，"平补气血而润"（《本草从新》）之黄精调整阴阳，补益安神。

6. 复诊　二诊，诉入睡较前好转，睡眠时间延长，仍易醒，偶尔心悸，气短多汗，倦怠乏力减轻，故以原方加柏子仁"养心气，益智宁神"（《本草纲目》），首乌藤"安神催眠"（《饮片新参》），合欢花"解郁安神"（《中草药学》）。三诊时诸症明显缓解，再加炙黄芪益气补中，"主益气，补不足，强阴"（《神农本草经》）之五味子滋阴收汗。

病案5 神经衰弱，窦性心动过速

宁某，男，41岁。因失眠，难以入睡，寐而易醒1年余，于2022年8月21日初诊。

初诊　患者诉2021年6月间离婚后开始出现失眠，久久难以入睡，睡后易醒，经常凌晨3～4点醒来，白天精神倦怠，时有心慌。在当地市医院门诊就诊，心电图检查：窦性心动过速。血压，血糖，血脂，肝肾功能，心脏彩超等均正常。诊断为：神经衰弱症。服用阿普唑仑片，每晚服用1片不见效，每晚2～3片，睡眠稍好转，可睡3～4小时，担心易成瘾，未多服用。间或服用安神补脑液，甜梦胶囊等，或中药汤剂（具体药物不详），效果不佳。现症见：失眠多梦，时有心慌，心烦，难以入睡，寐而易醒，胸闷不适，盗汗，精神倦怠，腰膝酸软，口干苦少津，口舌经常生溃疡，舌红，苔少，脉细数。中医诊断：不寐。证属心肾不交，虚火上扰。治以滋阴清火，交通心肾。予交泰丸合六味地黄丸化裁。

处方 黄连10 g，肉桂2 g，生地黄15 g，山药15 g，山茱萸15 g，茯神15 g，泽泻15 g，牡丹皮10 g，磁石20 g，龙骨20 g，生甘草10 g。14剂，水煎，每日1剂，分早晚两次服用。嘱其调节情志，适当增加户外有氧运动，多和家人朋友交流谈心，保持愉悦心情，忌郁闷恼怒刺激；宜清淡饮食，忌辛辣油炸食品。

二诊 2022年9月5日。患者诉睡眠好转，仍多梦，有时半夜醒来，胸闷，心烦消退，偶尔心慌，盗汗稍减，口干微苦，腰膝酸软，倦怠乏力减轻，舌尖红，苔少，脉细略数。初诊方基础上加柏子仁10 g，酸枣仁10 g，继续服14剂，煎服法同前。

三诊 2022年9月19日。患者诉服两个处方后，睡眠明显改善，无盗汗，依然有做梦，偶尔心慌不适，持续时间短，口干不苦，活动后稍有腰膝酸软，倦怠乏力，舌淡红，苔少，脉细。二诊方基础上再加麦冬10 g，五味子10 g，黄精15 g，服用14剂。

四诊 2022年10月4日。患者诉睡眠良好，偶有作梦，未发心慌心烦，白天精神可，无腰膝酸软，饮食正常，舌淡红，苔薄黄。药效明显，不再更方，以三诊方继续服用14剂，以固其效。后随访得知，睡眠好，自觉精力充沛，正常上班。

按语

1. 患者情况 本案患者为中年男性，失眠日久，伤及心肾。

2. 辨证分析 《辨证录·不寐门》云："夜不能寐者，乃心不交于肾也。"心火居上，肾水居下，两者要交互相融，若心肾不交，水不上济心火则心神失养，火不下降温肾水则肾精失温。不寐经久不愈，继续进展则累积心肾。病邪久郁体内，郁而化火伤阴，肾阴虚损，致阴血亏虚，阴不得升，不能上制心火，火热灼心，则致虚烦不寐。患者不寐日久，损伤肾之阴精，而致阴火上扰，夜间阳不入阴，故见入睡困难；多梦，心慌心烦，寐而易醒，乃阴不制阳，阴火上扰；心肾阴虚，发为盗汗，腰膝酸软，口干苦少津；舌红，苔少，脉细数，乃阴虚上扰，心肾不交之表现。

3. 辨证结果及主方　综上，诊断为不寐。证属心肾不交，虚火上扰。治以滋阴清火，交通心肾。予以交泰丸合六味地黄丸化裁。

4. 用方出处及解读　交泰丸出自《韩氏医通》。主治：心肾不交，怔忡无寐；功用：交通心肾，清火安神。六味地黄丸出自《小儿药证直诀》，主治：肾阴虚证；功用：滋阴补肾。交泰丸清心降火除烦；轻用肉桂补火助阳，重用黄连引火归元。两药配伍，清中有温，以清为主，使寒而不遏，降心助肾，重在清心降火，相反相成，使心肾相交，水火既济，则心肾自安，不寐自除。临床常用于心火亢盛，肾阳虚弱诸证。阴虚火旺的失眠不宜单独使用。六味地黄丸方中重用熟地黄主入肾经，滋阴补肾，填精益髓，本病案改用生地黄养阴生津；配伍山茱萸主入肝经，滋养肝肾，涩精益血；山药主入脾经，补后天以充先天。三药配伍，三阴并补，三补之中，以补肾阴为重，以治病本。肾为水脏，肾元虚馁每致水浊内停，故又以泽泻渗利湿浊，并防熟地黄滋腻之弊；以牡丹皮清泄相火，并制山茱萸之温燥伤阴；茯苓改用茯神，宁心安神，泽泻以泻肾浊，又助山药充养后天之本。泽泻、牡丹皮、茯苓三药相合，一则渗湿浊，清虚热，平其偏胜以除由肾虚而生之病理产物；二则使补而不滞，滋而不腻，此为三泻。全方六药配伍，三补三泻，以补为主；三阴并补，补肾为主。且寓泻于补，补不碍邪，泻不伤正，为平补肾阴的常用方剂。

5. 处方思路　《张聿青医案》指出："心肾两亏，水不能吸火下行，而纷纭多梦；火不能挈水上溉，而精辄自出。"心火不能下行，火越于上则会扰动心神导致多梦。"治心肾不交，怔忡无寐，名交泰丸"（《四科简要方·安神》）；心肾阴虚，虚火上扰，当以六味地黄丸滋阴除虚热。两方合用，交通心肾，水火既济，阴阳调和，寐自得安。本案患者失眠较重，难以入睡，睡后易醒，加"治恐怯怔忡"（《本草从新》）之磁石重镇安神，"益肾镇惊"（《本草纲目》）之龙骨镇惊安神。

6. 复诊　二诊，患者诉睡眠好转，诸证好转，仍多梦，有时半夜醒来，此乃神明失养，故入"养心气，益智宁神"（《本草纲目》）之柏子仁，"专补肾，兼补五脏"（《本草别录》）之五味子收敛固涩，补肾宁心。三诊时诸症明显缓解，再加"平补气血而润"（《本草从新》）之黄精调整阴阳，补益安神，"心肺虚热"（《本草衍义》）之麦冬以巩固疗效。

病案6　神经衰弱

喻某，女，43 岁。因睡眠不安 1 年余，于 2018 年 3 月 11 日初诊。

初诊　患者诉 2017 年 2 月间因家事纠纷，争吵，忧愁，思虑夹杂，开始出现睡眠不安，难以入睡，时常噩梦致醒，醒而难以再睡，白天倦怠乏力，头晕，遇事易惊，尤其家中独处时明显。先后多次在当地人民医院就诊，检查血常规，甲状腺功能，肝功能，肾功能，心电图，心脏彩超等，均未发现异常。诊断为：神经衰弱症。间断服用安眠药如氯基安定片，阿普唑仑片等，担心成瘾；偶尔服用甜梦胶囊，安神补脑液等中成药；抑或尝试音乐助眠，但睡眠没有明显改善。现症见：睡眠不安，时作恶梦而惊醒，4～5 点醒后难以再睡，白天疲倦乏力，心慌，口干咽燥，大便稍干，观其面色萎黄，舌淡红，脉弦细。西医诊断：神经衰弱症。中医诊断：失眠。证属心胆气虚，肝血不足。治以益气养血，安神定志。予安神定志丸合酸枣仁汤化裁。

处方　西洋参 10 g，远志 15 g，龙齿 20 g，茯苓 20 g，茯神 20 g，石菖蒲 15 g，酸枣仁 15 g，知母 10 g，川芎 10 g，五味子 10 g，麦冬 15 g，炙甘草 10 g。14 剂，水煎，每日 1 剂，分早晚两次温服。嘱其调节情绪，保持愉悦心态，适当散步、爬山、跳舞等运动。

二诊 2018 年 3 月 25 日。患者诉睡眠明显改善，噩梦减少，倦怠乏力，心慌症状减轻，仍有口干咽燥，大便稍干。原方加首乌藤 15 g，合欢花 15 g，生地黄 15 g，继续服用 14 剂，水煎，每日 1 剂，煎服法同前。

三诊 2018 年 4 月 9 日。患者诉睡眠好，偶有做梦，但未发噩梦惊醒，仍有乏力，大便稍干，口干，舌淡红，脉弦细。二诊方去龙齿，加黄精 15 g，柏子仁 15 g，继续服用 14 剂，水煎，每日 1 剂，分两次早晚温服。后随访，患者睡眠佳，精神好。

按语

1. 患者情况　本案患者为中年女性，平素多争吵，多思虑，导致心虚胆怯，心神失养，夜不能安。

2. 辨证分析　《太平圣惠方》云："胆虚不得睡者，是五脏虚邪之气，干淫于心，心有忧患，伏气在胆，所以睡卧不安，心多惊悸，精神怯弱。盖心气忧伤，肝胆虚冷，致不得睡也。"肝胆互为表里，疏泄相关，谋略与决断相辅，胆气虚弱，则肝失疏泄，气机易于郁滞，肝失所养。睡眠不安，时作噩梦而惊醒，醒后难以再睡，是为心虚胆怯，心神不安；素体胆虚，故见疲乏，惊悸；其面色萎黄，舌淡红，口干咽燥，大便干结，乃肝血不足，肝失所养；舌淡红，脉弦细，为心胆气虚，肝血不足之表现。

3. 辨证结果及主方　综上，诊断为不寐。证属心胆气虚，肝血不足。治以益气养血，安神定志。予以安神定志丸合酸枣仁汤化裁。

4. 用方出处及解读　安神定志丸出自清代《医学心悟》。主治：因惊恐而失眠，夜寐不宁，梦中惊跳怵惕。功用：益气镇惊，定志安神。酸枣仁汤出自《金匮要略·血痹虚劳病脉证并治》，"虚劳虚烦不得眠，酸枣仁汤主之"。主治：肝血不足，虚热扰神。功用：清热除烦，养血安神。安神定志丸方中人参大补元气，养心安神；龙齿重镇安神，共为君药。茯苓、茯神健脾益气，渗利痰湿，宁心安神；远志、石菖蒲化痰开窍安神；朱砂助龙齿重镇安神，共为臣佐药。蜜能益气和中，并调和诸药，为佐使药。诸药配伍，以奏益气化痰，安神定志之效。本方益气药配开窍药，补益不助痰，开窍不伤气；益气药配重镇药，使气能固摄镇守神明。酸枣仁汤重用酸枣仁养血补肝，宁心安神；茯苓、知母宁心安神，滋阴清热；川芎调畅气机，助酸枣仁养血调肝；甘草调和诸药。诸药合用，共奏养血安神，清热除烦之功。临床常用于肝血不足，虚热扰神诸证。方中酸枣仁捣碎先煎，其安神效果更佳。"肝虚而火气乘之也，故特取酸枣仁以安肝胆为主，略加芎调血以养肝，茯苓，甘草培土以荣木，知母降火以除烦，此平调土木之剂也。"（《张氏医通》）

5. 处方思路 "有惊恐不安卧者，其人梦中惊跳怵惕是也，安神定志丸主之。"（《医学心悟》）"人寤则魂寓于目，寐则归于肝。"（《金匮要略心典》）肝血不足，血不养心，魂不守舍，则虚烦不得眠，心悸不安，当以酸枣仁汤养之。两方合用，安神定志，养血安神。本案患者肝血不足，口干，心慌，加以"专补肾，兼补五脏"（《本草别录》）之五味子收敛固涩，补肾宁心；"心肺虚热"（《本草衍义》）加麦冬养阴生津。

6. 复诊 二诊，睡眠明显改善，诸症好转，仍有口干咽燥，大便干，此为心肝阴血亏虚，故加治"夜少安寐"（《本草正义》）之首乌藤，"解郁安神，治肝郁胸闷，健忘失眠"（《中草药学》）之合欢花、生地黄。三诊诸证明显缓解，仍有乏力，口干大便干，加"平补气血而润"（《本草从新》）之黄精，"养心气，益智宁神"（《本草纲目》）之柏子仁。

第四节

心

衰

（8例）

病案1 冠心病心绞痛，慢性心力衰竭

莫某，男，62岁。因胸闷痛反复发作10年，加重伴心悸，气短3年余，再发1周，于2018年3月10日初诊。

初诊 患者诉自2007年开始出现胸闷痛，以左胸部闷痛为主，有时感觉左肩背亦有闷痛不适，爬山、行走活动后明显，遂在当地县人民医院就诊，检查心电图：ST-T改变，提示心肌供血不足；实验室检查：甘油三酯，总胆固醇皆偏高；肝胆彩超：中度脂肪肝。诊断为冠心病心绞痛。发作时，服用硝酸甘油片，胸闷痛可以缓解，间断服用降脂药阿托伐他汀钙片，曾服用阿司匹林肠溶片，因服用后胃脘部隐痛不适故未再服用。平时喜食肥甘和饮酒，甘油三酯和胆固醇检查结果一直高于正常范围。2015年后左胸闷痛程度较以前明显加重，发作次数较多，服用硝酸甘油后效果不如以前，并出现心悸，气短，有时双侧小腿轻度水肿，先后两次住院治疗，住院期间心脏彩超检查发现：左心房、左心室扩大，左心室舒张功能减退。诊断为：冠心病心绞痛，慢性心力衰竭，高脂血症，脂肪肝。经治疗后，诸症好转出院。1周前在行走活动后再发胸闷痛、心悸、气短、双侧小腿水肿，服用硝酸甘油片，阿托伐他汀钙片和速效救心丸等药物后，无明显好转。现症见：胸闷痛，心悸，活动后气短，痰多，口唇发绀，倦怠乏力，睡眠不安，食纳差，形体肥胖，双小腿按之凹陷不易恢复，大便稀溏，小便色

清量少，舌淡暗有瘀点瘀斑，苔白滑，脉沉细。西医诊断：冠心病心绞痛，慢性心力衰竭，高脂血症，脂肪肝。中医诊断：心衰，胸痹。证属痰瘀内阻，气虚水停。治以豁痰通痹，活血利水。予瓜蒌薤白半夏汤合葶苈大枣泻肺汤化裁。

处方 瓜蒌皮 15 g，薤白 10 g，姜半夏 10 g，葶苈子 15 g，大枣 15 g，茯苓 20 g，陈皮 10 g，姜皮 10 g，当归 10 g，丹参 10 g，炙甘草 10 g。7 剂，水煎，每日 1 剂，分早晚两次温服。嘱其避风寒，勿过劳，宜清淡饮食，忌肥甘厚味。

二诊 2018 年 3 月 17 日。患者诉服药后，胸闷痛，心悸，气促，口唇发绀等明显缓解，双侧小腿水肿减轻，依然倦怠乏力，痰多，大便稀溏。舌脉同前。处方在初诊处方上加桔梗 15 g，黄芪 15 g，服用 14 剂，煎服法同前。

三诊 2018 年 4 月 1 日。患者诉偶有胸闷，无明显胸痛，活动后稍气促，双小腿水肿完全消退，倦怠乏力，痰多好转，大便稍稀，舌苔白，脉沉细。治以豁痰通痹，益气活血为主，二诊方去姜皮，加白术 10 g，再进 14 剂。后随访，病情稳定。

按语

1. 患者情况 本案患者为老年男性，平素喜食肥甘和饮酒，血脂水平偏高日久，形体肥胖，故易形成痰瘀体质。

2. 辨证分析 《金匮要略·水气病脉证并治》云："心水者，其身重而少气，不得卧，烦而躁，其人阴肿。"《金匮要略·痰饮咳嗽病脉证并治》云："水在心，心下坚筑，短气，恶水不欲饮……水停心下，甚者则悸，微者短气。"患者年高体弱，又系胸痹日久不愈，内舍于心，心脉痹阻，痰饮内停，久则心衰。《金匮要略心典》云："胸中，心阳……痹阻之处，必有痰浊其间。"痰浊盘踞于胸中，阻滞气机，故胸闷而痛；阳气不振，心脉失养，心动失常，故心悸；气机闭阻，不能畅达，故气短；心阳虚弱，宗气衰少，功能减退，故倦怠乏力；脾主肌肉四肢，痰浊困脾，故形体肥胖，痰多，纳差；又中焦脾胃运化失调，"胃不和则夜不安"，故睡眠不安；气虚运血无力，进一步加重血瘀。"血不利则为水"，瘀血内阻日久，营津不行凝结为痰，外渗为饮，痰饮停聚下肢故双下肢水肿凹陷，按之不易恢复；久病气虚及阳，阳不化气，水液代谢失常，故大便稀溏，小便色清量少；舌淡暗有瘀点瘀斑，苔白滑，脉沉细，乃痰瘀内阻，气虚水停之象。

3. 辨证结果及主方　综上，诊断为心衰。证属痰瘀内阻，气虚水停。治以豁痰通痹，活血利水。予以瓜蒌薤白半夏汤合葶苈大枣泻肺汤加减。

4. 用方出处及解读　瓜蒌薤白半夏汤出自《金匮要略·胸痹心痛短气病脉证治》，"胸痹不得卧，心痛彻背者，栝蒌薤白半夏汤主之"。主治：胸痹而痰浊较甚，胸痛彻背，不能安卧者。功用：通阳散结，祛痰宽胸。葶苈大枣泻肺汤出自《金匮要略·肺痿肺痈咳嗽上气病脉证并治》，"肺痈，喘不得卧，葶苈大枣泻肺汤主之""支饮不得息，葶苈大枣泻肺汤主之"。主治：痰水壅实之咳喘胸满。功用：泻肺行水，下气平喘。瓜蒌薤白半夏汤中君以瓜蒌甘寒入肺，善于涤痰散结，理气宽胸。《本草思辨录》云："瓜蒌实之长，在导痰浊下行，故结胸胸痹，非此不治。"薤白辛温通畅，善散阴寒之凝滞，通胸阳之痹结。《长沙药解》云："薤白辛温通三散，善散壅滞。"用为臣药。二药相配，化上焦痰浊，散胸中阴寒，宣胸中气机，为治胸痹要药。佐助以半夏燥湿化痰。药仅三味，配伍精当，共奏通阳散结，祛痰宽胸之功。葶苈大枣泻肺汤以葶苈子苦寒泻肺，逐痰行水为主，《神农本草经》云："主癥瘕积聚结气，饮食寒热，破坚逐邪，通利水道。"佐以大枣甘温安中，使泻不伤正。

5. 处方思路　此病机以痰瘀内阻，气虚水停为主，故选方以瓜蒌薤白半夏汤逐痰散结，除胸中之痹，合葶苈大枣泻肺汤利水消肿，加入茯苓增强该方利水功效，《世补斋医书》云："茯苓一味，为治痰主药，痰之本，水也，茯苓可以行水湿。痰之劫，茯苓又可行湿。"加入姜皮，可和脾行水消肿，通利小便。同时此案中痰饮与瘀互结，故加入丹参，其善通行血脉，祛瘀止痛，可增强活血化瘀之效，更以当归活血养血，以防理气活血之品燥烈过度；加入陈皮，辛行温通，入肺走胸，可行气通补痹止痛，则胸中闷痛自除；配以炙甘草，调和诸药，药效彰显。

6. **复诊** 服药 7 剂后，胸闷痛，心悸，气促，口唇发绀等明显缓解，双侧小腿水肿减轻，但仍倦怠乏力，痰多，大便稀溏。故加入黄芪增强健脾补气之功效，《医学衷中参西录》云："能补气，兼能升气，善治胸中大气下陷。"并加入桔梗以宣肺祛痰。三诊水肿，乏力症状已消，痰多好转，偶胸闷，活动后稍气促，故加以白术健脾益气，服用 14 剂以固疗效。

病案2 **冠心病心肌梗死，慢性心力衰竭**

徐某，男，58 岁。因胸闷，气短，胸痛反复发作 5 年，再发加重 1 周，于 2018 年 8 月 11 日初诊。

初诊 患者自诉 2013 年 5 月间突发胸闷胸痛，痛甚时不能行走动弹，随即被送往当地人民医院急诊就诊，经心电图，心肌酶谱检查，诊断为急性下壁心肌梗死。收住院治疗，急行冠状动脉造影，发现有重度狭窄，并行支架置放手术，住院期间检查发现有脂肪肝（中度），高脂血症，配合服用西药降脂治疗，胸闷胸痛缓解后出院。出院后间断服用单硝酸异山梨酯片，阿司匹林肠溶片，阿托伐他汀钙片，酒石酸美托洛尔片等药物治疗，未发剧烈胸痛，但时常有胸闷气短，心悸，间或有轻微胸部刺痛，活动后，恼怒生气时尤甚。近 2 年有时出现双下肢轻微水肿，容易疲劳，乏力，在当地人民医院反复住院治疗。西医诊断：冠心病陈旧性心肌梗死，慢性心力衰竭，高脂血症，脂肪肝，高尿酸血症，双肾小结石，胆囊结石。近 1 周再发胸闷气短，有时轻微胸痛，行走活动气短，心悸尤甚，倦怠乏力，易汗出，双下肢轻度水肿。服用螺内酯，呋塞米片后，水肿减轻，停药后又出现水肿。现症见：胸闷气短，间或胸部轻微刺痛，活动后尤甚，形体肥胖，倦怠乏力，易汗出，口干，睡眠不安，梦多，大便稍干，尿量少，舌质淡红，边有瘀点瘀斑，苔薄白，脉沉缓。中医诊断：心衰，胸痹。证属气阴亏虚，瘀血内阻。治以益气养阴，活血通脉。予生脉散合血府逐瘀汤化裁。

处方 西洋参 10 g，麦冬 15 g，五味子 10 g，当归 10 g，生地黄 20 g，桃仁 10 g，红花 10 g，赤芍 10 g，枳壳 10 g，桔梗 10 g，川芎 10 g，牛膝 10 g，葶苈子 15 g，炙甘草 10 g。7 剂，水煎，每日 1 剂，分早晚两次服用。嘱宜低盐低脂清淡饮食，忌肥甘厚味和海鲜虾蟹。

二诊 2018 年 8 月 18 日。患者诉胸闷气短好转，行走活动后汗出，倦怠乏力减缓，偶有胸部轻微刺痛，发作次数较前少，睡眠欠佳，易醒，口不干，食欲较差，大便正常，尿量少，舌脉无变化。初诊方基础上加黄芪 15 g，泽泻 15 g。再服 14 剂，煎服法同前。

三诊 2018 年 9 月 2 日。患者诉自觉精神明显改善，无胸闷，活动后气短明显减轻，依然易汗出，未发胸部刺痛，睡眠、食纳好转，小便量有增，双下肢无水肿，舌淡红，有瘀点瘀斑，苔薄白，脉沉缓。二诊方加酸枣仁 10 g，茯苓 15 g。继续服 14 剂，水煎，每日 1 剂，分早晚两次服用。后随访，诉未发胸痛，无水肿，病情稳定。

按语

1. **患者情况** 本病案患者久患胸痹，日久不愈，损伤心之气阴，易致气阴亏虚之体。

2. **辨证分析** 心系疾病反复发作，迁延日久不愈，损及心之体用，或血脉瘀阻，心体失荣，发为心衰。瘀血阻滞心脉，不通则痛，故胸闷刺痛；瘀热扰心，故见睡眠不安，多梦。《灵枢·胀论》云："夫心胀者，烦心短气，卧不安。"患者素体亏虚，年高体弱，心气不足，故见气短，乏力；虚不耐劳，故活动后尤甚；久病气损及阴，气随汗泄，导致气阴两伤，故汗多，口干；虚热耗伤津液，水液代谢失常，故水肿，尿少，大便干结；舌质淡红，边有瘀点瘀斑，苔薄白，脉沉缓。《脉经·脾胃病》云："心衰则伏，肝微则沉，故令脉伏而沉。"

3. **辨证结果及主方** 综上，诊断为心衰。证属气阴亏虚，瘀血内阻。治以益气养阴，活血通脉。方用生脉散合血府逐瘀汤化裁。

4. **用方出处及解读** 生脉散出自《内外伤辨惑论》。方义为"气充脉复,故名生脉"。汪讱庵在《医方集解》中赞云:"人有将死脉绝者,服此能复生之,其功甚大。"主治:气阴两虚。功用:益气生津,敛阴止汗。方中人参甘温,既大补肺脾之气,又生津液,用为君药。麦冬甘寒,养阴清热,润肺生津,与人参相合,则气阴双补,为臣药。五味子酸敛,既敛阴止汗,又能收敛耗散之肺气而止咳,为佐药。三药相合,一补一润一敛,既补气阴之虚,又敛气阴之散,使气复津生,汗止阴存,脉气得充,则可复生。血府逐瘀汤出自《医林改错》,"治胸中血府血瘀之症。头痛,胸疼,胸不任物,胸任重物……"。主治:胸中血瘀证。功用:活血化瘀,行气止痛。本方取桃红四物汤与四逆散之主要配伍,加下行之牛膝和上行之桔梗而成。方中桃仁破血行滞而润燥,红花活血祛瘀以止痛,共为君药。赤芍、川芎助君药活血祛瘀;牛膝入血分,性善下行,能祛瘀血,通血脉,并引瘀血下行,使血不郁于胸中,瘀热不上扰,共为臣药。生地黄甘寒,清热凉血,滋阴养血;合当归养血,使祛瘀不伤正;合赤芍清热凉血,以清瘀热。三者养血益阴,清热活血,共为佐药。桔梗、枳壳,一升一降,宽胸行气,桔梗并能载药上行;甘草调和诸药,为使药。合而用之,则诸证可愈。

5. 处方思路 此病证为气阴亏虚,瘀血内阻,故选方以生脉散益气敛阴,以血府逐瘀汤活血化瘀以通心络。两方合用,使瘀血得除,气阴得补,效果彰显。本案患者气阴两伤,故以西洋参替人参,兼养阴生津之效;《血证论》云"血积既久,其水乃成""瘀血化水,亦发水肿",故加入葶苈子利水消肿,泻肺平喘,除胸中痰饮。

6. 复诊 服药7剂后,胸闷气短好转,行走活动后汗出,倦怠乏力减缓,但仍睡眠欠佳,易醒,食欲较差,尿少,故加入黄芪以健脾补中,利水消肿,为治气虚水肿之要药;加入泽泻增强利水功效,化水湿停聚之水肿,《本草纲目》云:"渗湿热,行痰饮。"三诊依旧易汗出,寐差,小便有好转增多,故加入酸枣仁以安神养心,收敛止汗,《名医别录》云:"主心烦不得眠……虚汗,烦渴,补中……助阴气。"加入猪苓辅以健脾宁心,通利小便,《本草纲目》云:"开腠理,治……小便不利。"

病案3 慢性心力衰竭，冠心病心房纤颤

张某，男，58 岁。因反复心悸，胸闷气短 2 年余，加重半个月，于 2022 年 7 月 10 日初诊。

初诊 患者诉 2020 年 3 月间渐觉心悸不适，胸闷气短，时有胸痛，在当地人民医院内科门诊就诊，测得血压 150/90 mmHg，血脂检查：甘油三酯，总胆固醇均升高；肝胆脾肾彩超：轻度脂肪肝；心电图：ST-T 改变，示心肌缺血，心房纤颤；心脏彩超：左心房大，左心室收缩功能减退。收住院治疗，西医诊断：慢性心力衰竭，冠心病，心房纤颤，原发性高血压，高脂血症，脂肪肝。经治疗好转出院。出院后间断服消心痛片，阿托伐他汀钙片，瑞舒伐他汀片，阿司匹林肠溶片，缬沙坦片，酒石酸美托洛尔片等药治疗，一直服用降压药，血压有时波动较高超过 140/90 mmHg，但未超过 160/100 mmHg，间或有轻微头晕头胀。喜食肥甘肉食，喝酒，已戒烟。近半个月自觉心悸明显，活动后加剧，胸闷气短，伴轻微头晕头胀，夜间盗汗，多梦，心烦，难以入睡，白天神疲乏力。现症见：心悸，胸闷气短，轻微头晕头胀，夜间盗汗，多梦，心烦不寐，神疲乏力，口干，大便干结，舌红，舌边尖有瘀点瘀斑，剥脱苔，脉结代。中医诊断：心衰，胸痹，眩晕。证属心阴亏虚，瘀血内阻。治以养心安神，滋阴活血。予天王补心丹合丹参饮化裁。

处方 西洋参 10 g，玄参 10 g，丹参 10 g，茯神 15 g，五味子 10 g，制远志 15 g，桔梗 10 g，当归 10 g，麦冬 15 g，酸枣仁 10 g，柏子仁 15 g，枸杞子 15 g，生地黄 15 g，炙甘草 10 g。7 剂，水煎，每日 1 剂，分早晚两次服用。嘱戒烟戒酒，宜低盐低脂清淡饮食，忌肥甘厚味。

二诊 2022 年 7 月 17 日。患者诉精神转好，心悸，胸闷气短，乏力好转，有时头晕头胀，无心烦，睡眠明显减轻，仍多梦，盗汗减少，口微干，

大便干结减轻，舌淡红，舌边有瘀点瘀斑，剥脱苔范围减少，脉结代。初诊方基础上加黄精15 g，红景天10 g。再服14剂，煎服法同前。嘱每日测量血压两次。

三诊 2022年8月2日。患者告知，服药1周时，剥脱苔已消，未发心悸，无明显胸闷，活动后稍感气短，乏力明显好转，睡眠可，无盗汗，口不干，大便变软，舌淡红，有瘀点瘀斑，苔薄黄，脉结代。二诊方基础上去远志，玄参，加黄芪15 g，葛根15 g。处方：西洋参10 g，丹参10 g，茯神15 g，五味子10 g，桔梗10 g，麦冬15 g，酸枣仁10 g，柏子仁15 g，枸杞子15 g，生地黄15 g，黄精15 g，红景天10 g，黄芪15 g，葛根15 g，炙甘草10 g。继续服用14剂。

四诊 2022年8月16日。患者诉未发心悸，无胸闷，活动久稍感气短，乏力，睡眠，饮食皆可，无盗汗，口不干，大便质软，每日1~2次，苔薄黄，脉结代。治法方药不变，按三诊处方继续服14剂，巩固疗效。后电话随访，病情稳定。

按语

1. **患者情况** 本病案患者为中年人，患心系病症日久，常年血脂偏高，有高血压病史，平素喜食肥甘且有吸烟饮酒史。

2. **辨证分析** 心阴虚心失濡养，心动失常，故见心悸；虚热扰心，神不守舍，故心烦，失眠，多梦；虚热内生，蒸津外而汗出，故夜间盗汗；阴虚失滋，故口燥咽干；阴虚日久，因虚致实，瘀血阻滞心脉，故胸闷，气短；瘀血阻滞，脑络不通，脑窍失于气血荣养，故头晕头胀；阴液亏少，津不下润，故大便干结；舌红，舌边尖有瘀点瘀斑，剥脱苔，脉结代，乃阴虚亏少，心脉瘀滞之象。

3. **辨证结果** 综上，诊断为心衰，胸痹，眩晕。证属心阴亏虚，瘀血内阻。治以养心安神，滋阴活血。方用天王补心丹合丹参饮加减。

4. **处方出处及解读** 天王补心丹出自《校注妇人良方》。主治：阴虚血少，神志不安证。功用：滋阴养血，补心安神。方中重用甘寒之生地黄，滋阴养血，清虚热，为君药。麦冬滋阴清热，酸枣仁、柏子仁养心安神，当归补心血，共助生地黄滋阴补血以养心安神，俱为臣药。人参补气，使气旺而阴血自生，以宁心神；五味子酸收敛阴，以养心神；茯苓、远志养心安神，交通心肾；玄参滋阴降火，以制虚火上炎；丹参养心血而活血，可使诸药补而不滞；朱砂镇心安神，兼治其标，共为佐药。桔梗为舟楫，载药上行，以使药力上入心经，为使药。诸药相伍，共奏滋阴养血，补心安神之功。丹参饮出自《时方歌括》。主治：血瘀气滞证。功用：活血祛瘀，行气止痛。丹参饮以丹参为君药，祛瘀止痛之力甚，又可除烦安神。

5. 处方思路　此证为心阴亏虚，瘀血内阻证，故选用天王补心丹滋阴养血，补心安神，合用丹参饮祛瘀止痛，使病症缓解。同时加入枸杞子补肝肾之阴虚，《本草经疏》云："为肝肾真阴内阻，劳乏内热补益之要药……故服食家为益精明目之上品。"加入炙甘草，补益心气，益气复脉，亦可调和诸药，《本草正》云："味至甘，得中和之性，有调补之功。"

6. 复诊　服药 7 剂后，患者心悸，胸闷气短，乏力好转，盗汗症状减轻，睡眠明显改善，但仍多梦，口微干，大便干结减轻，故加入黄精补气养阴，健脾益肾，《本草纲目》云："补诸虚……填精髓。"加入红景天健脾益气，活血化瘀。三诊各项症状均已明显好转，未发心悸，无明显胸闷，活动后稍感气短，大便变软，舌淡红，有瘀点瘀斑，苔薄黄，未见剥脱苔，脉结代，故去远志、玄参，加黄芪健脾补中益气；加入葛根与养阴生津药合用，以固疗效。

病案4　高血压心脏病，慢性心力衰竭

王某，男，65 岁。因胸闷痛，心悸头晕，气短反复发作 5 年余，再发加重 10 日，于 2022 年 8 月 16 日初诊。

初诊　患者诉大约在 2012 年时已发现血压偏高，波动在 140～150/90～100 mmHg，时高时低，但未觉不适，无头晕头痛，未予以重视，未服药治疗。2017 年开始出现胸闷痛，有时刺痛，心悸，气短，行走，爬坡时尤甚，伴头晕重，耳鸣。血压较过去明显增高，在当地市人民医院心内科

门诊就诊，行心电图：窦性心律，ST-T 改变示心肌缺血，左心室面高电压，偶发室性早搏。心脏彩超：左心房大，左心室扩大，左心室舒张功能减退，二尖瓣、三尖瓣轻度反流。血脂检查发现总胆固醇和甘油三酯均增高。肝胆脾肾彩超：脂肪肝（中度），胆囊结石。后多次住院治疗，西医诊断：慢性心力衰竭，原发性高血压，高血压心脏病，高脂血症，脂肪肝，胆结石。给予血脂康降脂，厄贝沙坦氢氯噻嗪片降压治疗，未规律服药。近 10 日症状再次发作加重，现症见：胸闷痛，或刺痛，心悸，痰多气短，头晕重，耳鸣，倦怠乏力，纳呆，大便稀溏，双下肢轻度水肿，齿痕舌，舌质紫暗，边有瘀点瘀斑，苔白腻，脉滑。中医诊断：心衰，眩晕，证属气虚水停，痰瘀内阻，治以益气活血，利水化痰。予瓜蒌薤白半夏汤合半夏白术天麻汤化裁。

处方　瓜蒌皮 10 g，薤白 10 g，法半夏 10 g，白术 10 g，陈皮 10 g，天麻 10 g，茯苓皮 20 g，橘红 15 g，葶苈子 15 g，泽泻 15 g，红景天 10 g，丹参 10 g，姜皮 10 g，炙甘草 10 g。14 剂，水煎，每日 1 剂，分早晚两次服用。嘱饮食清淡，宜低盐低脂，忌油腻肥甘。

二诊　2022 年 9 月 2 日。患者诉药后胸痛渐除，有时胸闷，活动后明显，心悸，头晕重，耳鸣，倦怠乏力等诸症好转，双下肢水肿已消，纳呆稍改善，大便稀溏，舌质紫暗，边有瘀点瘀斑，苔薄白，脉滑。水肿已消，故在初诊方基础上去姜皮、陈皮，茯苓皮改茯苓 20 g，加黄芪 20 g，杜仲 15 g，五味子 10 g。再服 14 剂，煎服法同前。

三诊　2022 年 9 月 16 日。未发胸痛心悸，无头晕重，有时胸闷，轻微耳鸣，活动后稍乏力，食纳可，舌质暗，边有瘀点瘀斑，苔薄白，脉滑。在二诊方基础上加女贞子 15 g，枸杞子 15 g。继续服用 14 剂，煎服法同前。后随访，病情稳定，未再发作。

按语

1. 患者情况　本案患者为老年男性，因原发性高血压日久累积心脏，所患疾病众多，症状多样，并非单纯虚证或实证，逐其本，心、脾气虚是基本病机，气虚脉道不通，脾虚运化失司，痰浊，瘀血，水饮是在疾病过程中产生的病理产物。

2. 辨证分析　中医学认为，高血压可归属于"眩晕""头痛"等范畴，情志失调影响脏腑气机，肾为先天之本，主纳气；肝为刚脏，有赖于肾脏滋养；肝肾亏损，可引起阴虚阳亢，肝阳上亢等。《血证论》有云："木之性主于疏泄，食气入胃，全赖肝木之气以疏泄之，而水谷乃化。"脾运化功能离不开肝的疏泄作用能够促进脾的运化功能的正常发挥，肝脾之间互为协调。肝气不舒，木郁乘土，损伤脾胃。一方面，水液输布依赖于脾气的输布作用，脾失健运，津液输布障碍，聚湿生痰，久致水肿。于调节全身气机而言，脾主生清，胃主降浊，脾胃功能受损则致清阳不升，浊阴不降。《黄帝内经》云："上气不足，脑为之不满，耳为之苦鸣，头为之倾，目为之眩。"耳窍失于濡养则耳鸣，脑髓失于充盈则见眩晕。心衰的根本病机为虚实夹杂，多见于因虚致实。论虚，脾为后天之本，脾失健运，气血生化乏源，心气内虚，"心气不足，心之府为风邪所乘……风邪搏于心，则惊不自安。惊不已，则悸动不定。"心体失养，故有心悸，怔忡等症。论实，气虚日久，心阳亏虚，阳气不布，气无以行水，导致痰饮水湿积聚等病理产物积聚，亦可见双下肢水肿；心胸阳气不展，气机不畅，血脉凝滞，则心痛，且多表现为血瘀刺痛。

3. 辨证结果及主方　综上，诊断为心衰，眩晕。证属气虚水停，痰瘀内阻。治以益气活血，利水化痰。予瓜蒌薤白半夏汤合半夏白术天麻汤化裁。

4. 用方出处及解读　瓜蒌薤白半夏汤出自《金匮要略·胸痹心痛短气病脉证治》，"胸痹不得卧，心痛彻背者，栝蒌薤白半夏汤主之"。主治：胸痹而痰浊较甚，胸痛彻背，不能安卧者。功用：通阳散结，祛痰宽胸。方中瓜蒌皮为君，理气宽胸，涤痰散结，该药擅长利气散结以宽胸，并可稀释软化稠痰以通胸膈气机。薤白为臣，通阳散结，行气止痛。因本品辛散苦降，温通滑利，善散阴寒之凝滞，行胸阳之壅结。瓜蒌皮配伍薤白，既祛痰结，又通阳气，相辅相成。同时，佐以白酒，辛散温通，行气活血，既轻扬上行而助药势，又可加强薤白行气通阳之力。半夏白术天麻汤出自《医学心悟》。主治风痰上扰证，具有化痰息风，健脾祛湿之功效。方中半夏燥湿化痰，降逆止呕；天麻化痰息风，而止头眩。二者并用，为治风痰眩晕头痛之佳药，李杲《脾胃论》中云："足太阴痰厥头痛，非半夏不能疗，眼黑头眩，风虚内作，非天麻不能除。"故本方以此二味为主药。以白术为辅，健脾燥湿，与半夏、天麻配伍，燥湿化痰，止晕之效益佳。佐以茯苓皮健脾渗湿，与白术相合，尤能治痰之本；姜皮调和脾胃；橘红理气化痰。使以甘草和中而调药性。诸药配伍，使风息痰消，眩晕自愈。

5. 处方思路　痰浊瘀阻心脉，热邪不显，辛以行气，温以化痰，故选用瓜蒌薤白半夏汤。相比于瓜蒌实，瓜蒌皮功在宽胸，主要针对本案患者胸闷不适的症状。《本草纲目》云茯苓皮："主治水肿肤胀，利水道，开腠理。"《本草从新》云姜皮："和脾行水。"二者主入脾经，配合陈皮，化裁于五皮饮，功在温脾化湿，通阳利水，主治脾虚湿盛。《药性赋》云葶苈子："除遍身之浮肿，逐膀胱之留热；定肺气之喘促，疗积饮之痰厥。"主入肺经。肺能通调水道，脾能运化水湿，并输布津液于肺，四药合用，肺脾同治，标本兼顾。《名医别录》云泽泻："逐膀胱三焦停水。"主入三焦。《黄帝内经》云："三焦者，决渎之官，水道出焉。"诸药与泽泻同用，水液运行将畅通无阻，此四味药功在缓解患者皮肤浮肿。叶天士在《临证指南医案》中提出"久病入络"学说，认为"经主气，络主血"。此处的"久"为病程时间长，本案患者症状出现时间长达 5 年，病邪入血分，血行不畅，瘀血内生，故加用丹参，红景天之类，以活血化瘀，通痹止痛。

6. 复诊　二诊时患者水肿已消。故减姜皮，陈皮，茯苓皮。邪实易去，正虚难复，患者纳呆，大便稀溏，此为脾虚，加用茯苓健脾益气，利水渗湿以实大便。杜仲补益肝肾以养先天，黄芪补益肺气，助心行血。全方药味偏于温燥，恐耗伤阴气，故加入五味子以敛气养阴。三诊时患者胸闷心悸未见再发，轻微耳鸣。肾开窍于耳，肾精亏虚，气血瘀滞，耳窍失养是耳鸣的主要病因，患者活动后疲乏，年老久病，虚象渐起，此时应增强补益之力，于方中加入女贞子、枸杞子补肾填精。

病案5 冠心病心肌梗死，慢性心力衰竭，冠脉狭窄支架植入术后

吴某，男，61岁。因胸闷痛，心悸，气短反复3年余，再发1周，于2023年3月5日初诊。

初诊 患者形体肥胖，自诉2020年元宵节中饭后，突发胸闷痛，不得走动，气短，心悸不适，至当地市中心医院急诊，经检查，诊断为：急性广泛性前壁心肌梗死，偶发室性早搏。急行冠状动脉造影，发现有严重冠脉狭窄，并行置放支架手术，术后症状明显好转，住院10余日出院。出院诊断：慢性心衰，冠心病急性广泛性前壁心肌梗死，偶发室性早搏，高脂血症，原发性高血压，脂肪肝。出院后规律性服用酒石酸美托洛尔片，阿托伐他汀钙片，氯吡格雷片，阿司匹林肠溶片等药；同时，间或服用血栓通片，银杏叶片等中成药；胸闷痛不适时，含服硝酸甘油片或速效救心丸症状可缓解。后又因胸闷痛反复发作，先后于当地市中心医院住院两次，住院期间复查支架置放情况，未发现明显变化。1周前，患者再发胸闷，心悸，于当地市中心医院急诊科治疗2日后好转，患者欲求中西医结合治疗，遂来就诊。现症见：胸闷，气短，间或心悸，头胸汗出，头晕，行走活动或劳累后易发或加剧，失眠，咳嗽痰多，纳呆，大便稀溏，舌体肿大边有齿痕，有瘀点，苔白滑，脉细弱。西医诊断：冠心病心肌梗死，慢性心力衰竭，冠脉狭窄支架植入术后。中医诊断：心衰，眩晕。证属气血亏虚，痰瘀内阻。治以养心安神，化痰祛瘀。予养心汤合瓜蒌薤白半夏汤化裁。

处方 黄芪30 g，西洋参10 g，茯苓15 g，茯神15 g，当归10 g，川芎10 g，肉桂5 g，法半夏10 g，柏子仁10 g，酸枣仁10 g，远志10 g，五味子10 g，瓜蒌10 g，薤白10 g，桃仁10 g，炙甘草10 g。7剂，水煎，每日1剂，分早晚两次温服。

二诊　2023 年 3 月 12 日。患者诉胸闷，气短，心悸好转，无头晕，睡眠，汗出改善，咳痰减少，纳差，大便软，舌边有齿痕，有瘀点，苔白滑，脉细弱。初诊方加桔梗 15 g，白术 15 g，丹参 10 g，再服 14 剂，煎服法同前。

三诊　2023 年 3 月 27 日。患者诉无胸闷心悸，诸症明显好转，察舌边齿痕减轻，苔薄白，脉细弱。二诊方基础上加红景天 10 g，神曲 15 g。继续服用 14 剂。后随访，诉坚持控制饮食，低盐低脂，体重已减轻 4 kg，病情稳定。

按语

1. 患者情况　本案患者为老年男性，形体肥胖，故易形成痰瘀体质。且久患胸痹，日久不愈，耗损心之气血，易致气血亏虚之体。

2. 辨证分析　过量饮食在体内难以被脾胃完全运化输布，堆积过久而滋生膏浊等病理产物。过量病理产物壅滞于中焦，则严重阻碍脾胃运化功能，导致脾胃虚弱，气机升降失司，进一步加重膏浊等实邪的产生。膏浊实邪入于血脉，化为血脂而导致高脂血症。膏浊随血脉流行，可阻塞大小血管而导致心脉痹阻，最终导致心衰。脾胃运化失司，则精微物质化生不足，久则导致气血亏虚。气虚也能导致痰湿产生，"肥人多痰，乃气虚也。虚则气不能运化，故痰生之"（《石室秘录》），本案患者痰多，形体肥胖，为痰湿壅盛之人，气短，头晕为气虚之象。《医宗必读》云："心之所藏，在内者为血，在外者为汗。"心阳，心气虚时，无力卫外固表，腠理不固可致汗液外泄，故本案患者头胸汗出。《医宗必读》云："心阳虚不能卫外而为固，则外伤而自汗。"阳虚不固，汗泄不止又反过来加重心阴心阳的虚损，进一步加重病情。《诸病源候论》提到："心气虚者其人则畏，合目欲眠，梦运行而精神离散，魂魄妄行。"此即心藏神主神明的生理功能。若心之气血顺畅，充足，则心神可得滋养，精神易镇定，如若心不能藏神，则心神易失守，神志则乱，可出现心烦失眠，心神不安，健忘多梦等症状。

3. 辨证结果及主方　综上，诊断为心衰。证属气血亏虚，痰瘀内阻。治以养心安神，化痰祛瘀。予以养心汤合瓜蒌薤白半夏汤加减化裁。

4. 用方出处及解读　养心汤出自明代王肯堂编著的《证治准绳·杂病证治类方》。功用：补气活血，养心安神。方中黄芪善补表气，西洋参善补中气，二者为君，双补表里之气；茯神、茯苓二者同用，共奏健脾益气，宁心安神之功；当归补血行血和血，补而不滞，补中有行，以养为主；川芎辛温，为血中之气药，以增行气活血之功；上四味共为臣。气虚则瘀，瘀则伤气，故君药臣药相辅相成；法半夏散结豁痰，在方中补而散之，助茯苓益气之效，远志、酸枣仁、柏子仁共为安神之要药，三者与茯神为伍，共增此方养心安神之功；五味子酸敛之功以收耗散之心气心阴，同参芪合用，补而固之，大有增进益气之功；肉桂大辛大热，配伍补气之品，振奋一身阳气，为佐药；并炙甘草，西洋参，黄芪三者补中益气，调和诸药，为使药。瓜蒌薤白半夏汤出自《金匮要略·胸痹心痛短气病脉证治》，在治疗胸痹的经方中，当属其应用最为广泛。瓜蒌甘寒入肺，善于涤痰散结，理气宽胸。薤白辛温，通阳散结，行气止痛。二药相配，化上焦痰浊，散胸中阴寒，宣胸中气机，为治胸痹要药。半夏助瓜蒌，薤白通阳散结，祛痰宽胸之力。方中白酒意在使药势直驱上焦，助诸药温通阳气。"养心汤"顾名思义，养心安神，以"养"为主，但其补益，活血，行气之功亦不逊于其他活血行气或补益剂等专方。养心汤适用于心血亏虚之心神不宁，心悸气短，乏力易惊，睡不得眠等心之失其所养诸症。此方酸枣仁、柏子仁、五味子等安神药同用，协同增强养心安神之力。

5. 处方思路　心衰病机可以概括为正虚邪扰，血脉不畅，心神不宁，瘀字贯穿始终，占有重要地位，瓜蒌薤白半夏汤中的瓜蒌-薤白药对以理气为主，半夏白酒增强其化痰浊通阳的作用，整方在活血化瘀方面的作用欠缺，故加入桃仁。人参气温，味甘，能够补五脏之气，被列为温补上品，然本案患者苔白滑，舌体有瘀点，为体内有痰瘀之象，不可应用太过滋补之药，以免留邪，且痰湿易于化热，因此用性味较为平和的西洋参代之。《医学衷中参西录》云西洋参："味甘微苦，性凉。能补助气分，兼能补益血分，为其性惊而补，凡欲用人参而不受人参之温补者，皆可以此代之。"本案患者纳呆，便溏，一派脾虚之象，故加入茯苓健脾，祛湿而止泻，《和剂局方》云："茯苓味甘，善入脾经能健脾补中。"同时，茯苓能宁心安神，改善患者失眠，心悸的症状。

6. 复诊　二诊时患者胸闷，心悸，失眠改善，但仍纳差，大便软。脾胃运化功能减退，故纳差，加入丹参"破宿血，补新血"（《本草纲目》），加入能"降浊阴而进饮食"（《长沙药解·卷一白术》）之白术补脾益气。加入载诸药上行之桔梗，"开肺气之结，宣心气之郁"（《重庆堂随笔》），使上焦气机畅达，起到益气活血的作用。三诊时患者已无胸闷心悸，诸症好转。故加入神曲健运脾胃而消膏降浊，红景天益气活血通脉，以消除发病之本，巩固疗效。

病案6　肺源性心脏病，慢性心力衰竭

董某，男，64 岁。因胸闷，气短反复 3 年余，再发伴咳嗽咳痰 5 日，于 2023 年 3 月 1 日初诊。

初诊　患者诉 2020 春节后出现胸闷，气短，甚则喘息难以平卧。既往有 30 多年吸烟史，有慢性支气管炎，肺气肿病史。病情较剧时，多次在当地市中心医院住院治疗。西医诊断：慢性心力衰竭，慢性支气管炎，肺气肿，胸腔积液，心包积液（少量）。病情缓解后，多在气候变冷季节或吹冷空调受凉后复发加重。此次因气候变化受凉再发，在当地卫生院抗炎输液等治疗 3 日（具体药物不详），病情有好转。欲用中药治疗，遂来诊。现症见：胸闷，气短，自汗，时有心悸，乏力，行走活动时喘息明显，口干苦，间有咳嗽，咳黄痰，口唇紫暗，舌质暗，苔黄腻，脉滑数。西医诊断：肺源性心脏病，慢性心力衰竭。中医诊断：心衰。证属痰热郁肺，瘀血内阻。治以宣肺定喘，化痰活血。予定喘汤合桑白皮汤化裁。

处方　制白果 10 g，蜜麻黄 10 g，桑白皮 15 g，款冬花 10 g，法半夏 10 g，杏仁 10 g，紫苏子 15 g，黄芩 10 g，黄连 5 g，浙贝母 15 g，栀子 10 g，葶苈子 15 g，丹参 10 g，甘草 10 g。7 剂，水煎，每日 1 剂，分早晚

两次服用。

二诊 2023 年 3 月 8 日。患者诉药后胸闷心悸，咳嗽咳痰明显好转，咳少许黄痰，活动后喘息气短，口干不苦，口唇暗，舌质暗，苔黄，脉滑。初诊方去黄连、栀子，加桔梗 15 g，红景天 10 g，再进 14 剂，煎服法同前。

三诊 2023 年 3 月 22 日。患者诉药后咳嗽咳痰已除，无心悸，活动后胸闷，喘息气短明显好转，口唇暗，舌质暗，苔薄黄，脉滑。二诊方去黄芩、款冬花，加百合 15 g，五味子 10 g，太子参 15 g。

处方 制白果 10 g，蜜麻黄 10 g，桑白皮 15 g，法半夏 10 g，杏仁 10 g，紫苏子 15 g，浙贝母 15 g，葶苈子 15 g，丹参 10 g，桔梗 15 g，红景天 10 g，百合 15 g，五味子 10 g，太子参 15 g，炙甘草 10 g。继续服 14 剂。煎服法同前。后随访，病情稳定。

按语

1. **患者情况** 本案患者为老年男性，长期吸烟，久患肺病为其发病之本。心肺在气血，经络方面皆有联系，肺病日久不愈，继而累及心脏。

2. **辨证分析** 心肺同居于人体上焦，共为阳脏，心为阳中之阳，肺为阳中之阴，二者阴阳相合，则邪气不侵；阴阳离合，则受邪而发病。《素问·咳论》中云："皮毛者，肺之合也。皮毛先受邪气，邪气已从其合也。"肺主身之皮毛，当遭受外邪侵袭时，首先侵犯身之皮毛，日久不愈则引起肺脏发病，心肺同源，既则引起心脏的病变。患者 30 多年吸烟史，肺部受邪，造成痰湿内聚，壅结日久，郁而化热，痰热壅肺，肺气不宣，故咳嗽咳黄痰。热伤津液，故口干。心肺之间的关系实际上是气血之间的关系，自然界的清气和脾胃化生的水谷之气结合形成宗气，宗气推动血行，气行不畅，无力推动血行，血行迟缓，瘀血内生，心脉瘀阻，可见胸闷，心悸，口唇紫暗。肺主一身之气，元气、宗气、营气、卫气等皆依赖于肺布散全身，肺的功能失调，一身之气生成不足，则可见气短，乏力，自汗，易感外邪等气虚的表现。

3. 辨证结果及主方 综上，诊断为心衰。证属痰热郁肺，瘀血内阻。治以宣肺定喘，化痰活血。予以定喘汤合桑白皮汤加减。

4. 用方出处及解读 定喘汤出自《摄生众妙方》。主治：咳嗽之风寒外束，痰热内蕴证。功用：宣降肺气，清热化痰。方中炙麻黄散寒通滞，宣降肺气，白果敛肺气，定喘嗽，两味中药共为君药；苦杏仁宣肃肺气，止咳平喘，紫苏子降气止咳，消痰平喘，款冬花润肺化痰，法半夏降逆化痰，共为臣药；黄芩散风清热，清泄肺热，桑白皮泻肺止咳，共为佐药；甘草清热止咳，能调和定喘汤方中诸药，用作使药，除邪不损及正气。全方诸味中药合用能清热平喘，宣肺疏风，祛痰止咳。桑白皮汤出自《景岳全书·喘促》，"外无风寒而惟火盛作喘或虽有微寒而重在火者，宜桑白皮汤主之"。主治：肺热痰盛，喘咳痰多。功用：清泻肺热，降气化痰。方中桑白皮泻肺平喘，宣肺化痰，为君药；《本草正》云："黄芩，枯者清上焦火，消痰利气，定喘咳，止失血，清咽。"《本草汇言》云："贝母，开郁下气化痰之药也，润肺消痰，止咳定喘……贝母专司。"黄芩、浙贝母相须为用，共奏定喘止咳，补肺益肾之效，共为臣药。苦杏仁、紫苏子，亦为臣药，助君药清泻肺热，降气消痰，补肾纳气。法半夏化痰燥湿，栀子清热泻火除烦，共为佐使。全方配伍得当，共奏清泻肺热，降气化痰，补肾益气等功效。

5. 处方思路 《金匮要略》记载："咳而上气，此为肺胀……其人喘，目如脱状。"《素问·大奇论》记载："肺之塞，喘而两胁满。"慢性肺源性心脏病病机较为复杂，且常表现为咳嗽，气喘。《丹溪心法·咳嗽篇》记载："肺胀而嗽，或左或右，不得眠，此痰挟瘀血，碍气而病。"其指出，该病发生与痰，瘀血相关。故选用具有泻肺平喘，清热化痰作用的定喘汤与桑白皮汤。"久病必瘀"，在慢性肺源性心脏病的发展过程中，"瘀"为重要环节，故加入丹参以活血化瘀。

6. 复诊 二诊时患者胸闷心悸，咳嗽咳痰明显好转，痰量减少，但仍可见口唇，舌质暗。《血证论》记载："人身气道不可塞滞，内有瘀血阻碍，气道不得升降，是以壅而为咳。痰饮为瘀血所阻遏，冲犯肺经。"患者瘀象明显，但顾及患者年老体虚，故加入具有"善润肺，能补肾，理气养血"（《四部医典》）作用的红景天，以增强活血化瘀的功效。三诊时患者已无咳嗽，咳痰，加入"润肺宁心，清热止嗽，能敛肺气"（《本草分经》）之百合，以补益心肺，兼清余热。具有"最能添益肾水，滋补肺金，尤善润燥，非特收敛肺气"（《本草新编》）之五味子以补益肺阴，收敛肺气。同时，再加太子参，补益肺脾，以巩固后天之本，增强机体抗邪之力，防止疾病再发。

病案7　风湿性心脏病，慢性心力衰竭

洪某，男，57 岁。因胸闷气短，心悸反复 10 年，再发加重半个月余，于 2018 年 3 月 17 日初诊。

初诊　患者及其家人诉 2007 年开始出现胸闷，气短，心悸不适，在当地市中心医院就诊，诊断为：慢性心力衰竭，风湿性心脏病。10 年来病情反复，多次住院治疗，半个月前再发加重，住院 1 周后好转出院，规律服用西药治疗。现欲服中药治疗，遂来诊。现症见：胸闷，气短，心悸，活动后加重，口干，两颧潮红，腰膝酸软，耳鸣，乏力，下肢水肿，按之轻微凹陷，小便量少，舌紫暗，少津，脉沉涩无力。西医诊断：风湿性心脏病，慢性心力衰竭。中医诊断：心衰。证属气阴亏虚，瘀阻水停。治以益气养阴，利水活血。予生脉散合五皮饮化裁。

处方　西洋参 10 g，麦冬 15 g，五味子 10 g，桑白皮 15 g，陈皮 10 g，大腹皮 15 g，姜皮 10 g，茯苓皮 20 g，黄芪 20 g，泽兰 10 g，炙甘草 10 g。7 剂，水煎，每日 1 剂，分早晚两次温服。嘱患者宜低盐低脂清淡饮食，忌辛辣刺激食品，避风寒勿受凉。

二诊 2018年3月24日。患者诉双下肢水肿消退，胸闷，气短，心悸好转，仍口干，两颧潮红无明显减轻，腰膝酸软，乏力改善，小便量较前多，舌质紫暗，少津，脉沉涩。初诊方中去姜皮、大腹皮，加红景天10 g，女贞子15 g，葛根10 g。再服14剂，煎服法同前。

三诊 2018年4月7日。患者诉静坐，慢走时无胸闷，气短，心悸，症状明显好转，仅行走活动后有感不适。无口干，两颧潮红减轻，仍有乏力，舌质暗，少津有改善，脉沉涩。二诊方基础上加生地黄15 g，枸杞子15 g。继续服用14剂。

四诊 2018年4月21日。诸症显著改善，舌质暗，脉沉涩。效不更方，以三诊处方继续14剂。后随访，无明显胸闷，气短，心悸，病情稳定。

按语

1. 患者情况 本案患者为57岁的中年男性，以"胸闷气短，心悸反复10年，再发加重半个月余"为主症。

2. 辨证分析 《金匮要略·水气病脉证并治》云："心水者，其人身重而少气，不得卧，烦而躁，其人阴肿。"《证治汇补》云："有阳气内虚，心下空豁，状若惊悸。"心气亏虚，心阳鼓动无力，乃心衰之使动病机。心气不足，致使心失所养，悸动不安，胸闷，气短，心悸等皆为心衰初期心气虚之表现；久病未愈，累及心肺，气虚更甚，则活动后诸症加重；气虚无力运化，气不行血则血瘀，气虚不运则饮停痰积，痰瘀积久，化赤生新不足，脏腑失荣，而呈气阴两虚之势，则口干，两颧潮红；加之年老体虚久病之人肾元亏虚，温养无权，腰膝失濡，故而见腰膝酸软，耳鸣，乏力；肾阳温煦无力鼓舞心阳，心肾阳虚加重阴虚，瘀血，痰饮等病理变化，导致阴虚血瘀水停，水气流溢，散瘀皮肤，令身体浮肿，则见下肢水肿，按之轻微凹陷；舌紫暗，少津，脉沉涩无力，乃气阴亏虚，瘀阻水停之表现。

3. 辨证结果及主方 综上，诊断为心衰。证属气阴亏虚，瘀阻水停。治以益气养阴，利水活血。予以生脉散合五皮饮化裁。

4. 用方出处及解读 生脉散是益气养阴的著名古方，最早记载于金代张元素《医学启源》："麦门冬气寒，味微苦甘，治肺中伏火，脉气欲绝；

加五味子，人参二味，为生脉散，补肺中元气不足，须用之。"考其源，生脉散化裁于《伤寒杂病论》之复脉汤（炙甘草汤），二方均可为治心之剂，复脉汤侧重补心阳，养心阴；生脉散则是侧重益心气，增心液。生脉散系为心之气液虚损所致气阴不足，汗出过多证。症见：口干舌燥，短气口渴，气短神疲，脉虚弱或虚数而立。主治：气阴两虚之心悸怔忡。功用：益气生津，敛阴止汗，生脉。五皮饮出自《华氏中藏经》，"治男子妇人脾胃停滞，头面四肢浮肿，心腹胀满，上气促急，胸膈烦闷，痰涎上壅，饮食不下……状如水病，先服此药，能疏理脾气，消退虚肿"。功用：利水消肿，理气健脾。主治：水停气滞之皮水证。《医方集解》云："人参甘温，大补肺气为君；麦冬止汗，润肺滋水，清心泻热为臣；五味酸温，敛肺生津，收耗散之气为佐。盖心主脉，肺朝百脉，补肺清心，则元气充而脉复，故曰生脉也。"生脉散中人参作为君药，发挥补气，益肺生津之效；麦冬为臣药，养阴生津，清热，配伍人参，共同发挥气阴双补之功效；以五味子作为佐使药，具有敛肺止汗，益气生津的功效。《病机临证分析》中称五皮饮为"消水肿之通剂"，书中指出："水肿之来，肺脾肾也，桑白、大腹消肺水，陈皮、生姜消脾水，茯苓消肾水，而五药皆以气胜，气行则水行也。"

5. 处方思路　《金匮要略》指出的"心水者，其人身重而少气，不得卧，烦而躁，其人阴肿"。心衰气虚不复，瘀血日久，化赤乏源，脏腑失荣而呈气阴两虚之证；以生脉散能回元气于无有，敛元津之耗散，润养心肺之阴，使气血得复以充养血脉。阴损及阳，由心及肾，而出现水停证候，以"消水肿之通剂"五皮饮主之。两方组合，心血得充心阴得养，心肺之气得复，瘀血得气则行，痰饮得气则运，则心悸之症得消，下肢水肿得除。本案中患者时感乏力，腰膝酸软，耳鸣，乃心衰日久，累及他脏机能减退所致，故加以黄芪补气升阳，生津养血，利水消肿，行滞通痹。由于患者气阴虚竭，血脉瘀阻，瘀水互结致下肢水肿明显，按之见凹，故加入泽兰，"泽兰走血分，故能治水肿，涂痈毒，酸瘀血"（《本草纲目》），取其利水与活血化瘀兼有之功；患者心悸反复发作，故加炙甘草补益心气，益气复脉，以加强疗效。

6. 复诊　二诊，患者诉双下肢水肿消退，胸闷，气短，心悸好转，诸症改善，但仍口干，两颧潮红无明显减轻。此乃心衰气阴虚竭日久，难以骤复，加之前方配伍利水消肿诸药急以治标，现水肿消退，故初诊方中去姜皮，大腹皮，以防利水太过耗伤阴液，归肺，心经的红景天益气活血，以通血脉，又且其又可"祛邪恶气，补诸不足"（《本草纲目》），改善乏力；合以"味苦，平。主补中，安五脏，养精神，除百疾"（《神农本草经》）之女贞子，以及补气升阳之葛根以巩固疗效。三诊时诉静坐，慢走时无胸闷，气短，心悸，症状明显好转，无口干，两颧潮红减轻，仍有乏力，故加以"凉血补血，补益肾水真阴不足"（《本草衍义》）之生地黄，并"为肝肾真阴不足，劳乏内热补虚之要药"枸杞子，二药共用可养阴生津而不滋腻，凉血补血退虚热，以改善心衰心阴虚日久阴虚发热之症。四诊时，诸症显著改善，舌质暗，脉沉涩。效不更方，以巩固疗效。

病案8　扩张型心肌病，慢性心力衰竭

朱某，男，55 岁。因胸闷，心慌，痰多，气短 3 年余，加重 3 日，于 2018 年 3 月 6 日初诊。

初诊　患者诉自 2015 年 2 月开始渐觉胸闷不适，多伴心慌，痰多，活动后气短，症状慢慢加重。在当地市中心医院住院治疗，经心电图，胸片，心脏彩超等检查，诊断为：扩张型心肌病，慢性心力衰竭，心律失常，偶发室性早搏。经治疗后诸症好转出院。出院后间断服西药（具体药物不详）和速效救心丸，银杏叶片等中药治疗，仍时常出现胸闷不适，心慌，尤其冬春寒冷季节，受凉则加重，咳嗽，痰多，有时双小腿水肿。3 日前受凉后再发加重，欲服用中药汤剂治疗，故来就诊。现症见：胸闷不适，心慌，气短，倦怠乏力，活动后加重，口唇发绀，咳吐白色黏痰，双侧小腿轻度水肿，舌紫暗有瘀点瘀斑，苔白厚，脉沉细。西医诊断：扩张型心肌病，慢性心力衰竭。中医诊断：心衰。证属痰瘀内阻，气虚水停。治以化痰祛瘀，益气利水。予瓜蒌薤白半夏汤合丹参饮，五皮饮化裁。

处方 全瓜蒌 15 g，薤白 15 g，法半夏 10 g，丹参 10 g，檀香 10 g，茯苓皮 20 g，白术 10 g，葶苈子 15 g，大枣 15 g，黄芪 30 g，陈皮 10 g，桑白皮 15 g，姜皮 10 g，大腹皮 15 g，炙甘草 10 g。7 剂，水煎，每日 1 剂，分早晚两次温服。嘱其避风寒，勿受凉；饮食清淡，忌油腻厚味。

二诊 2018 年 3 月 13 日。胸闷，心慌，气短减轻，双小腿水肿消退，咳嗽好转，咳少许黏痰，活动后倦怠乏力，食纳差，大便稍稀，舌紫暗有瘀点瘀斑，苔白，脉沉细。改以瓜蒌薤白半夏汤合丹参饮加减。

处方 全瓜蒌 15 g，薤白 15 g，法半夏 10 g，丹参 10 g，檀香 10 g，黄芪 30 g，白术 15 g，葶苈子 15 g，大枣 15 g，陈皮 10 g，桔梗 10 g，远志 15 g，五味子 10 g，炙甘草 10 g。再进 14 剂，煎服法同前。

三诊 2018 年 3 月 27 日。患者来诊时心情好，诉胸闷，心慌已消退，仅爬坡上楼活动后稍气短，倦怠乏力亦减轻，食纳欠佳，偶有咳嗽，痰涎明显减少，大便稍稀，舌暗有瘀点瘀斑，苔薄白，脉沉细。治法不变，二诊方基础上加山药 15 g，肉豆蔻 15 g，红景天 10 g，继续服用 14 剂。

四诊 2018 年 4 月 11 日。患者诉无胸闷，心慌，活动后稍气短，乏力，精神可，食纳可，无咳嗽，有时吐少许痰涎，大便质软日行 1 次，舌暗有瘀点瘀斑，舌苔薄白，脉沉细。继以原治法方药，巩固效果，改用颗粒剂，继续服用 14 剂。后随访，患者病情稳定。

按语

1. **患者情况** 本案患者为中年男性，以"胸闷，心慌，痰多，气短 3 年余，加重 3 日"为主症。

2. **辨证分析** 《血证论·怔忡》有云："心中有痰者，痰入心中，阻其心气，是以心跳不安。"心为阳脏，阳气自虚，痰浊乘侮，水湿内盛，上凌于心，心气被抑，发为心衰心慌，心悸之症；痰浊阻滞胸中，则致胸闷，痰多，气机不畅，短气；诸症每逢冬春寒冷季节，受凉加重，乃阳虚更甚，阴寒与痰湿相合，寒痰痹阻心胸所致；口唇发绀，乃心脉痹阻，痰瘀互结，脉络瘀滞，故见口唇失荣；痰饮停聚胸中，肺失清肃，则咳吐白色黏痰；气虚痰瘀水停，则双侧小腿水肿；舌质紫暗，有瘀点瘀斑，苔白厚，脉沉细，乃痰瘀内阻，气虚水停之表现。

3. 辨证结果及主方 综上，诊断为心衰。证属痰瘀内阻，气虚水停。治以化痰祛瘀，益气利水。予以瓜蒌薤白半夏汤合丹参饮，五皮饮化裁。

4. 用方出处及解读 瓜蒌薤白半夏汤出自《金匮要略·胸痹心痛短气病脉证治》，"胸痹不得卧，心痛彻背者，栝蒌薤白半夏汤主之"。功用：通阳散结，祛痰宽胸。主治：痰盛瘀阻之胸痹证，症见喘息咳唾，不能安卧，短气痰多，苔白，脉迟等。丹参饮出自《时方歌括》，"心腹诸痛有妙方，丹参为主义当详"。功用：活血化瘀，行气止痛。主治：血气瘀滞互结的心胃诸痛症。《医方集解》记载："五皮饮（《澹寮方》）治水病肿满，上气喘急，或腰以下肿。"功用：利水消肿，理气健脾。主治：头面肢体水肿，腹部胀满，上气喘急，小便不利，以及妊娠水肿等症。《本草思辨录》云："瓜蒌之长，在导痰浊下行，故结胸胸痹，非此不举。"瓜蒌薤白半夏汤方中以善于涤痰散结，理气宽胸的瓜蒌为君药，涤除心胸瘀堵垢腻之痰；方中薤白通阳散结，化痰散寒，能散胸中凝滞之阴寒，化痰浊而宣阳气，用为臣药；半夏"能消痰涎，开胃健脾，止呕吐，去胸中痰满，下肺气，主咳结"（《药性本草》），为燥湿化痰，温化寒痰之要药，以其为佐使药。全方药仅三味，然温通胸阳，祛痰散结之力尤专。丹参饮中，以丹参为君药，其善入心及心包经，《本草求真》云其"能入心包络破瘀"，又可"去瘀生新，调经顺脉"（《本草汇言》），为治疗瘀阻心脉之要药；檀香为臣药，性味辛温，功用行散温通，散寒调中，尤善散胸腹寒凝冷气而除结滞；砂仁为佐使以行气调胃和中；全方达调气化瘀，气行痛止之目的。五皮饮方中五药皆用其皮，以治皮水之证，取"以皮治皮"而除肌腠皮间水气。茯苓皮甘淡性平，专行皮肤水湿，以奏健脾渗湿，利水消肿之功，为君药。大腹皮行气消胀，利水消肿；陈皮理气和胃，醒脾化湿，同为臣药。姜皮散皮间水气以消肿；桑白皮肃降肺气，以通调水道，令"肺气清肃，则水自下趋"（《成方便读》），俱为佐药。本方利水与行气同用，有气行湿化之功；健脾与肃肺并行，开水湿下行之路。

5. 处方思路　本案患者心慌，气短，咳嗽，咳痰质黏，乃寒痰饮邪聚于胸膈，阻遏气机，致心阳不展，肺气不降，胸阳不振，气滞痰浊之象。"病痰饮者，当以温药和之"（《金匮要略》）。痰浊瘀阻于心脉，故选用栝蒌薤白半夏汤以温通心阳，祛痰宽胸；心气不行，心脉瘀滞，痰瘀交阻于心胸，当以丹参饮以行心络而化瘀阻，散寒理气而调中。两方组合，痰浊得祛，瘀血得消，则胸闷，心慌，喘咳自除。患者双侧小腿轻度水肿，此为心衰久病及脾，脾虚运化水湿功能减退，津液失于输布留聚体内从而引发，故配伍五皮饮以助中焦运化，理气健脾，利水消肿；更加以能"除遍身之浮肿，逐膀胱之留热，定肺气之喘促，疗积饮之痰厥"。之葶苈子（《心印绀珠经》）以加强疗效；患者时感困倦乏力，为中焦被湿所困之象，以"去脾胃中湿"（《医学启源》）之白术健脾燥湿，以助中焦运化，加强化痰之功，诸药合用，使脾得健运，生痰之源，水饮得消，达标本兼治之效。由于组方以祛痰化瘀，利水消肿之药为主，故加以大枣、黄芪、炙甘草以固护正气。

6. 复诊　二诊，诉胸闷，心慌，气短减轻，双小腿水肿消退，诸症好转。此乃痰饮水湿渐去，故原方去茯苓皮、桑白皮、姜皮、大腹皮，患者咳嗽好转但仍然咳少许黏痰，故加以桔梗宣利肺气，排壅肺之痰；以及"主益气，咳逆上气，劳伤羸瘦，补不足"（《神农本草经》）之五味子，其上敛肺气，益气止咳，还"专补肾，兼补五脏"（《本草别录》），能纳肾气而平喘咳；更加可"定心气，止惊悸"之远志，"治咳逆伤中，补不足，除邪气"（《神农本草经》）。三诊时患者诸症明显缓解，但仍偶有咳嗽，存在食纳欠佳，大便稍稀等脾失运化之象，考虑患者久病脾虚，故前方加补脾益阴之山药，温中涩肠止泻之肉豆蔻，再入红景天以益气活血，通脉平喘。四诊时患者诸多不适症状已然消除，继以原治法方药，巩固效果。

第二章——脑系病证

第一节

头

痛

（5例）

病案1　外伤后头痛

邱某，男，41岁。因头部外伤后头痛反复发作1年余，于2018年1月28日初诊。

初诊　患者诉2017年1月7日骑单车时不慎跌倒，致头部受伤，左侧头皮破裂出血，局部肿胀，在当地人民医院急诊，做头部CT检查未发现头颈部骨折。当时左头部血肿，局部头皮裂伤，经缝合治疗后，伤口愈合，血肿消除，但间断有头痛，无恶心呕吐。后头痛反复发作，服用布洛芬胶囊可缓解。现症见：头痛反复发作，原受伤部位尤甚，呈刺痛，伴轻微头晕，耳鸣，睡眠不安，多梦，食纳正常，舌质紫暗，苔薄白，脉细。西医诊断：外伤后头痛。中医诊断：头痛。证属瘀血阻络。治以活血化瘀，通络止痛。通窍活血汤化裁。

处方　赤芍15g，川芎10g，麝香3g，桃仁10g，红花10g，丹参10g，蜈蚣1条，首乌藤15g，石菖蒲10g，葛根15g，大枣15g，生姜10g，老葱10g，炙甘草10g。7剂，水煎，每日1剂，分两次早晚温服。

二诊　2018年2月4日。诉头痛，头晕减轻，发作次数减少，仍睡眠不安，少梦，耳鸣。原方加酸枣仁15g，当归10g，再服14剂，煎服同前。

三诊 2018 年 2 月 19 日。患者头痛，头晕消除，心情愉悦，睡眠转安，仍有耳鸣，舌苔薄白，脉细。二诊方去蜈蚣，再加枸杞子 15 g，熟地黄 15 g。继续服用 14 剂。

四诊 2018 年 3 月 3 日。患者诉无头痛头晕，夜寐佳，轻微耳鸣，舌苔薄白，脉细。效不更方，继用 14 剂，以巩固疗效。后随访，未发头痛。

按语

1. 患者情况　本案患者为中年男性，因跌倒致头部受伤，左侧头皮破裂出血，局部肿胀，故易致瘀血内阻。

2. 辨证分析　《素问·五脏生成》云："头痛巅疾，下虚上实，过在足少阴，巨阳，甚则入肾。"外伤跌扑，久病入络，以致气滞血瘀，脉络壅阻，不通则痛，发为头痛之病。头痛反复发作，呈刺痛，为瘀血阻络，不通则痛；瘀血停留，阻滞经脉，致气血不能上荣头目，清窍失养，故见头晕，耳鸣。瘀血于内，血脉受阻，气血运行不畅，致使心脉失于濡养，则夜卧不安，多梦；舌质紫暗，脉细，乃瘀血阻络之表现。

3. 辨证结果及主方　综上，诊断为头痛。证属瘀血阻络。治以活血化瘀，通络止痛。予以通窍活血汤化裁。

4. 用方出处及解读　通窍活血汤出自《医林改错》，"伤寒，温病后头发脱落，各医书皆言伤血，不知皮里肉外，瘀血阻塞血路……"。主治：瘀阻头面之头痛昏晕。功用：活血化瘀，通窍活络。王清任立其方以治头面四肢，周身血管血瘀之证。方中麝香味辛性温，芳香走窜，可行血中之瘀滞，开经络之壅遏，具有活血通经，消肿止痛之功，故为君药。桃仁、红花、赤芍、川芎均能活血散瘀，可借麝香走窜之力驱散周身瘀滞，皆为臣药。佐以大枣补益脾胃，缓和它药峻烈之性。生姜、老葱散达升腾，通调血络，以助行血之品上达巅顶，二者共为使药。诸药合用，共奏祛瘀生新，活血通络止痛之效。

5. 处方思路　清代唐宗海《血证论》云："凡有所瘀，莫不壅塞气道，阻滞生机。"外伤跌扑致瘀血阻络，瘀阻不通，不通则痛，则发为头痛之症，当以通窍活血汤活血化瘀以止痛。本案中患者头痛反复，此为瘀阻较甚，故去老葱、生姜，加辛温走窜之蜈蚣，丹参以加强通络止痛之功；患者睡眠不安，多寐，为心脉失于濡养之象，故加首乌藤，其能"安神催眠"（《饮片新参》），且又可"补中气，行经络，通血脉"（《本草再新》）以助通血络，使气血得行，心脉得养。患者头晕，耳鸣为清阳不升，清窍失养之表现，故以葛根，其能"升腾胃气"（《本草经解》），助脾胃之水谷清气上荣清窍，眩晕，耳鸣则止。

6. 复诊　二诊，诉头痛，头晕好转，上述诸证减轻，但仍睡眠不安，少梦，耳鸣，此为心血不足，神明失养，故加养心安神之酸枣仁以助安眠，再入"诚为血中之气药，易血中之圣药"（《本草正》）之当归以补血活血。三诊时症状明显缓解，头晕，头痛症状消除，故去走窜之力较强之蜈蚣。但仍有轻微耳鸣，此为肝肾阴虚，血虚不荣所致，加以甘平之枸杞子，因其"为肝肾真阴不足，劳烦内热补益之要药"，滋补肝肾，再加"大补血虚不足"（《珍珠囊》）之熟地黄，滋阴养血，则耳鸣则愈。

病案2　神经性头痛

杨某，男，51 岁。因头痛反复发作 2 年余，再发 3 日，于 2017 年 5 月 11 日初诊。

初诊　患者诉 2015 年 3 月间出现头痛，每次疼痛在头部两侧为主，头昏蒙伴胸闷，心烦，夜寐不安。在当地医院就诊，血压检测在正常范围，头颈部 CT 检查未发现异常。诊断为：神经性头痛。给予口服布洛芬胶囊，盐酸氟桂利嗪胶囊，天麻首乌片等药物，疼痛可暂时减轻。3 日前因工作加班头痛再发，现症见：头痛，头部两侧疼痛为主，头昏蒙伴胸闷，心烦，夜寐不安，口苦，有时恶心纳呆，舌苔黄腻，脉弦滑。西医诊断：神经性头痛。中医诊断：头痛。证属痰热郁阻。治以清热化痰，降逆止痛。半夏白术天麻汤合温胆汤化裁。

处方　法半夏 10 g，竹茹 15 g，枳实 10 g，陈皮 10 g，茯苓 20 g，白术

10 g，天麻 10 g，川芎 10 g，柴胡 10 g，黄芩 10 g，生姜 10 g，生甘草 10 g。14 剂，水煎，每日 1 剂，分两次早晚温服。嘱其宜清淡饮食，忌肥腻甜食。

二诊 2017 年 5 月 25 日。患者头痛，恶心消退，头昏蒙胸闷，口苦减轻，仍有心烦，夜寐欠佳，食欲不振，苔黄，脉弦滑。原方加厚朴 10 g，砂仁 6 g，继续服用 14 剂。

三诊 2017 年 6 月 9 日。患者未发头痛，头昏蒙胸闷消退，无口苦，无心烦，夜寐转安，食欲改善，苔薄黄，脉弦。主要不适消除，二诊方去黄芩，柴胡，加葛根 15 g，山楂 15 g，山药 15 g，再服 14 剂，巩固疗效。后随访，未发头痛，正常工作。

按语

1. 患者情况 本案患者为中年男性，头痛反复发作，血压，头颈 CT 检查均未发现异常。

2. 辨证分析 《丹溪心法·头痛》云："头痛多阻于痰，痛甚者火多，有火可吐者，可下者。""头为清阳之府""诸阳之会"，居于人体最高位，清阳之气皆上注于头。痰浊阴邪，上蒙清空，以致清阳不升，浊阴不降，痰郁化热，痰热互结，则发为头痛。头痛反复发作，两侧为主，头昏蒙，为痰热上扰清窍，致头部脉络闭阻，神机受累；痰浊壅盛，阻碍气机升降，故胸闷，恶心纳呆；痰郁日久，化火化热，故见口苦；痰热互结，躁扰心神，则见心烦，夜寐不安；舌苔黄腻，脉弦滑，乃痰热郁阻之表现。

3. 辨证结果及主方 综上，诊断为头痛。证属痰热郁阻。治以清热化痰，降逆止痛。予以温胆汤合半夏白术汤化裁。

4. 用方出处及解读 半夏白术天麻汤出自《医学心悟·第四卷眩晕门》，"有湿痰壅遏者，书云，头旋眼花，非天麻，半夏不除是也，半夏白术天麻汤主之"。主治：风痰上扰证。功用：化痰息风，健脾祛湿。半夏白术天麻汤乃二陈汤去乌梅，加天麻、白术、大枣而成。方中半夏辛温而燥，燥湿化痰，降逆止呕；以"独入肝经"（《本草征要》）之天麻，平肝息风止痉，二者配伍，化痰息风，共为君药。白术健脾燥湿，茯苓健脾渗湿，以治生痰之本，助半夏，天麻化痰息风，均为臣药。橘红化痰理气，为佐药。使以煎加姜，枣以调和脾胃，甘草调和诸药。诸药合用，共奏健脾祛湿，化痰息风之效。温胆汤出自《三因极一病证方论》。主治：胆胃不和，痰热内扰证；功用：理气化痰，清胆和胃。方中半夏燥湿化痰，和胃止呕为君药；臣以清热化痰，除烦止呕之竹茹，两药相配，痰化胃和热清。陈皮理气健脾，燥湿化痰；枳实破气化痰；茯苓利水渗湿健脾；生姜、大枣和中培土；诸药合用脾胃健运，痰湿俱祛，共为佐药。炙甘草益气和中，调和药性，为佐使药。全方化痰与理气共施，清胆与和胃并行，温而不燥，凉而不寒，使痰去病愈。

5. 处方思路 李杲《脾胃论》云："足太阴痰厥头痛，非半夏不能疗，眼黑头眩，风虚内作，非天麻不能除。"痰浊阻滞，当以治痰之法，故予以半夏白术天麻汤；痰浊日久化火化热，则成痰热郁阻之证，当以温胆汤加苦寒之黄芩以清热化痰。两方合用，痰热得祛，头痛自除。再加用"治头痛要药"之川芎，以"上行头目"（《本草汇言》），行气活血止痛；用药对"柴胡-黄芩"（《伤寒论》），柴胡升清阳，黄芩降浊火，以升清降浊，清泄湿热。

6. 复诊 二诊，诉头痛，恶心消退，上述诸症好转，仍有心烦，夜寐欠佳，乃痰热内扰心神所致，继续原方，以竹茹同诸药降火化痰安神；食欲不振，为痰阻中焦，脾胃运化失常，加以厚朴、砂仁健脾开胃，降逆和中。三诊，患者诸症消除，热象减退，故去黄芩、柴胡，加用"升腾胃气"（《本草经解》）之葛根，兼以生津；再加山楂，"补虚羸"（《神农本草经》）之山药以补气健脾胃。

病案3 偏头痛

王某，女，36岁。因头痛反复发作3年余，再发6日，于2018年4月12日初诊。

初诊 患者诉2014年开始出现右侧头痛，呈胀痛或刺痛，有血管跳动感，以两侧太阳穴部位明显，连及右耳，伴轻微耳鸣，工作加班劳累后，受凉后或情绪紧张恼怒时多发，每次发病持续时间较长，有时月余不能消退。先后在多所三甲医院门诊就诊，未发现高血压。做头颈部CT，脑血流图未发现异常。西医诊断：偏头痛。时常服用盐酸氟桂利嗪胶囊、甲钴胺片、布洛芬缓释胶囊、维生素E软胶囊等西药，天麻胶囊、安神补脑液等中成药，及中药汤剂、针灸推拿治疗，症状稍有缓解，但效果都不太满意。6日前因受凉再发右头胀痛，服用芬必得胶囊可缓解，来求中药汤剂治疗。现症见：头痛时作，右侧头胀痛痛连右耳，恶风，头吹冷风则尤甚，轻微耳鸣，眼花，睡眠不安，舌苔薄白，脉紧。西医诊断：偏头痛。中医诊断：头痛。证属风邪头痛。治以疏风止痛。方用川芎茶调散加减。

处方 川芎10 g，荆芥15 g，防风10 g，薄荷10 g，羌活10 g，细辛3 g，白芷10 g，桂枝10 g，柴胡10 g，蝉蜕15 g，僵蚕15 g，炙甘草10 g。7剂，水煎，每日1剂，分两次温服。嘱避风寒，饮食宜清淡。

二诊 2018年4月19日。头痛好转，有时耳鸣，睡时明显，吹冷风则头痛不适，睡眠不安改善，舌质淡红，苔薄白，脉弦。初诊方基础上加葛根15 g，首乌藤15 g。再服14剂，水煎，每日1剂，分两次早晚温服。

三诊 2018年5月4日。患者诉头痛消除，有轻微耳鸣，睡眠可，舌质淡红，苔薄白，脉弦。二诊方中加黄芪15 g，当归10 g。处方：川芎10 g，荆芥15 g，防风10 g，薄荷10 g，羌活10 g，细辛3 g，白芷10 g，桂枝，柴胡10 g，蝉蜕15 g，僵蚕15 g，葛根15 g，首乌藤15 g，炙黄芪15 g，当归10 g，炙甘草10 g。继续服用14剂，煎服法同前。后随访3个月未发。

按语

1. 患者情况 本案患者为青年女性，平素因情志，劳累，外邪致头痛反复发作，此次因感风邪，头痛再次发作。

2. 辨证分析 《圣济总录》云"偏头痛之状，由风邪客于阳经，其经偏虚者，邪气凑于一边，痛连额角""头为诸阳之会"，外感风邪，循经上犯头目，清阳之气被遏，则发为头痛之疾。肝为风木之脏，风邪易扰，肝胆之经行于头侧耳部，故见侧头痛痛连耳部；风邪袭表，与营卫气相争于体表肌腠之间，故恶风，遇冷则痛甚；风邪侵袭肌表，使肺失宣降，风邪循经上犯清窍，则见耳鸣眼花；风邪侵袭脑经筋脉，使气血运行不畅，神失所养，故见夜寐不安之象；舌苔薄白，脉紧乃风邪外袭之表现。

3. 辨证结果及主方 综上，诊断为头痛。证属风邪头痛。治以疏风止痛。予以川芎茶调散加减。

4. 用方出处及解读 川芎茶调散出自《太平惠民和剂局方》。主治：外感风邪头痛，偏正头痛，或颠顶头痛。功用：疏风止痛。此方以风药为主，辛温香燥，疏散风邪。方中川芎性味辛温，为"诸经头痛之要药"，"主中风入脑头痛"（《神农本草经》），善于祛风活血止痛，为君药；薄荷、荆芥轻而上行，既疏风止痛，又清利头目，此为臣药；"头痛须用川芎，如不愈加各引经药，太阳羌活，阳明白芷……少阴细辛"（《医学起源》），川芎祛风止痛，细辛、白芷散寒止痛，防风辛散上行以驱上部风邪，以上均为佐药，以助君臣增强疏风止痛之效；炙甘草为使药，以益气和中，调和诸药。诸药合用，辛散疏风于上，佐以苦凉之品，寓降于升，使风邪得去，头痛得愈。

5. 处方思路 "伤于风者，上先受之"（《素问·太阴阳明论》），外感风邪，循经上扰，故见头痛，故选用辛散疏风于上之川芎茶调散以疏风止痛。本案中感受风邪而发头痛之疾，加用药对"桂枝-柴胡"（《伤寒论》），桂枝性散主行，柴胡清轻升散，二者同为解表之品，同用共奏解表祛邪之功；加用僵蚕以祛风止痛；患者耳鸣眼花，乃风邪上犯清窍，清阳被遏，加用蝉蜕以疏散风邪，清利头目。

6. 复诊 二诊，诉头痛减轻，诸证好转，但有时耳鸣，睡时明显，乃清阳不升所致，加用升阳之葛根，借其"升腾胃气"（《本草经解》）之功，引水谷清气上荣清窍；再加"安神催眠"（《饮片新参》）之首乌藤以安眠。

三诊，诸证显著好转，仍有轻微耳鸣，乃邪去正虚，耳窍失养；加黄芪、当归以补益气血，扶正补虚。

病案4 偏头痛

曹某，女，42岁。因头痛反复发作3年余，再发2日，于2022年4月2日初诊。

初诊 患者诉2018年开始反复头痛，多为左侧头痛，左眼眶胀痛，常在吹冷风受凉后易发，伴头晕重，痛甚恶心欲呕，用毛巾裹住头部则舒。每年发作3～5次，先后在当地人民医院、中医院、脑科医院等门诊检查治疗，头部CT检查未见异常，颈部CT：C2/C3、C4/C5椎间盘轻度膨出。脑血流图、脑电图未见异常。诊断为：神经性头痛，颈椎病。先后间断服用布洛芬缓释胶囊，双氯芬酸钠片，盐酸氟桂利嗪胶囊等，可暂时减轻疼痛，但药效维持时间较短，仍反复发作。此次于两日前受凉后再发，欲服中药治本。现症见：头痛，左侧为主，头部畏风怕冷，痛连左耳，耳鸣不适，左眼眶胀痛，头晕重，恶心不适，夜寐不安，大便溏稀，舌淡红，苔白腻，脉沉。西医诊断：偏头痛。中医诊断：头痛。证属风湿头痛。治以祛风除湿，通络止痛。方用羌活胜湿汤加减。

处方 羌活10 g，独活15 g，川芎10 g，蔓荆子10 g，防风10 g，藁本10 g，葛根15 g，茯苓20 g，苍术10 g，甘草10 g。7剂，水煎，每日1剂，分两次早晚温服。嘱其避风寒，忌油腻肥甘食品。

二诊 2022年4月9日。患者诉药后头痛头晕重减轻，左耳和左眼眶疼痛明显缓解，恶心消除，夜寐较差，大便溏稀，苔白，脉沉。

处方 羌活10 g，独活15 g，川芎10 g，蔓荆子10 g，防风10 g，藁本10 g，葛根15 g，茯苓20 g，苍术10 g，姜半夏10 g，桂枝10 g，白芷10 g，

甘草 10 g。继续服 7 剂，煎服法同前。

三诊 2022 年 4 月 16 日。患者诉头痛头晕消除，左耳和左眼眶不疼痛，稍有胀感不适，大便软，日行 1 次，舌苔白，脉沉。药证切合，不再更方，继续服用 7 剂。后随访联系，诸症消除，未发头痛，正常上班。

按语

1. **患者情况** 本案患者为中年女性，吹冷风受凉后头痛反复，此次受凉后头痛复发。

2. **辨证分析** 《临证指南医案·头痛》云："头为诸阳之会，与厥阴肝脉会于巅……厥阴风火乃能上逆作痛。"六阳经皆上达头部，厥阴少阳两经互为表里，分布于头面两侧。《外台秘要·头风及头痛方》指出："体虚阳经脉为风所乘。"风易夹湿侵袭肝经，湿性重着，风湿束于肌表，上蒙清窍，清阳不升，故见偏侧头痛，头晕重，耳鸣不适，眼眶胀痛；风湿之邪束于肌表，卫阳被遏，失于温煦，则畏风怕冷；脾司运化主四肢，湿浊中阻，脾胃升降失司，则恶心不适；湿邪内蕴肠道，分清泌浊功能失调，故大便溏薄；湿为阴邪，阻遏阳气，入夜尤甚，心脉失于温煦，神无所依，则夜寐不安；苔白腻，脉沉，为风湿袭表之象。

3. **辨证结果及主方** 综上，诊断为头痛。证属风湿头痛。治以祛风除湿，通络止痛。予以羌活胜湿汤加减。

4. **处方出处及解读** 羌活胜湿汤出自《脾胃论》，"如脊痛项强，腰似折，项似拔，上冲头痛，乃足太阳经之不行也，以羌活胜湿汤主之"。主治：风湿犯表之痹证。功用：祛风胜湿止痛。此方以善祛上部风湿之羌活，善祛下部风湿之独活，祛风除湿，通利关节。二药合用，散一身风湿而止痹痛，共为君药。防风散风胜湿而治一身之痛；川芎"上行头目"（《本草汇言》），为治头痛要药，同时又为"血中气药"（《本草汇言》），故既可疏散周身风邪，又能活血行气而止头身之痛，二药共助君药散风邪通痹止痛，为臣药。藁本辛散温通香燥，入于肌肉，经络，筋骨之间，以祛除风寒湿邪，蠲痹止痛；蔓荆子辛散，善清利头目，疏散头面之邪，二者俱为佐药。甘草调和诸药，缓和药性，为佐使药。诸药配伍，可祛风胜湿而痹止痛。

5. 处方思路 "如肩背痛不可回顾，此手太阳气郁而不行，以风药散之"（《脾胃论》），风湿相搏，郁于肌表，腠理，经络之间，用以风药以祛上盛之邪，故选用羌活胜湿汤以祛风除湿止痹痛。本案中患者感受风湿之邪，上蒙清窍，加用升阳之葛根，借其"升腾胃气"（《本草经解》）之功，引水谷清气上荣脑窍；患者恶心不适，大便稀溏，乃湿困脾胃中焦，内蕴大肠，使脾胃升降失司，肠道泌别清浊功能失调，故加用茯苓，苍术以燥湿宽中，健脾和胃。

6. 复诊 二诊，诉头晕头痛症状消除，诸证好转。稍有腹胀不适之感，乃湿阻气机，气运不畅所致；湿邪遏阻阳气，心脉失于温煦，则仍稍夜卧不安；湿蕴肠道，分清泌浊之功减弱，则见便稀。以上不适皆由湿邪所致，故加姜半夏燥湿消痞，桂枝、白芷温经通脉止痛。三诊诸症明显缓解，药证切合，继续服用此方，患者得愈。

病案5 缺铁性贫血，颈椎病，慢性非萎缩性胃炎

旷某，男，52岁。因头痛，头晕3年余，加重半个月余，于2022年8月6日初诊。

初诊 患者诉2019年春节后因酒后突然出现解黑便，头痛，头晕，在当地中心医院急诊就诊，诊断为：急性上消化道出血，缺铁性贫血（重度）。胃镜检查示：慢性非萎缩性胃炎。头颈部CT：颈椎轻度骨质增生，椎间盘轻度膨出。收住院治疗，经输血，服中西药（奥美拉唑胶囊，阿胶补血冲剂等）治疗后好转出院，出院诊断：急性上消化道出血，缺铁性贫血，慢性非萎缩性胃炎，颈椎病。查血红蛋白由78 g/L提高至112 g/L。出院后服用一段时间药后未再服药治疗。已戒烟酒，饮食亦清淡，少食辛辣，难消化食品。依然经常性头部隐隐作痛，头晕，有时心慌不适，气短乏力。1个月前在当地卫生医院检查血常规：血红蛋白101 g/L。予阿胶烊化，服用

2 周，无明显好转。遂至门诊就诊。现症见：头部隐痛，头晕，有时心慌不适，神疲，纳少，气短乏力，面色黄而少华，自汗，舌淡红，苔薄白，脉沉细弱。中医诊断：头痛。证属气血亏虚。治以养血滋阴，益气升清。主方：补中益气汤合四物汤加减。

处方 黄芪 30 g，西洋参 10 g，升麻 10 g，柴胡 10 g，陈皮 10 g，白术 10 g，葛根 15 g，当归 10 g，川芎 10 g，白芍 10 g，熟地黄 20 g，炙甘草 10 g。14 剂，水煎，每日 1 剂，分两次温服。嘱其注意饮食补充营养，荤素搭配，戒烟戒酒，适当运动，提高身体机能。

二诊 2022 年 8 月 20 日。观患者面色少华有改善，患者自诉头痛头晕减轻，活动后稍感气短乏力，自汗减少，食纳较少，舌质淡红，苔薄白，脉沉细弱。初诊方上加黄精 20 g，山药 20 g，阿胶 10 g（烊化兑服）。继续服用 14 剂，煎服法同前。

三诊 2022 年 9 月 4 日。患者诉头痛头晕消退，面色较前红润，未发心慌，活动后气短乏力明显好转，自汗明显减少，食纳可，舌质淡红，苔薄白，脉沉细。复查血常规：血红蛋白 123 g/L。方药显效，继续用二诊方服用 14 剂，煎服法同前。后随访，近 3 个月未发头痛头晕，精神良好。

按语

1. **患者情况** 本案患者为中年男性，患头痛日久不愈，加重半个月余，既往有失血、贫血病史。

2. **辨证分析** 《济生方·头痛论治》云："偏正头风，妇人气盛血虚，产后失血过多，气无所主，皆致头痛。"气虚则清阳不升，血虚则头面失荣，气血两虚，营血不能上荣于脑髓脉络，则发为头痛之疾。气血亏虚，脑髓脉络失于濡养，不荣则痛，故头痛隐隐，头晕，缠绵不休；血虚不能上荣头面，则见面色黄而少华；血虚不能滋养心脉，故时有心慌不适；气虚失于固摄，则自汗；中气不足，脾胃运化失司，则纳呆，气血生化乏源，故见神疲，气短乏力；舌淡红，苔薄白，脉沉细弱，均为气血亏虚之表现。

3. 辨证结果及主方 综上，诊断为头痛。证属气血亏虚。治以养血滋阴，益气升清。予以补中益气汤合四物汤加减。

4. 用方出处及解读 四物汤出自《仙授理伤续断秘方》，"四物汤，凡伤重，肠内有瘀血者用此"。主治：营血虚滞证。功用：补血调血。补中益气汤出自《内外伤辨惑论》卷中，"脾胃气虚，则下流于肾肝，阴火得以乘其土位……惟当以辛甘温之剂，补其中而升其阳，甘寒以泻其火则愈"。主治：脾胃气虚证；气虚下陷证；气虚发热证。功用：补中益气，升阳举陷。补中益气汤重用黄芪为君，其性甘温，补中气而固表气，且升阳举陷。臣以大补元气之人参，补脾和中之炙甘草。三药君臣相伍，此谓"黄芪补表气，人参补里气，炙草补中气"（《医宗金鉴》）大补一身之气。佐以补气健脾之白术，助脾运化，使气血生化得源。兼佐当归以补养营血，使所补之气有所依附；陈皮理气健脾，使诸药补而不滞。予以少量升麻、柴胡，升阳举陷，引诸药上行，即"胃中清气在下，必加升麻，柴胡以引之，引黄芪，人参，甘草甘温之气味上升"（《内外伤辨惑论》卷中）。且二药又为"脾胃引经最要药也"（《本草纲目》），故为佐使。炙甘草调和诸药，亦为使药。合而用之，脾胃之气得补，下陷之气得升。四物汤中熟地黄甘温味厚，为滋阴补血之要药，故为君药。当归和血入心则"变化而赤是谓血"（《灵枢·决气篇》），与熟地黄相伍，补营血而不滞，为臣药；白芍养血敛阴，柔肝缓急，助君臣滋阴补血之力更甚，兼以缓急止痛；川芎，"血中气药"（《本草汇言》），既助当归行血之力，又使诸药补血而不滞血，"上行头目"（《本草汇言》），为治头痛之要药，二药共为佐药。四药合用，共奏补血调血之功。

5. 处方思路 "血虚头痛，当归，川芎为主。"（《兰室秘藏·头痛门》）营血亏虚，脑髓脉络失养，以致不荣则痛，故选用四物汤以补血调血；"气为血之帅，血为气之母"（《中藏经》），血虚气无所依附，则易致气虚，故选用补中益气汤以补气。两方合用，气血得生，脑髓脉络得养，故头痛自止。本案中患者气血两虚，故以性凉微苦之西洋参替大补元气之人参，使气阴双补而不助热；加用升阳之葛根，借其"升腾胃气"（《本草经解》）之功，引水谷清气上荣脑窍，与他药合用，共治气血虚弱头痛之疾。

6. 复诊　二诊，诉头痛头晕症状减轻，诸证好转，但活动后稍感气短乏力，乃气虚不固，食纳减少，脾气虚弱，脾胃运化功能减弱，故以"主补中益气"《名医别录》之黄精，"补虚羸"（《神农本草经》）之山药，补气健脾兼以滋养，气阴双补；更加阿胶"血肉有情之品，滋补最甚"《临证指南医案》，加强此方补血滋养之功；三诊时诸症明显缓解，继续服用此方，患者得愈。

第二节

中

风

（8例）

病案1 腔隙性脑梗死，高脂血症，脂肪肝

王某，男，58 岁。因头晕，右侧肢体乏力，麻木 1 个月余，于 2022 年 8 月 20 日初诊。

初诊 患者诉 2022 年 7 月 15 日出现头晕，右侧肢体乏力，麻木，无恶心呕吐，无口角㖞斜，语言流利，无头痛，右侧上下肢活动受限，麻木。即至当地医院就诊，头部磁共振检查示：左颞枕叶腔隙性脑梗死。诊断为：脑梗死。住院治疗 11 日后好转出院，但依然感头晕，右侧肢体行走活动乏力，麻木。既往有高脂血症，中度脂肪肝病史。现症见：头晕，眼胀不适，无视物旋转，右侧上下肢活动乏力，麻木，口干苦，睡眠不安，梦多，食纳可，大便干结，有时 2～3 日 1 次，形体肥胖，舌质紫暗，边有瘀斑，苔黄腻，脉滑。西医诊断：腔隙性脑梗死，高脂血症，脂肪肝。中医诊断：中风。证属痰热瘀阻证。治以清热化痰，祛瘀通络。方用半夏白术天麻汤合温胆汤化裁。

处方 天麻 15 g，白术 10 g，法半夏 10 g，陈皮 10 g，钩藤 15 g，黄芩 10 g，竹茹 15 g，首乌藤 15 g，茯苓 20 g，葛根 20 g，丹参 10 g，川芎 10 g，地龙 15 g，生甘草 10 g。7 剂，水煎，每日 1 剂，分两次服用。

二诊 2022 年 8 月 27 日。患者诉头晕，眼胀减轻，睡眠易醒，口苦消除，大便干结，一日一行，右侧肢体乏力有所改善，仍麻木，苔黄，脉滑。原方加杜仲 20 g，牛膝 15 g，继续服用 14 剂。嘱饮食宜清淡，忌辛辣肥甘食物。

三诊 2022 年 9 月 10 日。患者诉未发头晕，无眼胀，睡眠明显改善，口微干，大便稍干，日行 1 次，右侧肢体行走乏力明显好转，偶有麻木感，舌苔薄黄，脉滑。二诊方基础上再加桑寄生 15 g，续断 15 g，再进 14 剂。后随访，患者右侧肢体活动基本正常，仅行走活动稍乏力，病情稳定。

按语

1. 患者情况 本案患者为中年男性，形体肥胖，既往有腔隙性脑梗死，高脂血症，现多有头晕，肢麻，考虑患者平素为痰浊内盛，又兼血瘀所困。

2. 辨证分析 清代沈金鳌《杂病源流犀烛·中风源流》云："肥人多中风……人肥则腠理致密而多郁滞，气血难以通利，故多卒中也。"元代王履《医经溯洄集·中风论辨》亦云："凡人年逾四旬气衰之际，或因忧喜忿怒伤其气者，多有此疾，壮年之时无有也，若肥盛则兼有之。"患者年过五旬，气血渐衰，运行失常，渐致血瘀，患者既往腔隙性脑梗死为证也，右下肢麻木，舌质紫暗，边有瘀斑亦为其佐证；形体肥胖，多为痰湿之体，痰浊阻于中焦，可使清阳不升，故有头晕，眼目不适；久之化热，热与湿结形成湿热，便可出现口干口苦，寐差多梦。湿热之象，苔黄腻，脉滑为其佐证也。

3. 辨证结果及主方 综上，诊断为中风（中经络）。证属痰热瘀阻。治以清热化痰，祛瘀通络。方用半夏白术天麻汤合温胆汤化裁。

4. 用方出处及解读 半夏白术天麻汤出自《医学心悟》，"有痰湿壅遏者，书云：头旋眼花，非天麻，半夏不除是也，半夏白术天麻汤主之"。功效：健脾祛湿，化痰息风。主治风痰上扰证。方中半夏辛温而燥，燥湿化痰，降逆止呕；天麻甘平而润，入肝经，善于平肝息风而止眩晕。二者配伍，长于化痰息风，"头旋眼花，非天麻，半夏不除"，共为君药。白术健脾燥湿；茯苓健脾渗湿，以治生痰之本，与半夏、天麻配伍，加强化痰息风之效，共为臣药。橘红理气化痰，使气顺痰消，为佐药。使以甘草调药和中，煎加姜、枣以调和脾胃。诸药合用，共奏化痰息风，健脾祛湿之效。温胆汤出自《三因极一病证方论》，"治心胆虚怯，触事易惊，或梦寐不祥，或异象惑，遂致心惊胆慑，气郁生涎，涎与气搏，变生诸证，或短气悸乏，或复自汗，四肢浮肿，饮食无味，心虚烦闷，坐卧不安"。功效：理气化痰，清胆和胃。主治：胆胃不和，痰热内扰证。方中半夏燥湿化痰，和胃止呕，为君药。竹茹清胆和胃，清热化痰，除烦止呕，为臣药。君臣相配，既化痰和胃，又清胆热，令胆气清肃，胃气顺降，则胆胃得和，烦呕自止。陈皮理气和中，燥湿化痰；枳实破气化痰；茯苓渗湿健脾以消痰；生姜、大枣和中培土，使水湿无以留聚，共为佐药。炙甘草益气和中，调和诸药，为佐使药。综合全方，半夏、陈皮、生姜偏温，竹茹、枳实偏凉，温凉兼进，令全方不寒不燥，理气化痰以和胃，胃气和降则胆郁得舒，痰浊得去则胆无邪扰，如是则复其宁谧，诸症自愈。

5. 处方思路　患者形体肥胖，多为痰湿之体，痰浊阻于中焦，可使清阳不升，故有头晕，眼目不适，故选方半夏白术天麻汤，化痰息风，健脾祛湿；久之化热，热与湿结形成湿热，便可出现口干口苦，寐差多梦。湿热之象，苔黄腻，脉滑为其佐证也。故选方温胆汤，理气化痰，清胆和胃。又因患者年过五旬，气血渐衰，运行失常，渐致血瘀，患者既往腔隙性脑梗死为证也，右下肢麻木，舌质紫暗，边有瘀斑亦为其佐证，故加入丹参、川芎、地龙通络活血化瘀，加入首乌藤、茯神养血以安神。

6. 复诊　二诊时，患者诉头晕，眼胀减轻，口苦消除，但仍有睡眠易醒，大便干结，右下肢仍麻木，苔黄，脉滑。患者中老年男性，气血渐衰，肝肾渐渐亏虚，故于前方中加入加杜仲、牛膝，补肝肾，强腰膝。三诊时，患者诉诸症改善，仅右侧肢体偶有麻木感，考虑患者体质以及年龄，故于二诊方基础上再加桑寄生、续断补益肝肾，再进14剂，以巩固疗效。

病案2 多发性脑梗死

曾某，男，67岁。因右侧肢体乏力，头晕2个月余，加重1周，于2018年8月12日初诊。

初诊 患者诉2018年6月21日因突然右侧肢体乏力，头晕，语言不利，在当地市医院急诊就诊，测量血压正常。否认高血压、糖尿病病史。做头部CT检查后，诊断为急性多发脑梗死，收住院。经输液，输氧，药物治疗（具体不详）后，语言不利明显改善，讲话发音稍有不流利，肢体乏力，头晕等诸症好转出院。出院后间断在住所附近的卫生院做康复治疗。近1周右侧肢体乏力，头晕加重，特来就诊。现症见：右侧肢体乏力，麻木，头晕，稍有言语不利，腰膝酸软，失眠，便秘，舌质暗紫，有瘀点，苔薄白，脉沉弱。西医诊断：多发性脑梗死。中医诊断：中风（中经络）。证属肝肾不足，气虚血瘀。治以益气活血。方用补阳还五汤加味治疗。

处方 黄芪30 g，赤芍10 g，当归尾10 g，桃仁10 g，红花10 g，地龙10 g，川芎10 g，葛根15 g，石菖蒲10 g，杜仲15 g，牛膝10 g，生甘草10 g。14剂，水煎，每日1剂，分两次服用。嘱患者饮食宜清淡，多食新鲜果蔬，忌辛辣肥甘食物，继续针灸理疗，肢体功能锻炼。

二诊 2018年8月26日。患者诉服药后右侧肢体乏力，腰膝酸软好转，头晕减轻，自觉偶有言语不利，睡眠欠佳，夜寐易醒，大便秘结，2～3日1次，舌脉无明显变化。

处方 黄芪30 g，赤芍10 g，当归10 g，桃仁10 g，红花10 g，地龙10 g，川芎10 g，葛根15 g，石菖蒲10 g，杜仲15 g，牛膝10 g，生地黄15 g，酸枣仁15 g，首乌藤15 g，生甘草10 g。再服14剂，每日1剂，煎服法同前。

三诊　2018年9月10日。患者无明显言语不利，右侧肢体稍感乏力，可以慢步行走活动，站立行走活动较久有腰膝酸软，时有夜寐易醒，大便变软，1~2日一行，舌质暗，有瘀点，苔薄白，脉沉。二诊方基础上加益智仁15 g，五味子10 g。继续服用14剂。煎服法同前。

四诊　2018年9月24日。患者及家人诉服药后感觉效果明显。无明显语言不利，右侧肢体慢走活动时间比以前长，时有轻微腰膝酸软，时有夜寐易醒，大便软，舌质暗，苔薄白，脉沉。继续服用三诊方巩固疗效。后随访，肢体活动功能好，日常语言交流对话正常，生活可自理。

按语

1. 患者情况　本案患者为老年男性，因急性多发脑梗死后出现右侧肢体乏力，头晕，肢体麻木，言语不利，考虑为气虚血瘀之证。

2. 辨证分析　明代李东垣《医学发明·中风有三》云："凡人年逾四旬，多有此疾。"明代张介宾《景岳全书·非风》指出："非风一证，即时人所谓中风证也。此证多见卒倒，卒倒多由昏愦。本皆内伤积损颓败而然，原非外感风寒所致。"本案患者，已过八八之年，年龄较大，肝肾渐至亏虚，气血运行通而不畅，虚阳虚风内动，遂至中风。刻下见右下肢乏力，麻木，言语不利，又见舌质暗紫，有瘀斑瘀点，气虚见之于乏力，血瘀见之于舌质暗紫，有瘀斑瘀点；气虚血瘀后，气血不达清窍行濡养之功则见头晕，失眠；麻木，言语不利，患者神清则为病邪在经络之特征。故患者辨病为中风中经络病，辨证为肝肾不足，气虚血瘀证。

3. 辨证结果及主方　综上，诊断为中风（中经络）。证属肝肾不足，气虚血瘀。治以益气活血。方用补阳还五汤加味治疗。

4. 用方出处及解读　补阳还五汤出自王清任《医林改错》，"此方治半身不遂，口眼㖞斜，语言謇涩，口角流涎，下肢痿废，小便频数，遗尿不禁"。功效：补气活血通络。主治：气血血瘀之中风。方中重用生黄芪，甘温大补元气，使气旺以促血行，瘀去络通，为君药。当归尾活血通络而不伤血，为臣药。赤芍、川芎、桃仁、红花助当归尾活血祛瘀，为佐药。地龙通经活络，力专善走，并引诸药之力直达络中，为佐使药。合而用之，则气旺，瘀消，络通，诸症可愈。

5. 处方思路　患者中风后出现肢体乏力之气虚表现，舌质暗紫，有瘀斑瘀点，麻木，言语不利之血瘀表现，以及气虚血瘀后，气血不达清窍行濡养之功则见头晕，失眠，故辨证为气虚血瘀之中风证，处以补阳还五汤加减。患者腰膝酸软，予以杜仲、牛膝来补肝肾，强筋骨；葛根通经活络；石菖蒲通窍醒神以防止邪气内陷入脏腑。共奏益气活血，补益肝肾之功。

6. 复诊　二诊时，患者诉服药后诸症改善，自觉偶有言语不利，睡眠欠佳，夜寐易醒，大便秘结，故在前方基础上加生地黄补益肝肾；酸枣仁清心安神，首乌藤养血安神以调整睡眠。三诊时，患者诉言语大有改善，右侧肢体稍感乏力，站立行走活动较久时则有腰膝酸软，夜寐欠佳，大便变软，舌质暗，有瘀点，苔薄白，脉沉。故于二诊方基础上加益智仁益气安神，五味子补益虚劳羸弱，《神农本草经》记载其"主益气，劳伤羸瘦"。四诊，诸证减，效不更方，再进 14 剂以巩固疗效。

病案3　脑出血，原发性高血压

范某，男，61 岁。因头痛，头晕 1 个月余，于 2022 年 8 月 25 日初诊。

初诊　患者及家人诉，2022 年 7 月 10 日突发头痛，头晕，恶心欲呕，左下肢行走乏力，无明显语言不利。在家测血压 180/100 mmHg，急送当地中心医院急诊，做头部 CT 检查发现微小面积右脑出血。既往有原发性高血压病史 10 年余，一直服用氨氯地平片、非洛地平片等降压药。诊断为：脑出血，原发性高血压（3 级，极高危）。住院治疗 16 日，好转出院。出院做肢体推拿康复治疗 15 日。现症见：头晕，头痛，左下肢行走乏力，口角无喎斜，有时流痰涎，面赤，耳鸣，便秘，舌红，苔黄腻，脉弦滑。西医诊断：脑出血，原发性高血压。中医诊断：中风（中经络）。证属肝阳上亢，风痰瘀阻。治以平肝息风，化痰通络。方用镇肝息风汤合半夏白术天麻汤加减。

处方 生龙骨 15 g，生牡蛎 15 g，白芍 10 g，赭石 10 g，玄参 10 g，天冬 10 g，龟甲 15 g，牛膝 10 g，茵陈 10 g，川楝子 10 g，法半夏 10 g，天麻 15 g，茯苓 15 g，白术 10 g，陈皮 10 g，制大黄 10 g，厚朴 10 g，枳实 10 g，生甘草 10 g。14 剂，水煎，每日 1 剂，分两次服用。嘱患者宜饮食清淡，多食新鲜果蔬，保持心情愉悦平和，忌激动恼怒。

二诊 2022 年 9 月 9 日。患者诉头晕，头痛减轻，左下肢活动乏力好转，面赤消除，无便秘，每日 1~2 次，质软，口角偶有流涎，耳鸣，舌红，苔黄，脉弦滑。初诊方去制大黄、厚朴、枳实，加石菖蒲 15 g，生地黄 15 g，竹茹 15 g，葛根 15 g。再服 14 剂，每日 1 剂，煎服法同前。

三诊 2022 年 9 月 23 日。患者诉无头痛，偶有头晕，左下肢行走活动时间久有疲劳乏力，有麻木感，偶尔口角流涎，口中有痰，耳鸣在躺下时明显，睡眠不安，舌淡红，苔薄黄，脉弦滑。

处方 生龙骨 15 g，生牡蛎 15 g，白芍 10 g，赭石 10 g，玄参 10 g，天冬 10 g，龟甲 15 g，牛膝 10 g，法半夏 10 g，天麻 15 g，茯苓 15 g，白术 10 g，石菖蒲 15 g，生地黄 15 g，竹茹 15 g，葛根 15 g，杜仲 15 g，生麦芽 10 g，红景天 10 g，生甘草 10 g。继续服用 14 剂，每日 1 剂，煎服法同前。嘱患者及家人，同时要坚持行走活动，左侧肢体局部推拿康复治疗。

四诊 2022 年 10 月 7 日。患者诉轻微头晕，左下肢行走活动后稍疲劳乏，有麻木感，时有轻微耳鸣，睡眠梦多，舌淡红，苔薄黄，脉弦滑。改用半夏白术天麻汤合杞菊地黄丸化裁，息风化痰，补益肝肾。

处方 法半夏 10 g，天麻 15 g，白术 10 g，茯苓 15 g，橘红 10 g，枸杞子 15 g，菊花 10 g，生地黄 10 g，山药 15 g，山茱萸 15 g，泽泻 10 g，牡丹皮 10 g，葛根 15 g，杜仲 15 g，牛膝 10 g，首乌藤 15 g，红景天 10 g，生甘草 10 g。14 剂，水煎，煎服法同前。后随访，患者左下肢行走活动基本正常，无明显头痛头晕，生活基本自理。

按语

1. 患者情况　本案患者为中老年男性，既往因右脑微小面积出血，经医院治疗后出院，既往原发性高血压病史，常伴有头晕，头痛，考虑患者平素即为肝阳上亢，且时有肝风内动。

2. 辨证分析　《金匮要略·中风历节病脉证并治》云："夫风之为病，当半身不遂……邪在于络，肌肤不仁；邪在于经，即重不胜；邪入于腑，即不识人；邪入于脏，舌即难言，口吐涎。"患者因脑出血后出现头晕，头痛，下肢行走乏力，虽无明显口眼㖞斜，但其面色发赤，仍时有耳鸣目眩，其脉弦，考虑为风邪客于肌表经络，而筋脉为肝所主，故可出现下肢疲软乏力；患者舌红，苔黄腻，大便秘，黄腻苔为痰热的典型舌苔，其大便秘结，恐其燥热内结，形成痰热腑实之证；其时有痰涎，亦为邪客筋脉之后，全身津液运行失调所致。故辨病为中风中经络，辨证为肝阳上亢，风痰瘀阻证。

3. 辨证结果及选方　综上，诊断为中风（中经络）。证属肝阳上亢，风痰瘀阻证。治以平肝息风，化痰通络。方用镇肝息风汤合半夏白术天麻汤加减。

4. 用方出处和解读　镇肝息风汤出自张锡纯《医学衷中参西录》，"治内中风证（亦名类中风，即西医所谓脑充血证），其脉弦长有力（即西医所谓血压过高），或上盛下虚，头目时常眩晕，或脑中时常作疼发热，或目胀耳鸣，或心中烦热，或时常噫气，或肢体渐觉不利，或口眼渐形歪斜，或面色如醉，甚或眩晕，至于颠仆，昏不知人，移时始醒，或醒后不能撤消，精神短少，或肢体痿废，或成偏枯"。功效：镇肝息风，滋阴潜阳；主治：类中风。方中牛膝苦酸性平，入肝肾经，重用以引血下行，折其阳亢，并有补益肝肾之效，为君药。赭石质重沉降，镇肝降逆，合牛膝引气血下行以治其标；龙骨、牡蛎、龟甲、白芍益阴潜阳，镇肝息风，共为臣药。玄参、天冬滋阴清热，壮水涵木；肝为刚脏，喜条达而恶抑郁，过用重镇之品以强制，势必影响其疏泄条达之性，故又以茵陈、川楝子、生麦芽清泄肝热，疏理肝气，以顺肝性，利于肝阳的平降镇潜，均为佐药。甘草调和诸药为使，合生麦芽又能和胃安中，以防金石、介壳类药物质重碍胃之弊。诸药相伍，共奏镇肝息风，滋阴潜阳之功。半夏白术天麻汤出自《医学心悟》，功效：健脾祛湿，化痰息风；主治：风痰上扰证。方中半夏辛温而燥，燥湿化痰，降逆止呕；天麻甘平而润，入肝经，善于平肝息风而止眩晕。二者配伍，长于化痰息风，共为君药。白术健脾燥湿；茯苓健脾渗湿，以治生痰之本，与半夏、天麻配伍，加强化痰息风之效，共为臣药。橘红理气化痰，使气顺痰消，为佐药。使以甘草调药和中，煎加姜、枣以调和脾胃。诸药合用，共奏化痰息风，健脾祛湿之效。

5. 处方思路　患者既往有高血压病史，素体阴虚阳亢，脑出血后出现下肢行走乏力，头晕头痛，考虑为肝阳上亢，处方镇肝息风汤，镇肝息风，滋阴养血。同时口中时有痰涎，伴有头晕，苔腻脉滑，考虑为风痰上扰证，于前方基础上合半夏白术天麻汤，健脾祛湿，化痰息风。面赤，便秘，为阳明腑实之证，故加用大黄泄热通便，厚朴行气散满，枳实破气消积；三者合用，共奏轻下热结之效。故处方为镇肝息风汤合半夏白术天麻汤加减，共奏平肝息风，化痰通络之功。

6. 复诊　二诊时，患者诉头晕，头痛减轻，左下肢活动乏力好转，面赤消除，便秘明显减轻，故前方去制大黄、厚朴、枳实，加石菖蒲化痰通窍醒神；竹茹清痰热，安心神；葛根通经活络；生地黄滋补肝肾以调治阳亢之本。三诊时，患者诉无头痛，头晕减，口角流涎减轻，故前方去化痰调气之陈皮、茵陈、川楝子；左下肢疲劳乏力，时有麻木感，睡眠不安，加杜仲补肝肾，强筋骨；红景天活血通脉以缓解下肢麻木感。四诊时，患者诉诸症减，左下肢行走活动后稍疲劳，时有轻微耳鸣，睡眠梦多。阳亢症状已无，当补益肝肾，健脾化痰以巩固治疗，故改用半夏白术天麻汤合杞菊地黄丸化裁，息风化痰，补益肝肾。

病案4　多发性脑梗死，原发性高血压

刘某，男，64 岁。因右侧肢体乏力 2 年，加重伴头晕头痛 1 周。于 2022 年 6 月 5 日初诊。

初诊　患者诉 2020 年 4 月突发右侧肢体乏力，麻木，讲话欠流利，头晕头痛，在当地中医院急诊就诊，头部 CT 检查：多发脑梗死。既往有原发性高血压，高尿酸血症，高脂血症 10 余年。收住院治疗，西医诊断：多发脑梗死，原发性高血压，高脂血症，高尿酸血症。经治疗 20 余日好转出院，出院后间断服阿托伐他汀片，阿司匹林肠溶片，尼麦角林片，谷维素片等药，一直服硝苯地平控释片，非洛地平缓释片降压治疗。现症见：右侧肢体乏力，麻木，舌强，头晕，头痛，两眼干涩，有时一侧眼角肌肉跳动，偶尔轻微左胸部刺痛，胸闷，少寐梦多，便秘，便干，有时 5～6 日 1 次，舌质暗红，边有瘀点瘀斑，苔少，脉弦细。西医诊断：多发脑梗死，原发性高血压。中医诊断：中风（中经络），眩晕。证属阴虚阳亢，瘀血阻络。治以平肝息风，滋养肝肾。方用镇肝息风汤加减。

处方　生龙骨 20 g，生牡蛎 20 g，白芍 15 g，天冬 15 g，生麦芽 15 g，牛膝 10 g，赭石 20 g，玄参 10 g，川楝子 10 g，茵陈 10 g，龟甲 20 g，丹参 10 g，地龙 10 g，首乌藤 15 g，熟大黄 10 g，生甘草 10 g。7 剂，水煎，每日 1 剂，分两次早晚服。

二诊　2020 年 6 月 12 日。患者诉右侧肢体乏力，麻木，头晕头痛均好转，舌强好转，自觉讲话稍不流利，两眼干涩，有时眼角肌肉跳动，偶尔胸闷刺痛，睡眠不安，梦多，便秘减轻，大便软，2～3 日 1 次。观其舌质暗红，边有瘀点瘀斑，舌苔薄黄，切脉弦细。初诊方去熟大黄、茵陈，加天麻 15 g，钩藤 15 g，决明子 10 g，葛根 15 g。14 剂，水煎，每日 1 剂，分两次服用。

三诊　2020 年 6 月 26 日。患者及家人诉，病情明显好转，头痛消除，无胸闷痛，偶尔轻微头晕，右下肢行走较前有力，行走时间延长，右眼角肌肉未再跳动，眼睛干涩减轻，睡眠梦多，大便软，1～2 日 1 次。舌红，有瘀点瘀斑，苔薄黄，脉弦细。二诊方继续服用 14 剂，煎服法同前。

四诊　2020 年 7 月 10 日。患者右下肢行走乏力明显改善，久则乏力，麻木，偶有轻微头晕，睡眠梦多，大便软，舌淡红，有瘀点瘀斑，苔薄黄，脉弦细。改二诊方合以杞菊地黄丸化裁。补益肝肾，活血通络。

处方　枸杞子 15 g，菊花 10 g，生地黄 15 g，山茱萸 15 g，山药 15 g，茯神 15 g，泽泻 10 g，牡丹皮 10 g，天麻 10 g，钩藤 10 g，首乌藤 15 g，丹参 10 g，葛根 15 g，杜仲 15 g，牛膝 10 g，生甘草 10 g。14 剂，水煎，每日 1 剂，分两次服用。后电话随访，患者右肢体活动功能恢复满意，血压基本在正常范围，日常生活自理，病情稳定。

按语

1. **患者情况**　本案患者为老年男性，年老体衰，肝肾精血不足，加之久病耗伤肝肾，易为瘀血所困。

2. **辨证分析**　《类证治裁》云："此症乃风自火出，火自阴亏，水不涵木，肝风内煽，痰火上乘，堵塞清窍。"阴血亏虚，水不涵木，风阳内动。营血不足，则肝木失于滋荣，水亏木旺，阳亢无制。症见左胸部刺痛，胸闷。《西溪书屋夜话录》云："营血内亏，不能涵木，加以恼怒，肝风内动。"肝阴亏虚，风阳内动。症见神倦少寐，头晕头痛梦多，急躁易怒。《临证指南医案》云："肝血肾液内枯，阳扰风旋乘窍。"肝血亏虚，肝失所养，风木动越。肝血不足，筋失其养而不柔。症见右侧肢体乏力，手足拘挛，震颤，肌肉瞤动，双眼干涩。舌质暗红，边有瘀点瘀斑，苔少，脉弦细，乃阴虚血瘀之表现。

3. **辨证结果及主方**　综上，诊断为中风（中经络），眩晕。证属阴虚阳亢，瘀血阻络。治以平肝息风，滋养肝肾。方用镇肝息风汤加减。

4. 用方出处及解读　镇肝息风汤出自（《医学衷中参西录》）。《素问·调经论》所云："血之与气，并走于上，则为大厥，厥则暴死。气复反则生，不反则死。"本方证以肝肾阴虚为本，阳亢化风，气血逆乱为标，本虚标实，本缓标急，当急则治标，以镇肝息风为主，佐以滋养肝肾为法。功用：镇肝息风，滋阴潜阳。主治：类中风。方中牛膝苦酸性平，入肝肾经，重用以引血下行，折其阳亢，并有补益肝肾之效，为君药。赭石质重沉降，镇肝降逆，合牛膝引气血下行以治其标；龙骨、牡蛎、龟甲、白芍益阴潜阳，镇肝息风，共为臣药。玄参、天冬、熟地黄滋阴清热，壮水涵木；肝为刚脏，喜条达而恶抑郁，过用重镇之品以强制，势必影响其疏泄条达之性，故又以茵陈、川楝子、生麦芽清泄肝热，疏理肝气，以顺肝性，利于肝阳的平降镇潜，地龙息风通络，首乌藤养血安神，均为佐药。甘草调和诸药为使，合生麦芽又能和胃安中，以防金石、介壳类药物质重碍胃之弊。诸药相伍，共奏镇肝息风，滋阴潜阳之功。

5. 处方思路　风名内中，言风自内生，非风自外来也。《黄帝内经》云"诸风掉眩，皆属于肝"。此因肝木失和，风自肝起。又加以肺气不降，肾气不摄，冲气，胃气又复上逆。于斯，脏腑之气化皆上升太过，而血之上注于脑者，亦因之太过，致充塞其血管而累及神经。其甚者，致令神经失其所司，至昏厥不省人事。是以方中重用牛膝以引血下行，此为治标之主药。而复深究病之本源，用龙骨、牡蛎、龟甲、芍药以镇肝息风。赭石以降胃降冲。玄参、天冬以清肺气，肺中清肃之气下行，自能镇制肝木。至其脉之两尺虚者，当系肾脏真阴虚损，不能与真阳相维系。其真阳脱而上奔，并挟气血以上冲脑部，故又加熟地黄以补肾敛肾。从前所拟之方，原止此数味。后因用此方效者固多，间有初次将药服下，转觉气血上攻而病加剧者，于是加生麦芽、茵陈、川楝子即无此弊。盖肝为将军之官，其性刚果，若但用药强制，或转激发其反动之力。茵陈为青蒿之嫩者，得初春少阳升发之气，与肝木同气相求，泻肝热兼疏肝郁，实能将顺肝木之性。麦芽为谷之萌芽，生用之亦善将顺肝木之性，使不抑郁。川楝子善引肝气下达，又能折其反动之力。方中加此三味，而后用此方者，自无他虞也。

6. **复诊**　二诊及三诊时，诉肢体乏力，头晕头痛等症状有所好转，睡眠不安仍梦多，语言不利及眼睛干涩，此乃阴虚阳亢症状仍存，初诊方去熟大黄、茵陈，加以天麻、钩藤"主头风，头痛，头晕虚旋，癫痫强痉，四肢挛急，语言不顺，一切中风，风痰"（《本草汇言》）；葛根"消渴，身大热，呕吐，诸痹，起阴气，解诸毒"（《本经》）；决明子"治青盲，目淫肤赤白膜，眼赤痛泪出，久服益精光"（《神农本草经》）；四诊，诉右下肢行走明显改善，久则乏力，麻木，偶有轻微头晕，睡眠梦多，此乃肝肾阴虚，改二诊方合以杞菊地黄丸化裁，偏于养肝明目，适用于两目昏花，视物模糊之肝肾阴虚证。

病案5　脑梗死后遗症，糖尿病

赵某，男，60 岁。因左侧肢偏瘫乏力，麻木 1 年余，加重 5 日，于 2022 年 5 月 16 日就诊。

初诊　患者及家人诉 2021 年 2 月因突发左下肢偏瘫乏力，语言不利，在当地人民医院急诊，当时测血压不高，头部 CT 检查：右脑梗死。收住院治疗，住院后发现空腹血糖，糖化血红蛋白均高于正常。西医诊断：脑梗死，糖尿病。经住院治疗后语言不利，左下肢偏瘫好转，能独立行走，但左下肢乏力，麻木，有时胀痛不适。出院后做了半个月针灸后未再做，间断服用血栓通胶囊，银杏叶片等，糖尿病一直服用二甲双胍缓释片降糖，空腹血糖有时正常，有时偏高在 8～10 mmol/L 之间波动。近 5 日自觉有所加重，故来就诊，现症见：左下肢乏力，麻木，胀痛不适，腰膝酸软，口干，耳鸣，自汗，双侧小腿瘙痒，眼干涩，大便干燥，2～5 日 1 次，舌淡红，边有瘀点瘀斑，舌下脉络粗色紫暗，苔少，脉沉细。西医诊断：脑梗死后遗症，糖尿病。中医诊断：中风（中经络）。证属气虚血瘀，肝肾不足。治以益气活血，培补肝肾。主方补阳还五汤加味。

处方　黄芪 50 g，赤芍 10 g，川芎 10 g，当归尾 10 g，地龙 10 g，桃仁

10 g，红花 10 g，桑寄生 15 g，生地黄 10 g，杜仲 15 g，牛膝 10 g，甘草 10 g。14 剂，水煎，每日 1 剂，分两次服用。嘱其注意饮食清淡，宜低盐低脂糖尿病饮食，戒烟戒酒。

二诊 2022 年 6 月 1 日。患者诉左下肢乏力，胀痛，腰膝酸软，自汗均好转，麻木，小腿瘙痒，双眼干涩，耳鸣，大便仍干燥，2～3 日 1 次，舌淡红，有瘀点瘀斑，舌下脉络粗而紫暗，苔少，脉沉细。初诊方加葛根 15 g，黄精 20 g，决明子 10 g，继续服用 14 剂，煎服法同前。

三诊 2022 年 6 月 15 日。患者左下肢无胀痛，活动后腰膝酸软，乏力，麻木，瘙痒，耳鸣，眼睛干涩减轻，大便变软，1～2 日 1 次，舌淡红，有瘀点瘀斑，苔薄黄，脉沉细。

处方 黄芪 50 g，当归尾 10 g，川芎 10 g，地龙 10 g，桃仁 10 g，红花 10 g，桑寄生 15 g，杜仲 15 g，牛膝 10 g，葛根 15 g，黄精 20 g，决明子 10 g，生地黄 15 g，鬼箭羽 15 g，红景天 10 g，生甘草 10 g。21 剂，水煎，煎服法同前。后随访，患者肢体活动功能等显著改善，生活自理，空腹血糖，餐后血糖，糖化血红蛋白等诸指标复查基本正常，病情稳定。

按语

1. 患者情况 本案患者为老年男性，年老体衰，肝肾不足，正气自虚，无力运化，饮食不节，酿生瘀阻。

2. 辨证分析 本证之中风，由正气亏虚，气虚血滞，脉络瘀阻所致。正气亏虚，不能行血，以致脉络瘀阻，筋脉肌肉失养，故见半身不遂，口眼歪斜。正如《灵枢·刺节真邪》所云："虚邪偏客于身半，其入深，内居荣卫，荣卫稍衰则真气去，邪气独留，发为偏枯。"气虚血瘀，舌本失养，故下肢乏力，麻木，语言謇涩；气虚失于固摄，则自汗；舌暗淡，苔白，脉缓无力，为气虚血瘀之症。加之口干，腰膝酸软，下肢瘙痒，为肝肾阴虚伤津之征。故本证总以气虚为本，血瘀，阴虚为标，即王清任所谓"因虚致瘀"，非独用活血化瘀或益气补虚之所宜。治当以补气为主，活血通络，滋补肝肾为辅。

3. 辨证结果及主方 综上，诊断为中风（中经络），消渴。证属气虚血瘀，肝肾不足。治以益气活血。培补肝肾，主方补阳还五汤加味。

4. 用方出处及解读 补阳还五汤出自《医林改错》卷下，"此方治半身不遂，口眼㖞斜，语言謇涩，口角流涎，下肢痿废，小便频数，遗尿不禁"。主治：气虚血瘀之中风。半身不遂，口眼㖞斜，语言謇涩，口角流涎，小便频数或遗尿不禁，舌暗淡，苔白，脉缓无力。功用：补气活血通络。方中重用生黄芪，甘温大补元气，使气旺以促血行，瘀去络通，为君药。当归尾活血通络而不伤血，为臣药。赤芍、川芎、桃仁、红花助当归尾活血祛瘀，为佐药。地龙通经活络，力专善走，并引诸药之力直达络中，为佐使药。合而用之，则气旺，瘀消，络通，诸症可愈。再加生地黄、杜仲、牛膝、桑寄生，养阴生津，滋补肝肾。

5. 处方思路 随着年龄老化，正气自虚，或久病迁延，或恣情纵欲，或劳逸失度，损伤五脏之气阴，气虚则无力运血，脑脉瘀滞；阴虚则不能制阳，内风动越，突发本病。如明代李东垣《医学发明·中风有三》云："凡人年逾四旬，多有此疾。"明代张介宾《景岳全书·非风》指出："非风一证，即时人所谓中风证也。此证多见卒倒，卒倒多由昏愦。皆内伤积损颓败而然，原非外感风寒所致。"本证之中风，由正气亏虚，气虚血滞，脉络瘀阻所致。正气亏虚，不能行血，以致脉络瘀阻，筋脉肌肉失养，故见半身不遂，口眼㖞斜。本方为益气活血法之代表方，又是治疗中风后遗症之常用方。以半身不遂，口眼㖞斜，舌暗淡，苔白，脉缓无力为辨证要点。本方久服方能显效，故取效后多需继服，以巩固疗效，防止复发。方中生黄芪用量独重，宜先用小量（30～60 g），效果不显者逐渐增量；原方活血祛瘀药用量较轻，可根据病情适当加量。

6. 复诊 二诊，患者诉左下肢乏力，胀痛，腰膝酸软，自汗均好转，麻木，小腿瘙痒，双眼干涩，耳鸣，大便仍干燥，此乃津亏肠燥症状，初诊方加葛根生津止渴；黄精"主理血气，坚筋骨，润皮肤"（《药物图考》），补益肾精，改善肝肾亏虚；决明子"清肝明目，润肠通便"（《千金要方》）。三诊，患者左下肢无胀痛，活动后腰膝酸软，乏力，麻木，瘙痒，耳鸣，眼睛干涩减轻，大便变软，1～2 日 1 次，舌淡红，有瘀点瘀斑，苔薄黄，脉沉细，患者气虚乏力症状仍较明显，加上皮肤瘙痒，故二诊方加红景天益气活血，"通脉平喘"（《四部医典》），鬼箭羽破血通经，杀虫止痒，继续巩固治疗。

病案6 脑梗死，原发性高血压

吴某，男，64 岁。因左侧肢体乏力，语言不利半个月余，于 2018 年 7 月 22 日初诊。

初诊 患者及其家人诉，患者 2018 年 7 月 2 日突发左侧肢体乏力，舌强，语言不利，当时立即被家人送至当地人民医院急诊内科，测血压偏高，最高 160/100 mmHg，头部 CT 检查示：右侧脑梗死，诊断为：右侧脑梗死，原发性高血压。既往有原发性高血压，脂肪肝，高脂血症，糖尿病病史。平时服用苯磺酸氨氯地平片，二甲双胍缓释片降压降糖。收神经内科住院，治疗 21 日好转出院。现症见：左侧肢体乏力，麻木，语言稍有不利，头晕重，形体肥胖，胸闷，有时恶心，纳呆，口干，大便干燥，舌质淡紫，苔黄腻，脉弦滑。西医诊断：脑梗死，原发性高血压。中医诊断：中风（中经络），眩晕，消渴。证属风痰瘀阻。治以化痰息风，宣窍通络。方用半夏白术天麻汤合解语丹加减。

处方 法半夏 10 g，天麻 15 g，制白附子 10 g，石菖蒲 10 g，制远志 10 g，全蝎 10 g，羌活 10 g，制胆南星 10 g，木香 10 g，白术 10 g，陈皮 10 g，茯苓 15 g，生甘草 10 g。7 剂，水煎，每日 1 剂，分两次服用。嘱患者注意调节饮食，宜低盐低脂糖尿病饮食，忌动物内脏，肥腻甜品；保持情绪平和，忌恼怒激动；坚持肢体康复锻炼活动。

二诊 2018 年 7 月 29 日。患者诉服药后，左侧肢体乏力，麻木，头晕，胸闷好转，讲话多，语速快时则自觉不流利，无恶心，食欲有改善，食量少，口干，大便干燥，舌淡紫，苔薄黄，脉弦滑。初诊处方中加葛根 15 g，地龙 10 g，生地黄 15 g。再进 14 剂，煎服法同前。

三诊 2018 年 8 月 13 日。患者诉左下肢活动后乏力，时有麻木，瘙痒，讲话稍觉不流利，时有头晕，无胸闷，口干，大便软，1～2 日 1 次，舌淡紫，苔薄黄，脉弦滑。二诊处方中加杜仲 15 g，牛膝 10 g，钩藤 15 g。继续服用 14 剂。

四诊 2018 年 8 月 27 日。患者语言表达清楚，下肢活动自如，时有轻微头晕，口干，舌淡紫，苔薄白，脉弦。三诊处方去白附子、全蝎、胆南星、陈皮，加红景天 10 g，女贞子 15 g，丹参 10 g。继续服 14 剂。后随访，患者语言表达清楚，左下肢活动基本正常，血压稳定在正常范围，生活可自理。

按语

1. 患者情况　本案患者为老年男性，形体肥胖，饮食不节，嗜食肥甘厚味，伤脾生痰，痰湿郁久化热，热极生风，风阳上越，夹痰上扰，而致本病。

2. 辨证分析　《素问·通评虚实论》云："仆击，偏枯……膏粱之疾也。"素体痰湿内盛，或饮食失节，损失脾胃，化生痰湿，郁久生热，热极生风，风痰互结，阻滞中焦，清阳不升，故头晕目眩，胸闷，恶心，纳呆；张山雷《中风斠诠·论昏瞀猝仆之中风，无一非内因之风》云："肥甘太过，酿痰蕴湿，积热生风，致为暴仆偏枯，猝然而发，如有物击使之仆者，故仆击而特著其病源，名以膏粱之疾。"本证多因脾虚生湿，湿聚成痰，肌肤不仁，甚则半身不遂，引动肝风，肝风挟痰横窜于经络，气血运行受阻，经脉失养，故口眼㖞斜，口角流涎，语言不利，偏身麻木，甚则半身不遂，肝风夹湿痰上扰清窍，以致言语不利，或謇涩或不语。肝风内动，风痰上扰清空，故见眩晕，头痛；湿痰内阻，胃气上逆，故见恶心呕吐；痰阻气滞，故胸膈痞闷；舌质淡紫，苔黄腻，脉弦滑，乃风痰瘀阻，阻滞经络之表现，皆为风痰上扰之象。

3. 辨证结果及主方　综上，诊断中风（中经络），眩晕，消渴。证属风痰瘀阻。治以化痰息风，宣窍通络。方用半夏白术天麻汤合解语丹加减。

4. 用方出处及解读　半夏白术天麻汤出自程国彭《医学心悟·卷四·眩晕》。主治：风痰上扰证。眩晕，头痛，胸膈痞闷，恶心呕吐，舌苔白腻，脉弦滑。功用：化痰息风，健脾祛湿。本方乃二陈汤去乌梅，加天麻、白术、大枣而成。方中半夏辛温而燥，燥湿化痰，降逆止呕；天麻甘平而润，入肝经，善于平肝息风而止眩晕。二者配伍，长于化痰息风，"头旋眼花，非天麻、半夏不除"，共为君药。白术健脾燥湿，茯苓健脾渗湿，石菖蒲开窍化湿，制胆南星、白附子燥湿化痰，以治生痰之本，与半夏、天麻配伍，加强化痰息风之效，共为臣药。橘红理气化痰，使气顺痰消，为佐药。使以甘草调药和中，煎加姜、枣以调和脾胃。诸药合用，共奏化痰息风，健脾祛湿，开窍利语之效。

5. 处方思路　《难经》所云："木行乘金之候也。总由未生育而肝经之血未破尔。"《黄帝内经》云："诸风掉眩，皆属于肝。"兼有痰火，治当养金平木，培土化痰。以半夏白术天麻汤，正与此对。具体而言，半夏功能燥湿化痰，降逆止呕，消痞散结，《医学启源》称其能"治太阴痰厥头痛"。天麻功能息风止痉，平肝祛风通络，主治眩晕头痛肢麻等证，为治疗眩晕头痛之要药。《本草纲目》引张元素语，谓其"治风虚眩运头痛"，李杲云："其苗为定风草，独不为风所动也。"本方二药配伍使用，化湿痰而息内风，保留了李杲天麻半夏汤与《太平惠民和剂局方》玉壶丸中天麻配伍半夏的用意。白术功能健脾益气，燥湿利水，善治脾虚神疲，水饮内停，痰饮眩晕等证。《名医别录》云其"消痰水"，《医学启源》云其能"去脾胃中湿"。祛痰之力更专。茯苓功能利水渗湿，健脾和胃，宁心安神，《名医别录》云其能治"膈中痰水""长阴，益气力"。上可助半夏，天麻除风痰，中可助白术健脾消痰，下可淡渗利水除湿，更为精当。橘红，李杲原方使用橘皮，橘皮去白即橘红，其法始于《雷公炮炙论》，明清诸家使用较广。《神农本草经疏》云："橘皮，留白补脾胃和中；去白消痰理肺气。"《本草从新》引张洁古云"入疏通药，则去白"，更进一步削弱了健脾功效转而强化祛痰疏通之功。

6. 复诊　二诊，患者服药后，诸症好转，但讲话多，语速快时则自觉不流利，食量少，口干，大便干燥，此乃肠燥津亏之症，初诊处方中加葛根生津止渴，地龙"清热通络，常用于治疗中风半身不遂"（《医林改错》），生地黄养阴生津，"甘寒质润，善于滋阴润燥以通便"（《温病条辨》）；三诊，患者诉左下肢活动后乏力，时有麻木，瘙痒，讲话稍觉不流利，仍需补肝肾，强筋骨及息风等对症治疗，二诊处方中加杜仲、牛膝，用以强壮筋骨，钩藤息风止痉，定惊之搐；四诊，肢体功能恢复及言语转利，有时轻微头晕，口干，三诊处方去白附子、全蝎、胆南星、陈皮，加红景天、女贞子"益肝肾，安五脏，强腰膝，明耳目，乌须发，补风虚，除百病"（《本草备要》），丹参"功同四物"，共奏活血祛瘀，滋补肝肾之功，以巩固疗效。

病案7　脑出血后遗症，原发性高血压

陈某，男，66 岁。因右侧肢体乏力，麻木 1 年余，加重伴头晕 1 周，于 2023 年 4 月 11 日初诊。

初诊　患者及其儿子诉，2022 年 1 月间因突发右侧肢体乏力，麻木，头晕，在当地中心医院急诊科，CT 检查示：脑出血。既往有原发性高血压，高脂血症病，颈椎病病史。住院治疗好转出院。出院后仍服用缬沙坦片（每日 1 次，1 次 1 片），阿托伐他汀片（每日 1 次，1 次 2 片），酒石酸美托洛尔片（每日 1 次，1 次半片）等降压降脂治疗，间断服天麻胶囊，强力定眩胶囊等中成药治疗，右侧肢体乏力，麻木，时常胀痛。近 1 周右侧肢体乏力，麻木加重，伴头晕，血压在 140~150/90~105 mmHg 波动。遂来服中药汤剂治疗。现症见：右侧肢体乏力，麻木，有时胀痛，语言不利，口干，睡眠不安，夜间易醒，形体肥胖，有时心慌胸闷，头晕，大便干结，2~3 日 1 次，舌质红，苔黄，脉弦略数。西医诊断：脑出血后遗症，原发

性高血压。中医诊断：中风（中经络），眩晕。证属肝肾不足，痰浊中阻。治以化痰通络，补益肝肾。方用中半夏白术天麻汤加味。

处方 法半夏10 g，白术15 g，天麻15 g，橘红10 g，茯苓15 g，桑寄生15 g，杜仲15 g，牛膝10 g，罗布麻叶15 g，白芍10 g，川芎10 g，生甘草10 g。14 剂，水煎，每日1 剂，分两次服用。嘱其宜低盐低脂饮食，忌辛辣肥甘食品；多食新鲜果蔬，保持大便通畅；保持心情舒畅平和，忌恼怒，过度激动。

二诊 2023 年4 月25 日。患者诉肢体乏力，麻木稍有好转，偶尔轻微胸闷心慌，头晕，大便干燥，1～2 日1 次，口干，睡眠不安，舌质淡红，苔薄黄，脉弦。血压波动在130～145/80～95 mmHg。初诊处方基础上加首乌藤15 g，柏子仁15 g，远志15 g。再服14 剂，煎服法同前。

三诊 2023 年5 月9 日。患者诉未发胸闷心慌，行走活动右侧肢体稍感乏力，大便变软，1～2 日1 次，睡眠有改善，舌质淡红，苔薄黄，脉弦。予二诊处方加红景天10 g，葛根15 g，继续服用14 剂，煎服法同前。

四诊 2023 年5 月23 日。患者诸症明显改善，右侧肢体活动显著恢复，行走活动距离较之前大有增加，未发胸闷心慌，头晕，睡眠可，大便软，舌质淡红，苔薄白，脉弦。继续服用三诊处方14 剂，嘱定期监测血压，复查血脂，坚持慢走锻炼活动。后随访，患者下肢行走活动基本正常，起居生活自理，病情稳定。

按语

1. 患者情况　本案患者为老年男性，年老体衰，肝肾亏虚，加之形体肥胖，饮食不节，伤脾生痰，风阳上越，夹痰上扰，而致本病。

2. 辨证分析　七情所伤，肝气郁结，气郁化火，或暴怒伤肝，肝阳暴涨，内风动越，或心火暴甚，风火相煽，血随气逆，引起气血逆乱，上冲犯脑，血溢脉外或血瘀脑脉而发为中风，尤以暴怒引发本病者最为多见，即《素问·生气通天论》所云"大怒则形气绝，而血菀于上，使人薄厥"。

年老体衰，肝肾亏虚，加之肥人嗜食肥甘甜食，久之必伤及脾胃之气，故中焦运化失调，故动辄气短，肢体困倦乏力，肝风夹湿痰上扰清窍，以致言语不利，或謇涩或不语；中焦脾胃失调，气血生化不足，心神失养则心悸胸闷；中焦运化失调，且素体痰瘀较盛，随经上扰清窍，则头晕，睡眠不安。

3. 辨证结果及主方　综上，诊断中风（中经络），眩晕。证属肝肾不足，痰浊中阻。治以化痰通络，补益肝肾。方用半夏白术天麻汤加味。

4. 用方出处及解读　半夏白术天麻汤出自《医学心悟·卷四·眩晕》，"眩，谓眼黑；晕者，头旋也。古称头眩眼花是也。其中有肝火内动者，经云：诸风掉眩，皆属肝木是也，逍遥散主之。黑逍散主之，滋水生肝饮主之。有湿痰壅遏者，书云：头旋眼花，非天麻、半夏不除是也，半夏白术天麻汤主之"。主治：风痰上扰证。眩晕，头痛，胸膈痞闷，恶心呕吐，舌苔白腻，脉弦滑。功用：化痰息风，健脾祛湿。本方乃二陈汤去乌梅，加天麻、白术、大枣而成。方中半夏辛温而燥，燥湿化痰，降逆止呕；天麻甘平而润，入肝经，善于平肝息风而止眩晕。二者配伍，长于化痰息风，"头旋眼花，非天麻、半夏不除"，共为君药。白术健脾燥湿，茯苓健脾渗湿，以治生痰之本，与半夏、天麻配伍，加强化痰息风之效，杜仲、牛膝、桑寄生补肝肾，强筋骨，川芎、白芍养血活血，祛风通络止痛，共为臣药。橘红理气化痰，使气顺痰消，为佐药。使以甘草调药和中，煎加姜、枣以调和脾胃。诸药合用，共奏化痰息风，健脾祛湿，开窍利语之效。

5. 处方思路　本证多发于老年患者，年老体衰，肝肾亏虚，急躁易怒，加之饮食不节，滋生痰湿，湿聚成痰，肌肤不仁，引动肝风。清代程钟龄《医学心悟》云："头旋眼花，非天麻，半夏不除是也，半夏白术天麻汤主之。"方中半夏性温燥，能化痰燥湿，止呕降逆；天麻"主头风，头痛，头晕虚旋，癫痫强痉，四肢挛急，语言不顺，一切中风，风痰"（《本草汇言》）；半夏与天麻合用能健脾祛湿，化痰息风，祛风止眩；杜仲、桑寄生、川牛膝补肝肾以治下，白术、茯苓、半夏、橘红健脾益气，利湿化痰以和中，共治肝肾不足，风痰上扰之征。诸药合用，治以化痰通络，补益肝肾。

6. 复诊　二诊，患者诉诸症好转，偶尔轻微胸闷心慌，头晕，睡眠不安，初诊处方基础上加首乌藤"治夜少安寐"（《本草正义》），柏子仁"养心气，润肾燥，安魂定魄，益智宁神"（《本草纲目》），远志"治心神健忘，主梦邪"（《药性论》）。三诊，患者诉行走活动右侧肢体稍感乏力，予二诊处方加红景天益气活血通络，葛根通经活络。四诊，患者诸症明显改善，继续服用三诊处方 14 剂，嘱定期监测血压，复查血脂，坚持慢走锻炼活动。后随访，患者下肢行走活动基本正常，起居生活自理，病情稳定。

病案8 **脑梗死，原发性高血压**

齐某，男，58 岁。因右侧肢体活动乏力，口角㖞斜，语言不利 2 个月余，于 2022 年 8 月 16 日初诊。

初诊　患者诉 2022 年 6 月 11 日突然出现右侧肢体活动不利，口角㖞斜，语言稍有不利，当日被送至住所附近的医院，检查发现血压升高，最高达 162/110 mmHg。头部 CT 示：左脑梗死。既往有原发性高血压，脂肪肝，胆囊结石史。西医诊断：脑梗死，原发性高血压，脂肪肝，胆囊结石。收住院治疗，治疗 31 日好转出院。出院时右侧肢体乏力明显好转，可以独立行走，但行走活动乏力，口角轻微㖞斜，有时流涎，语言稍有不利。在家服用硝苯地平控释片，阿司匹林肠溶片，大活络丸，血塞通胶囊等治疗，间断医院门诊做针灸康复治疗。现症见：右侧肢体活动乏力，麻木不仁，轻微口舌㖞斜，语言稍有不利，头晕，心慌气短，自汗，舌暗紫，有瘀点瘀斑，舌苔白腻，脉沉细。中医诊断：中风（中经络），眩晕。证属气虚血瘀，痰浊中阻。治以益气活血，化痰通络。方用半夏白术天麻汤合牵正散，补阳还五汤加减。

处方　天麻 15 g，法半夏 10 g，白术 10 g，茯苓 15 g，橘红 10 g，生黄芪 30 g，当归尾 10 g，川芎 10 g，地龙 10 g，桃仁 10 g，红花 10 g，赤芍 10 g，制白附子 5 g，制全蝎 5 g，僵蚕 10 g，炙甘草 10 g。14 剂，水煎，每

日 1 剂，分两次服用。嘱其每日慢走活动锻炼，多讲话交流。

二诊 2022 年 8 月 30 日。患者诉语言不利有改善，仅讲话较多时稍有不利，未发心慌，头晕减轻，气短，自汗好转，行走活动后右侧肢体乏力，有时肢体麻木，舌暗紫，有瘀点瘀斑，苔白，脉沉细。初诊方中加葛根 15 g，丹参 10 g。再服 14 剂，煎服法同前。

三诊 2022 年 9 月 14 日。患者诉行走活动后右下肢乏力，言语大有改善，仅讲话多或语速快时自觉稍有不利，口角㖞斜有好转，无头晕，仍有自汗，活动后有气短，舌脉无变化。二诊处方中加红景天 10 g，女贞子 15 g。继续服 14 剂。

四诊 2022 年 9 月 28 日。患者不讲话时口角无明显㖞斜，言语表达基本正常，偶有头晕，右下肢仅行走活动后稍感乏力，自汗缓解，舌暗红，有瘀点瘀斑，苔薄白，脉沉细。测血压有时达 145/95 mmHg，稍偏高。原方中去白附子、全蝎，加杜仲 15 g，牛膝 10 g。服用 14 剂。后与患者电话联系，诉右下肢行走活动基本正常，口角无明显㖞斜，言语表达正常，血压基本正常，每日坚持散步行走活动，病情稳定。

按语

1. 患者情况　本案患者为中年男性，正气自虚，或久病迁延，气虚则无力运血，脑脉瘀滞；加之形体肥胖，饮食不节，伤脾生痰，风阳上越，夹痰上扰，而致本病。

2. 辨证分析　《丹溪心法·中风》云："中风大率主血虚有痰，治痰为先，次养血行血。或属虚，挟火与湿。又须分气虚与血虚。半身不遂，大率多痰；在左属死血瘀血；在右属痰有热，并气虚。"《医经溯洄集·中风辨》云："中风者，非外来风邪，乃本气自病也。凡人年逾四旬，气衰之际，或因忧喜忿怒，伤其气者，多有此疾。壮岁之时无有也，若肥盛则间有之，亦是形盛气衰而如此。"气虚不能推动行血，故肢体活动乏力，心慌气短，自汗，经络血虚失养，故肢体麻木不仁，加之风痰上扰清窍，故口舌㖞斜，头晕，瘀血阻滞故舌暗紫，有瘀点瘀斑，乃气虚血瘀，痰浊中阻之表现。

3. 辨证结果及主方　综上，诊断中风（中经络），眩晕。证属气虚血瘀，痰浊中阻。治以益气活血，化痰通络。方用半夏白术天麻汤合牵正散，补阳还五汤加减。

4. 用方出处及解读　补阳还五汤出自《医林改错》卷下，"此方治半身不遂，口眼㖞斜，语言謇涩，口角流涎，下肢痿废，小便频数，遗尿不禁"。主治：气虚血瘀之中风。半身不遂，口眼㖞斜，语言謇涩，口角流涎，小便频数或遗尿不禁，舌暗淡，苔白，脉缓无力。功用：补气活血通络。半夏白术天麻汤为清朝程国彭《医学心悟》方。主治：风痰上扰证。眩晕，头痛，胸膈痞闷，恶心呕吐，舌苔白腻，脉弦滑。功用：化痰息风，健脾祛湿。牵正散出自《杨氏家藏方》，"治口眼㖞斜。"主治：风痰阻于头面经络所致口眼㖞斜。功用：祛风化痰，通络止痉。方中重用生黄芪，甘温大补元气，使气旺以促血行，瘀去络通，当归尾活血通络而不伤血，赤芍、川芎、桃仁、红花助当归尾活血祛瘀，白附子、地龙通经活络，半夏辛温而燥，燥湿化痰，降逆止呕；天麻甘平而润，入肝经，善于平肝息风而止眩晕。二者配伍，长于化痰息风，白术健脾燥湿，茯苓健脾渗湿，以治生痰之本，与半夏、天麻配伍，加强化痰息风之效，僵蚕、全蝎均能祛风止痉，其中全蝎长于通络，僵蚕并能化痰，杜仲、牛膝、桑寄生补肝肾，强筋骨，川芎、白芍养血活血，祛风通络止痛，橘红理气化痰，使气顺痰消，使以甘草调药和中，煎加姜、枣以调和脾胃。诸药合用，则共奏气旺，瘀消，络通，化痰息风，健脾祛湿，开窍利语之效。

5. 处方思路　清代医家王清任的《医林改错》，首创以黄芪、当归尾、赤芍、川芎、桃仁、红花、地龙共同组方，即为主治中风病之气虚血瘀证的经典名方补阳还五汤。纵观全方配伍，君药以补益肾、脾、肺气之黄芪；配臣药当归，使化瘀得求而不伤正；取赤芍、川芎、红花、桃仁助当归活血祛瘀之功，佐以地龙求通经活络之效。诸药合用，大振元气，气旺则血行，活血但不伤正。《素问·至真要大论》云："诸风掉眩，皆属于肝。"肝风又称内风，故可说内风之病，血病为由。"肝病则血病"，肝脏功能失常易招致风动病变，正如"病则掉眩强直，属风之证"，可见肝与内风的生成有着密切联系。"治风先治血，血行风自灭"中之"血"，喻指瘀血之物。此物得除，则经络畅通，中风病自然就会痊愈。以半夏白术天麻汤，正与此对，服两帖而眩晕平。牵正散其中白附子、僵蚕具有祛风化痰功效，全蝎则可祛风通络，因而牵正散可发挥祛风化痰，通络止痉效果，临床多用于缺血性脑卒中患者口眼㖞斜，面肌抽动，偏头痛等风痰阻络疾病的治疗，在缺血性脑卒中恢复期患者中与半夏白术天麻汤的联用，能够进一步发挥化痰通络的效果。

6. 复诊　二诊，患者诉讲话较多时稍有不利，行走活动后右肢体乏力，有时肢体麻木，舌暗紫，有瘀点瘀斑，苔白，脉沉细。初诊方中加葛根、丹参（《日华子本草》："养血定志，通理关节，骨节烦痛，四肢不遂"）加强活血疏经通络功效。三诊，患者诉仅讲话多或语速快时自觉稍有不利，仍有自汗，活动后有气短。二诊处方中加红景天补气活血通络，女贞子"益肝肾，安五脏……除百病"（《本草备要》）。四诊，诉偶有头晕，右下肢仅行走活动后稍感乏力，舌暗红，有瘀点瘀斑，苔薄白，脉沉细。原方中去白附子、全蝎，加杜仲"主腰脊痛，补中，益精气，坚筋骨，强志，久服轻身耐老"（《神农本草经》）；牛膝"治下肢痿软，腰膝酸软……"（《扶寿精方》），继续巩固活血通经，补肝肾，强筋骨等功效。

第三节

眩

晕

（7 例）

病案1　原发性高血压，高脂血症，脂肪肝

刘某，女，62 岁。因头晕反复发作 11 年，再发伴耳鸣 2 周，于 2021 年 8 月 21 日初诊。

初诊　患者自诉 2010 年渐起头晕，反复发作，多伴轻微头痛，耳鸣，视物模糊，无视物旋转，初始未重视，未就诊，后症状明显，有时轻微恶心，未发呕吐，睡眠不安，难以入睡，睡而易醒，心烦易怒，晨起口干口苦。到社区医院就诊发现血压高，诊断为原发性高血压。口服苯磺酸氨氯地平片降压治疗，药后血压一般波动在 130～150/80～100 mmHg。近 2 周再发头晕，测血压多波动在 140～150/90～100 mmHg，服用降压药，活血通络胶囊后，未见明显缓解。现自觉头晕头痛，视物模糊，耳鸣，形体肥胖，有时感胸闷痛，失眠多梦，晨起口干口苦，大便干结，夜尿频，每晚 2～3 次。舌红，舌边散在瘀点，苔黄，脉弦细。既往有高脂血症，轻度脂肪肝病史。查血压 150/100 mmHg。头部核磁共振检查未见异常。中医诊断：眩晕。证属肝肾阴虚兼痰瘀证。治以平肝养阴，化痰通络。半夏白术天麻汤加减治疗。

处方　天麻 15 g，法半夏 10 g，白术 15 g，钩藤 15 g，决明子 10 g，杜仲 10 g，牛膝 10 g，桑寄生 15 g，远志 10 g，茯神 15 g，首乌藤 15 g，丹参

10 g，葛根 15 g，泽泻 10 g，生甘草 10 g。7 剂，水煎，每日 1 剂，分两次服。

二诊 2021 年 8 月 28 日。诉头晕头痛明显缓解，未发胸闷痛，晨起口干口苦好转，睡眠欠佳，视物模糊好转，大便稍干，夜尿 1～2 次，苔薄黄，脉弦细。测血压多在 130～140/80～90 mmHg。原方再加枸杞子 10 g，菊花 10 g，生地黄 10 g，女贞子 10 g。再进 14 付。

三诊 2021 年 9 月 12 日。诉头晕头痛消除，耳鸣明显减轻，睡眠好转，夜尿减少。血压在正常范围。予二诊方，继续服用 14 剂，以巩固效果。后随访，患者血压基本在正常范围，未发眩晕，病情稳定。

按语

1. 患者情况　本案患者为老年女性，肾精易虚，阴血易亏，性情易怒，肝阳偏亢，加之患者形体肥胖，肥人多痰多湿，故素体易为痰瘀所困，并兼有肝肾阴虚。

2. 辨证分析　《临证指南医案·眩晕》云："经云：诸风掉眩，皆属于肝。头为六阳之首，耳目口鼻皆系清空之窍。所患眩晕者，非外来之邪，乃肝胆之风阳上冒耳，甚则有昏厥跌仆之虞。"肝肾阴虚，肝阳偏亢，上扰清窍则头晕目眩。肥人嗜食肥甘厚味，久之脾失健运，聚湿生痰，痰湿中阻，日久痰瘀互结，则清阳不升，浊阴不降，致清窍失养而引起眩晕。肾主藏精生髓，脑为髓之海。若年高肾精亏虚，不能生髓，无以充养于脑；妇人以血为本，以血为用，故女子常阴血不足，气血不濡，清窍不养；风，痰，瘀，虚诸端相合，发为眩晕之病。水不涵木，上扰头目，则头晕目眩。虚火上扰，则心神不安，失眠多梦。肝肾阴虚，不能上达，清窍失于濡养，则视物模糊，耳鸣频发。肾气不固则夜尿频多，痰浊阴邪上袭心阳，心脉阻塞，气机不畅，不通则胸部闷痛，瘀阻血脉，舌边可见散在瘀点。口燥口苦，大便干结，舌红，苔黄，脉弦细，均属阴虚失濡，虚热内炽之象。

3. 辨证结果及主方　综上，诊断为眩晕。证属肝肾阴虚兼痰瘀证。治以化痰通络，平肝养阴。先予以半夏白术天麻汤化裁去痰浊，再以杞菊地黄丸加减滋肝肾。

4. 用方出处及解读 半夏白术天麻汤为清朝程国彭《医学心悟》方，主治风痰上扰，眩晕头痛。功用：化痰息风，健脾祛湿。方中半夏辛温而燥，燥湿化痰，降逆止呕；天麻甘平而润，入肝经，善于平肝息风而止眩晕。二者配伍，长于化痰息风，"头旋眼花，非天麻，半夏不除"（《医学心悟》），共为君药。白术健脾燥湿，茯神换茯苓既有安神定志之效，又具健脾渗湿之功，以治生痰之本，与半夏、天麻配伍，加强化痰息风之效，共为臣药。加之葛根、泽泻健脾化饮，降浊利水，钩藤清热平肝，杜仲、牛膝补益肝肾，茯神、首乌藤、远志安神定志，丹参活血化瘀，甘草调药和中。诸药合用，共奏健脾利湿，化痰息风之效，风熄痰消，头晕自愈。杞菊地黄丸源自《麻疹全书》。主治肝肾阴虚，两目昏花，视物模糊。功用：养肝明目、滋肾养肝。杞菊地黄丸原方即六味地黄丸加枸杞子、菊花各三钱，秉承六味地黄丸"三补三泻"之精神，凡补肾精之法，必当泄其浊，故有熟地黄之腻补肾水，即有泽泻之宣泄肾浊以济之，枸杞子益精明目，菊花清肝明目，共奏养肝明目之用。

5. 处方思路 患者头晕反复发作，结合患者症状体征，半夏白术天麻汤应用符合患者头晕主要诉求，而杞菊地黄丸由六味地黄丸加味而成，并偏于养肝明目，适用于肝肾阴虚，两目昏花之证。半夏白术天麻汤全方以治"痰"为主，可用于各种痰证，而古有"百病皆由痰作祟"之说，痰证有致病广泛，复杂多变，病症怪异等临床特点。此案阴虚与痰饮二者并见，虚实夹杂，必致病机复杂，滋阴则恐其助痰湿，祛痰又恐再伤阴液，故治疗需掌握痰饮与阴虚的先后关系，标本兼顾，主次分明，配伍得当，才能在阴虚与痰瘀的矛盾辨证中取得对立统一。

6. 复诊 二诊，头晕头痛明显缓解，诉胸闷痛明显减轻，诸症好转，痰浊瘀血基本消减而降为次要矛盾，视物模糊为患者当前主要诉求，加予杞菊地黄丸滋补肝肾，菊花"养目血"（《珍珠囊》），枸杞子"生精，益气"（《本草纲目》），巩固后续疗效。

病案2 原发性高血压，房间隔缺损（卵圆孔型）封堵术后，高脂血症，脂肪肝

周某，男，46岁。因头晕，头痛，胸闷痛反复发作2年余，再发10余日，于2019年7月20日初诊。

初诊 患者诉2017年5月出现头晕，头痛，胸闷痛，行走活动后明显，在当地人民医院就诊，收住院治疗，住院期间测血压高达160/100 mmHg，心电图：偶发室性早搏，左室面高电压。心脏彩超：左心房增大，房间隔缺损（卵圆孔型）。诊断为：原发性高血压，房间隔缺损（卵圆孔型），高脂血症，脂肪肝。行房间隔缺损（卵圆孔型）封堵术，结合降压，降脂等治疗后好转出院。出院后血压控制在120～150/80～100 mmHg之间，头晕，头痛，胸闷痛仍反复发作，时轻时重。现症见：头晕，沉重感，头痛，胸闷痛，多寐，形体肥胖，困倦乏力，舌质紫暗，边有瘀斑，苔白腻，脉滑。西医诊断：原发性高血压，房间隔缺损（卵圆孔型）封堵术后，高脂血症，脂肪肝。中医诊断：眩晕。证属痰瘀互阻。治以化痰祛瘀，活血止痛。半夏白术天麻汤合瓜蒌薤白半夏汤化裁。

处方 法半夏10 g，天麻15 g，白术15 g，茯苓20 g，陈皮10 g，全瓜蒌10 g，薤白15 g，丹参10 g，川芎10 g，苍术10 g，神曲15 g，干姜10 g，生甘草10 g。14剂，水煎，每日1剂，分两次早晚温服。嘱宜低盐低脂清淡饮食，忌肥甘厚味食品。

二诊 2019年8月4日。患者诉头痛明显减轻，偶有头晕，胸闷不痛，自我监测血压在110～145/80～95 mmHg之间，低盐低脂饮食，仍多寐，少动，困倦乏力，苔腻减轻。原方加厚朴10 g，佩兰10 g，再进14剂，煎服法同前。

三诊 2019年8月18日。患者诉头痛头晕消退，偶有胸闷不适，多在行走活动后感疲倦乏力，精神转佳，多寐改善，苔白，脉滑。二诊方中去

干姜，加红景天 10 g，山楂 15 g，继续服用 14 剂。后随访，未发头晕头痛，血压保持在正常范围，病情稳定。

按语

1. 患者情况　本案患者形体肥胖，肥人多痰，久病入络，瘀阻经脉。故患者平素易被痰浊所扰，且兼有瘀血。

2. 辨证分析　《丹溪心法》有"无痰不作眩"之说，本案患者眩晕而见头重如裹，困顿乏力，舌苔白腻，脉滑，皆为痰湿作祟。因痰邪致病者，多责之恣食肥甘厚味，脾失健运，痰浊中阻，清阳不升，则发作头晕。痰浊阻滞日久，则气不畅行，阴血凝滞，病久则成瘀。脾为后天之本，脾不健运，气血亏虚，脑窍失养，则头晕而重。手术创伤后，离经之血未能及时排出消散，加之痰浊阻塞络脉，血运受阻，痰瘀互结于头则头重痛，于胸则胸闷痛，痰浊内扰心神则多梦失眠。舌质紫暗，边有瘀斑是瘀血在舌上的征象之一。

3. 辨证结果及主方　综上，诊断为眩晕。证属痰瘀互阻证。治以化痰祛瘀，活血止痛。方用半夏白术天麻汤合瓜蒌薤白半夏汤化裁。

4. 用方出处及解读　半夏白术天麻汤方出自《医学心悟》，乃治风痰为患之名方，以化痰息风为要。方中以半夏、天麻为君。半夏性温味辛，燥湿化痰，降逆止呕之力颇强，意在治痰。正如《本草纲目·草部》所云："半夏能主痰饮……为其体滑而味辛性温也。"天麻味甘性平，入厥阴经，善平肝息风而止眩，旨在治风。《本草纲目·草部》亦云："天麻乃肝经气分之药，入厥阴之经而治诸病。按罗天益云：眼黑头旋，风虚内作，非天麻不能治。天麻乃定风草，故为治风之神药。"半夏、天麻相伍，共成化痰息风之效，为治风痰眩晕头痛之要药。白术与半夏，天麻相伍，标本同治，祛湿化痰，止眩之功益佳。佐以茯苓、陈皮，茯苓味甘淡性平，健脾渗湿，与白术共成健脾祛湿之功，以治生痰之本；陈皮善理气化痰，使气顺则痰消，使风得以熄，痰得以消，眩晕自愈。瓜蒌薤白半夏汤出自《金匮要略·胸痹心痛短气病脉证治》，"胸痹不得卧，心痛彻背者，栝蒌薤白半夏汤主之"。主治：胸痹而痰浊较甚，胸痛彻背，不能安卧者。功用：通阳散结，祛痰宽胸。半夏白术天麻汤出自《医学心悟》，为治风痰上扰，眩晕头痛的常用方。功用：化痰息风，健脾祛湿。瓜蒌薤白半夏汤所治之胸痹乃浊阴乘于阳位，阳气不通所致。方中瓜蒌甘寒润下，豁痰开结；薤白辛温滑利，通阳散结；半夏辛温，化痰开痹；此方消浊阴，通胸阳，并化裁变通此方，用于治疗中焦痰饮内阻心脉所致诸证。

5. 处方思路　《医宗必读·痰饮》云："按痰之为病，十常六、七，而《黄帝内经》叙痰饮四条，皆因湿土为害，故先哲云：'脾为生痰之源'……脾复健运之常，而痰自化矣。"半夏白术天麻汤祛痰，健脾，止眩多管齐下，标本兼治。"病痰饮者，当以温药和之"（《金匮要略·痰饮咳嗽病脉证并治》）。饮为阴邪，遇寒而凝，得温而行，苍术、川芎、干姜均属温性药物，有助于去除痰饮，配合瓜蒌薤白半夏汤具有解郁行气，散结通阳，祛痰宽胸的功效，畅通血道，共去痰邪。本案中患者胸闷痛较重，此为心脉痰浊血瘀较甚，故加入丹参，其能"活血，通心包络"（《本草纲目》），增强活血化瘀之效，总之，抓住主要病机，则药到病除。

6. 复诊　二诊，诉头痛明显减轻，偶头晕，胸闷不痛，血压控制良好。但仍有多梦，困倦乏力现象，加用"开胃除恶，清肺消痰，散郁结"之佩兰（《本草经疏》）与"主温中，益气，消痰下气……厚肠胃"之厚朴，进一步健脾祛湿。三诊患者诉活动后有疲倦，去干姜，干姜走而不守，味辛性温，本品助火伤阴，易耗损阴液。加山楂酸甘化阴，健胃消食，化浊降脂；红景天益气活血，通脉平喘，助患者改善乏力情况，巩固疗效。

病案3　多发性腔隙性脑梗死，原发性高血压，颈椎间盘突出

余某，男，62 岁。因反复头晕眼花 2 年余，再发加重 1 周，于 2019 年 7 月 2 日初诊。

初诊　患者说话急躁，诉 2017 年 6 月开始头晕眼花，在当地医院就诊发现血压高，达到 180/100 mmHg，头部 CT 示：多发性腔隙性脑梗死，颈

椎 3/4 椎间盘轻度突出。给予苯磺酸左旋氨氯地平片降压，血栓通胶囊，阿司匹林肠溶片等治疗，头晕眼花好转，在家自测血压，多在 120～145/80～95 mmHg 范围。但头晕眼花反复发作，休息不好，情绪不佳时加重。1 周前再发头晕眼花，服血栓通胶囊，天麻首乌片等无明显缓解。现症见：头晕，眼花眼胀，伴头胀痛，腰膝酸软，双手麻，睡眠不安，难以入睡，睡眠时间短，晨起口干口苦，大便秘结，大便 1～2 日 1 次，甚至有时 3～4 日 1 次，烦躁易怒。舌红，苔黄，脉弦。中医诊断：眩晕。证属肝肾阴虚，肝阳上亢。治以平肝潜阳，补益肝肾。予以大定风珠化裁，原方去阿胶，加天麻、钩藤、决明子。

处方 生地黄 20 g，白芍 15 g，生龟甲 15 g，火麻仁 15 g，五味子 10 g，生牡蛎 20 g，麦冬 15 g，生鳖甲 15 g，天麻 10 g，钩藤 15 g，决明子 10 g，生甘草 10 g。14 剂，水煎，每日 1 剂，分两次早晚温服。

二诊 2019 年 7 月 16 日。诉头晕，眼花，眼胀明显减轻，无头胀痛，手麻，腰膝酸软乏力，睡眠有改善，大便干燥，1～2 日 1 次，舌淡红，苔薄黄，脉弦。测血压在 120～142/70～90 mmHg 之间。初诊处方中加红景天 10 g，葛根 15 g。

三诊 2019 年 8 月 1 日。诉时有轻微头晕，无眼花眼胀，腰膝酸软，乏力，行走活动后明显，睡眠时好时坏，时有易醒，醒后难以入睡，大便软，日行 1 次，舌淡红，苔薄黄，脉弦。改用杞菊地黄丸加减，补益肝肾为主。

处方 枸杞子 15 g，菊花 10 g，生地黄 15 g，山药 15 g，山萸肉 10 g，茯神 15 g，泽泻 10 g，牡丹皮 10 g，麦冬 10 g，首乌藤 10 g，五味子 10 g，女贞子 15 g，葛根 15 g，红景天 10 g，杜仲 15 g，牛膝 10 g，生甘草 10 g。继续服用 14 剂。煎服法同前。

　　四诊　2019 年 8 月 15 日。患者诉无头晕眼花，腰膝酸软，乏力，睡眠大有改善，食纳正常，大便软，舌淡红，苔薄白，脉弦。以三诊处方再进 14 剂，巩固效果。后随访，患者未发头晕头痛，血压基本稳定在正常范围，饮食正常，睡眠尚可，病情稳定。

　　按语

　　1. 患者情况　本案患者年事已高，髓海不足，肝肾阴精亏虚，性情急躁易怒，肝阳偏亢，故患者眩晕发作表现为肝肾阴虚，肝阳上亢的证候。

　　2. 辨证分析　《临证指南医案·眩晕》云："经云：诸风掉眩，皆属于肝。头为六阳之首，耳目口鼻皆系清空之窍。所患眩晕者，非外来之邪，乃肝胆之风阳上冒耳，甚则有昏厥跌仆之虞。"肝为刚脏，体阴而用阳，其性主升主动。患者平素易怒，肝气郁结，肝阳上亢，扰动清窍，加之患者年老体虚，肾液已衰，髓海失充，清窍失养，发为眩晕。水不涵木，阴不制阳，则肝阳偏亢，上扰头目，出现头胀眼花。肝主筋，肾主骨，患者年老，肝肾不足，故腰膝酸软。肝气郁结会导致肝失疏泄，气机不畅，腑气不通，脾气不运，从而出现大便难下。

　　3. 辨证结果及主方　综上，诊断为眩晕。证属肝肾阴虚，肝阳上亢。治以平肝潜阳，补益肝肾。以大定风珠化裁为主方，后改用杞菊地黄丸加减处方。

　　4. 用方出处及解读　大定风珠出自《温病条辨》，"热邪久羁，吸烁真阴，或因误表，或因妄攻，神倦瘛疭，脉气虚弱，舌绛苔少，时时欲脱者，大定风珠主之"。适用于阴虚风动证。主治：温病后期，神倦瘛疭，舌绛苔少，脉弱有时时欲脱之势。大定风珠中重用动物药材是其重要配伍特点，包括龟甲、鳖甲、牡蛎等药物。方中龟甲补冲任二脉，益肾强骨；鳖甲滋阴潜阳，善于清除虚热；牡蛎滋阴潜阳，善于平敛上亢之阳气。平抑肝阳，平定肝风之功效卓越。杞菊地黄丸源自《麻疹全书》，其偏于养肝明目，适用于肝肾阴虚，两目昏花，视物模糊之证。功用：滋肾养肝。杞菊地黄丸原方即六味地黄丸加枸杞子菊花各三钱，六味地黄丸方中重用熟地黄，滋阴补肾，填精益髓，为君药。患者肝阳偏亢，不宜过度滋补，故此处生地黄易熟地黄，山茱萸补养肝肾，并能涩精；山药补益脾阴，亦能固精，共为臣药。配伍泽泻利湿泄浊，牡丹皮清泄相火，茯苓淡渗脾湿，并助山药之健运。补泻得当，渗湿浊，清虚热，均为佐药。此方"泻药"用量重于"补药"，是以泻为主；加之清肝明目之枸杞子，菊花更能应对患者病情变化后的病机特点。

5. 处方思路 此案为阴虚风动之重症，肝为风木之脏，《黄帝内经》以眩晕专责之肝。若肾水亏少，肝枯木动，则挟相火，上踞高巅而发作眩晕，故先以大定风珠大力滋阴息风，阿胶、鸡子黄二物则取义于《伤寒论》黄连阿胶汤，两者均专补阴血，为防血肉有情之品滋腻太过而闭门留寇，故该案于原方基础上去阿胶，加天麻、钩藤、决明子作止眩明目。"肾生骨髓，髓生肝"（《素问·阴阳应象大论》），肾为肝之母，肝为肾之子。髓海不足证日久，肾虚可导致肝虚，杞菊地黄丸有滋肾养肝之功，故选此作为眩晕之髓海不足证的善后方。

6. 复诊 二诊头晕，大便干燥，腰膝酸软乏力，初诊处方中加红景天益气活血，通脉平喘，葛根作"起阴气"（《本草纲目》）之功。三诊患者睡眠欠佳，轻微头晕，用杞菊地黄丸加减，补益肝肾为主。四诊继续以杞菊地黄丸滋养肝肾之阴，治病固本。

病案4 脑梗死，原发性高血压

赵某，男，55 岁。因头晕，头痛，胸闷反复发作 3 年余，再发加重 2 日，于 2022 年 4 月 20 日初诊。

初诊 患者诉 2019 年春节时饮酒后出现头晕头痛，胸闷不适，当时无语言不利，无偏瘫即至医院就诊，急诊测血压高达 160/100 mmHg，急诊头部 CT：脑梗死。既往有原发性高血压病史，没有服降压药。西医诊断：脑梗死，原发性高血压，高脂血症。经住院治疗半个月余好转出院。出院后服用硝苯地平控释片，琥珀酸美托洛尔片，瑞舒伐他汀片，阿司匹林肠溶片，银杏叶片等药物治疗。现症见：眩晕，头痛，胸闷，头沉重，耳鸣，听力下降，心烦面赤，少寐，舌质暗红，有瘀点瘀斑，舌下脉络迂曲增粗，苔黄，脉涩。中医诊断：眩晕。证属痰瘀内阻。治以化痰祛瘀。方用通窍活血汤合半夏白术天麻汤加减。

处方 赤芍10 g，红花10 g，丹参10 g，桃仁10 g，川芎10 g，法半夏10 g，天麻10 g，白术10 g，茯苓15 g，橘红15 g，葛根15 g，钩藤10 g，决明子10 g，生甘草10 g。7剂，水煎，每日1剂，分两次服用。嘱其应低盐低脂饮食，戒烟酒；调节情志，忌恼怒刺激。

二诊 2022年4月27日。患者诉眩晕，头痛减轻，耳鸣消退，无心烦面赤，胸闷，头沉重，睡眠易醒多梦，舌质暗，有瘀点瘀斑，苔薄黄，脉涩。血压下降，在120～140/75～95 mmHg，下午和晚间有时稍偏高。诉已戒酒。初诊处方加酸枣仁10 g，罗布麻叶15 g，再服14剂，水煎，每日1剂，分两次服。

三诊 2022年5月11日。患者偶有眩晕，睡眠差时尤甚，无头痛，耳鸣，头沉重明显减轻，睡眠显著转佳，间或易醒，舌质暗，有瘀点瘀斑，苔薄黄，脉涩。

处方 赤芍10 g，桃仁10 g，红花10 g，丹参10 g，川芎10 g，法半夏10 g，天麻10 g，白术10 g，茯苓15 g，橘红15 g，葛根15 g，酸枣仁10 g，罗布麻叶15 g，女贞子15 g，刺五加15 g，生甘草10 g。继续服用14剂。煎服法同前。

四诊 2022年5月25日。患者诉无头晕，头沉重，睡眠转佳，偶有晚上睡醒耳鸣，饮食正常，大便软，每日1～2次，舌质暗，有瘀斑，苔薄黄，脉涩。再以三诊方服用14剂，煎服法同前不变。后随访，患者未发头晕，头痛，饮食，睡眠均好，血压基本正常，病情稳定。

按语

1. 患者情况 本案患者嗜好饮酒，劳其脾胃，脾失健运则聚湿生痰，痰浊蒙窍，痰凝日久则生瘀，终因痰瘀之邪致病。

2. 辨证分析　汪颖《食物本草》云："酒，人知戒早饮，而不知夜饮更甚，既醉既饱，睡而就枕，热壅伤心伤目，夜气收敛，酒以发之，乱其清明，劳其脾胃，停湿生疮，动火助欲，因而以致病者多矣。"过食伤脾，脾失健运则聚湿生痰，痰浊蒙窍，则眩晕发作，头重耳鸣。痰阻心脉则反复胸闷，痰热扰神则心烦面赤，痰凝日久，气行不畅则生瘀，瘀血停滞于脑则脑窍闭阻，不通则痛。舌质暗红，有瘀点瘀斑，舌下脉络迂曲增粗，脉涩均是瘀血征象。

3. 辨证结果及主方　综上，中医诊断为眩晕。证属痰瘀内阻。治以化痰祛瘀，方用通窍活血汤合半夏白术天麻汤加减。

4. 用方出处及解读　通窍活血汤出自《医林改错》。功效：活血通窍；主治：上部血瘀久聋，酒渣鼻，目赤疼痛，头发脱落，牙疳，白癜风，紫癜，干血痨，舌淡，苔白，脉弦细或细滑等症状表现。半夏白术天麻汤出自《医学心悟》。功效：化痰息风，健脾祛湿。主治：风痰上扰证。本方中赤芍清热活血；川芎、桃仁、红花养血活血行血，祛瘀生新；半夏、天麻配伍，长于化痰息风；白术健脾燥湿；茯苓健脾祛湿，以治生痰之本，与半夏、天麻配伍，加强化痰息风之效；加之葛根健脾化饮，丹参活血化瘀，甘草调药和中。诸药合用，共奏健脾利湿，化痰祛瘀之效，痰瘀一去，诸窍安宁，清阳濡润，则眩晕即止。

5. 处方思路　脾胃健运则元气充足，脉道通畅，痰无以生，瘀无以停，若"元气即虚，必不能达于血管，血管无气，必停留而瘀"（《医林改错·论抽风不是风》），阐明了因元气虚，无力推动血之运行，血行不畅而致血瘀的病因病机。而脾为生痰之源，痰浊之邪易与他邪兼夹致病，尤其易与瘀血相兼致病，故既需通窍活血汤组方荡涤瘀血，肃清道路，也需半夏白术天麻汤配合祛痰健脾。

6. 复诊　二诊患者眩晕，头痛减轻，血压下降，睡眠易醒多梦，于原方基础上加酸枣仁养心补肝，罗布麻叶平抑肝阳，共同助眠。三诊，患者睡眠较前改善，偶有眩晕，睡眠欠佳时加重，二诊方去钩藤、决明子，加

"主补中，安五脏，养精神"（《神农本草经》）之女贞子，益气健脾，补肾，安神之刺五加充养精神，改善头晕。四诊时患者未诉特殊不适，再以三诊方巩固疗效，回访患者病情稳定，血压控制良好。

病案5　缺铁性贫血，慢性浅表性胃炎，胃溃疡

刘某，女，48岁。因头晕，倦怠乏力反复3年余，再发加重半个月余，于2022年4月20日初诊。

初诊　患者诉自2018年10月间出现头晕，倦怠乏力，起初未在意，一直无好转，遂至当地医院就诊，查血压正常，血常规：血红蛋白97 g/L，大便隐血试验阴性。既往有慢性浅表性胃炎、胃溃疡病史。平素月经量较多。医师给予服用铁剂，阿胶补血冲剂等治疗，症状有缓解。但间或有头晕，倦怠乏力。近半个月头晕，倦怠乏力明显，故来就诊。现症见：头晕眼花，活动后尤甚，面色少华，唇甲色淡，倦怠乏力，气短懒言，少寐，心慌，纳呆，大便色黄，舌淡，苔薄白，脉沉细弱。中医诊断：眩晕。证属气血亏虚。治以补益气血，健脾养心。方用归脾汤加减。

处方　黄芪50 g，党参15 g，白术15 g，茯神15 g，酸枣仁10 g，龙眼肉10 g，木香10 g，当归10 g，远志10 g，熟地黄20 g，鹿胶10 g（烊化兑服），龟胶10 g（烊化兑服），阿胶15 g（烊化兑服），大枣10 g，生姜10 g，炙甘草10 g。14剂，水煎，每日1剂，分两次服用。嘱其调节饮食，宜易消化，营养丰富食品，忌辛辣刺激之物。

二诊　2022年5月4日。患者诉服药后头晕眼花，倦怠乏力，气短懒言等均好转，时有心慌，劳累，活动后明显，少寐易醒，纳差，面色少华，唇甲色淡有改善，舌淡，苔薄白，脉沉细弱。初诊处方中加山药20 g，白芍10 g。再服14剂，煎服法同前。

三诊　2022年5月18日。患者诉无头晕眼花，无心慌，活动劳作后稍

有倦怠乏力，睡眠改善，面色、唇甲色泽较以前转红润，食纳增加，舌淡红，苔薄黄，脉沉细。复查血常规：血红蛋白 109 g/L，较前有升高。在二诊处方上去生姜，加黄精 20 g，桑椹 15 g。继续服 14 剂，煎服法同前。后随访，患者检查血红蛋白正常，无头晕眼花，食纳正常，睡眠可，精神状态好。

按语

1. 患者情况　本案患者为女性，久病失血，脾失统血之正常功用，久病损耗过多加之气血生化乏源，故致气血亏虚。

2. 辨证分析　《灵枢·口问》云："故上气不足，脑为之不满，耳为之苦鸣，头为之苦倾，目为之眩。"脾胃为后天之本，气血生化之源，清气不能上行头目，则发而为眩。患者久病不愈，耗伤气血，脾不统血，又大量失血，失血之后，气随血耗；气虚则清阳不升，血虚则清窍失养，皆可发生眩晕。血不荣上，则面色少华，唇甲色淡，头晕眼花。血亏气少则神疲脉弱，少气懒言。血海失充，则舌淡脉细，血不养心则心慌梦多。脾不统血则月经量多，脾失健运则食少纳呆。

3. 辨证结果及主方　综上，诊断为眩晕。证属气血亏虚。治以补益气血，健脾养心。方用归脾汤加减。

4. 用方出处及解读　归脾汤原载于宋朝严用和的《济生方》。主治：心脾气血两虚证及脾不统血证。功用：益气补血，健脾养心。该方中黄芪甘温，补脾益气；龙眼肉甘平，既补脾气，又养心血，共为君药。党参、白术皆为补脾益气之要药，与黄芪相伍，补脾益气之功益著；当归补血养心，酸枣仁宁心安神，二药与龙眼肉相伍，补心血，安神志之力更强，均为臣药。佐以茯神养心安神，远志宁神益智；更佐理气醒脾之木香，与诸补气养血药相伍，可使其补而不滞。炙甘草补益心脾之气，并调和诸药，用为佐使。引用生姜、大枣，调和脾胃，以资化源。诸药配伍，心脾得补，气血得养，诸症自除。

5. 处方思路　《景岳全书·杂证谟·眩运》云："头眩虽属上虚，然不能无涉于下。盖上虚者，阳中之阳虚也；下虚者，阴中之阳虚也。阳中之阳虚者，宜治其气，如四君子汤……归脾汤，补中益气汤……所以凡治上虚者，犹当以兼补气血为最"。患者体质素虚，气血亏损，清阳不濡于上位则头晕目眩，故遵张景岳补上虚之法，以兼补气血为最要紧一事，选归脾汤一方益气补血，健脾养心。归脾汤原方并加熟地黄，此取张氏认为"熟地黄味甘微苦，味厚气薄，沉也……大补血衰，滋培肾水，填骨髓，益真阴，专补肾中元气，兼疗藏血之经"之妙用。加龟胶、阿胶两血肉有情之品，共添补血之功。

6. 复诊　二诊时气色较前改善，有心慌，饮食，睡眠欠佳，加山药补中益气，白芍养阴柔肝。三诊去走而不守之生姜，加黄精、桑椹补肾填精，取《景岳全书·妇人规》中"妇人所重在血，惟于阴分调之"的思想。

病案6　腔隙性脑梗死，轻度贫血，肾衰竭

张某，男，58 岁。因头晕眼花，腰膝酸软，乏力 2 年，加重 1 周余，于 2021 年 10 月 12 日初诊。

初诊　患者诉 2019 年 7 月间出现头晕，眼花，腰膝酸软乏力，有走路不稳感，遂至当地市医院就诊，血常规示：血红蛋白 102 g/L，头部 CT 示：腔隙性脑梗死，既往有肾衰竭，轻度贫血史。平时服中药汤剂（具体不详），肾炎片等药物治疗。血压均在正常范围，血红蛋白测量有时偏低，有时正常。近 1 周头晕眼花，腰膝酸软，乏力加重，查血常规：血红蛋白 96 g/L。现症见：头晕，眼花，精神不振，少寐梦多，腰膝酸软，乏力，耳鸣，手足心热，咽干口苦，大便干，舌质红，苔少，脉细数。证属肾精不足。治以补肾滋阴，填精益髓。方用左归丸加减。

处方　熟地黄 20 g，山茱萸 15 g，山药 20 g，菟丝子 15 g，枸杞子 15 g，川牛膝 15 g，龟胶 15 g，知母 15 g，地骨皮 15 g，生甘草 10 g。14 剂，水煎，每日 1 剂，分两次早晚温服。嘱其宜清淡，易消化饮食，营养均衡丰富，忌肥甘厚味，辛辣刺激食品；保持心情平和舒畅，忌过激恼怒。

二诊 2021 年 10 月 26 日。患者诉头晕，眼花，耳鸣，腰膝酸软等均有好转，精神亦较好，口干微苦，但仍手足心热，睡眠不安，梦多，大便干，1～2 日 1 次，舌淡红，苔少，脉细。初诊处方中加炙鳖甲 20 g，酸枣仁 15 g，滋阴养心安神。再进 14 剂，煎服法同前。

三诊 2021 年 11 月 10 日。患者头晕，眼花，腰膝酸软等大有改善，无耳鸣，口干不苦，手足心热，睡眠好转，大便软，1～2 日 1 次，舌淡红，苔薄黄，脉细。复查血红蛋白结果为：107 g/L。二诊处方中加黄精 20 g，当归 10 g，黄芪 20 g，继续服用 14 剂，煎服法同前。

四诊 2021 年 11 月 24 日。患者诉近 1 周已无头晕眼花，行走活动多时有腰膝酸软，无口干口苦，稍感手足心热，有时睡眠欠佳，易醒，舌淡红，苔薄黄，脉细。继续以三诊处方巩固疗效，服 14 剂。后随访，在当地医院复查血红蛋白正常，肾功能指标基本正常，未发头晕头痛，病情稳定。

按语

1. **患者情况** 本案患者为中年男性，气血衰弱，肾气肾精不足，虚火无以制，故素体多为阴虚火旺。

2. **辨证分析** 《景岳全书·眩晕》云："无虚不作眩。"患者年龄较高，乙癸乏源，精血暗耗，虚阳无以制，以致虚火内生，又进一步耗灼阴精，精血亏虚，肝阳不以制，上冲而发为眩晕。头目眩晕，耳鸣，精神不振，腰膝酸软为肾精不足表现；精神不振，少寐梦多，乏力为肾主五脏阴阳的功能下降；手足心热，咽干口苦，大便干，为肾阴精不足，濡养功能下降，上不及咽而发为咽干，虚火灼津则口苦；下不达肠则发为大便偏干；发于全身则表现手足心热；舌质红，苔少，脉细数，为阴虚内热的典型舌脉。

3. **辨证结果及主方** 综上，诊断为眩晕。证属肾精不足。治以补肾滋阴，填精益髓。予以左归丸加减。

4. **用方出处及解读** 左归丸出自《景岳全书》，"治真阴肾水不足，不能滋养营卫，渐至衰弱，或虚热往来，自汗盗汗，或神不守舍，血不归原，或虚损伤阴，或遗淋不禁，或气虚昏运，或眼花耳聋，或口燥舌干，或腰酸腿软，凡精髓内亏，津液枯涸等证，俱速宜壮水之主，以培左肾之元阴，而精血自充矣，宜此方主之"。主治：真阴不足证。功用：滋阴补肾，填精益髓。方中重用大熟地黄滋肾阴，益精髓，以补真阴之不足，为君药。用山茱萸补养肝肾，固秘精气；山药补脾益阴，滋肾固精；龟甲胶滋阴补髓。枸杞子补肝肾，益精血；菟丝子补肝肾，助精髓；川牛膝益肝肾，强筋骨，俱为佐药。左归丸是张介宾由六味地黄丸化裁而成。他认为"补阴不利水，利水不补阴，而补阴之法不宜渗"。遂去泽泻、茯苓、牡丹皮，加入枸杞子、龟胶、川牛膝以增滋补肝肾之力。更加入菟丝子温润之品补阳益阴，阳中求阴，即张介宾所谓"善补阴者，必阳中求阴，则阴得阳升而泉源不竭"。是方虽用"三补"，但去"三泻"而为纯补真阴不足之剂，亦可令后学者领悟填补肾精与纯补真阴两法中之"补"与"泻"配伍同中有异之妙。

5. 处方思路 本案中患者年龄较高，乙癸将竭，肾精亏虚，内热丛生，故予以纯补真阴之左归丸，补肾填精，滋阴益髓，然鹿角胶性温助热，故去之，而加知母、地骨皮两味入肾经补益，且同时泻肾经伏热，共奏补肾精，泻虚热之功。

6. 复诊 二诊，头晕，眼花，耳鸣，腰膝酸软等均有好转，但仍手足心热，睡眠不安，梦多，故加"中于阴分，出并于阳而热"（《得配本草》）之鳖甲，与"主治烦心不得眠"（《名医别录》）之酸枣仁，滋阴养心安神；三诊时，手足心热，睡眠好转诸症显减，故在前方的基础上调补气血，加入"补益中气""安五脏"（《本草经集注》）之黄精，以及"行血和血，养营调气"（《得配本草》）之当归，"补丈夫虚损，五劳羸瘦"（《名医别录》）之黄芪；四诊时，患者各项指标基本正常，未发头晕头痛，病情稳定，故处以前方以巩固疗效。

病案7 梅尼埃病，颈椎病

陈某，女，45岁。因头晕，头沉重如蒙反复发作3年，再发2日，于2018年11月3日初诊。

初诊 患者诉2015年间开始每年发作头晕，头沉重如蒙，多伴有视物旋转，恶心，耳鸣，有时呕吐痰涎，在当地人民医院或卫生院就诊，先后反复做多种检查：测量血压在正常范围。心电图正常。头颈部CT：头部未见异常，C2/C3、C4/C5、C5/C6轻度椎间盘膨出。脑电图正常。既往有脂肪肝病史。西医诊断：梅尼埃病，颈椎病，脂肪肝。每次发作经输液，口服盐酸氟桂利嗪，盐酸地芬尼多片，谷维素，银杏叶片等治疗，症状渐渐缓解，但反复发作。此次，2日前天气变冷受凉后再发眩晕。现症见：眩晕，头沉重如蒙，恶心，时有呕吐痰涎，形体肥胖，耳鸣，纳呆，舌质暗紫，舌苔白腻，脉濡。证属痰浊中阻。治以化痰除湿，健脾和胃。方用：半夏白术天麻汤化裁。

处方 法半夏10 g，白术10 g，天麻15 g，橘红10 g，茯苓15 g，赭石15 g，石菖蒲15 g，吴茱萸5 g，大枣3粒，生姜10 g，甘草10 g。7剂，水煎，每日1剂，分两次服用。

二诊 2018年11月10日。患者诉眩晕，头重，恶心好转，有时吐痰涎，耳鸣减轻，纳呆，舌质暗紫，苔白，脉濡。病情好转，初诊方中加砂仁10 g，白豆蔻15 g，远志15 g，羌活10 g。再服14剂，煎服法同前。

三诊 2018年11月24日。患者诉无头晕头重，没有恶心感，无痰涎，轻微耳鸣，食欲好转，舌质暗紫，苔薄白，脉濡。

处方 法半夏10 g，白术10 g，天麻15 g，橘红10 g，茯苓15 g，石菖蒲15 g，砂仁10 g，白豆蔻15 g，远志15 g，羌活10 g，川芎10 g，黄芪15 g，葛根15 g，大枣3枚，生姜10 g，生甘草10 g。继续服14剂。后随访，患者未发头晕头痛。

按语

1. **患者情况** 本案患者为中年女性，形体肥胖，时常头晕，沉重如蒙，且伴有呕吐痰涎，痰湿水饮责之于脾之运化，运化失司则为水饮，故患者多为脾虚湿盛体质。

2. 辨证分析　《丹溪心法·头眩》有云："无痰则不作眩。"患者形体肥胖，肥人多湿多痰，故患者发时多伴有头脑沉重如蒙，头晕发作时常伴有恶心，呕吐清晰痰涎，痰阻于中焦，进一步阻碍脾胃运化，运化失司，则不欲饮食。中焦脾胃为后天之本，气血生化之源，上下气机枢纽。湿滞脾胃，运化失司，气血内生乏源，清阳无以达头目，则发为眩晕，耳鸣；气机失调，气降不及从而逆上，则发为恶心，呕吐；湿滞血行而成瘀，故可见舌质暗紫，舌苔白腻，脉濡。

3. 辨证结果及主方　综上，诊断为眩晕。证属痰浊中阻。治以化痰除湿，健脾和胃。方用半夏白术天麻汤化裁。

4. 用方出处及解读　半夏白术天麻汤出自《医学心悟》。功效：健脾祛湿，化痰息风。主治：风痰上扰证。方中半夏辛温而燥，燥湿化痰，降逆止呕；天麻甘平而润，入肝经，善于平肝息风而止眩晕。二者配伍，长于化痰息风，"头旋眼花，非天麻、半夏不除"，共为君药。白术健脾燥湿；茯苓健脾渗湿，以治生痰之本，与半夏、天麻配伍，加强化痰息风之效，共为臣药。橘红理气化痰，使气顺痰消，为佐药。使以甘草调药和中，煎加姜、枣以调和脾胃。诸药合用，共奏化痰息风，健脾祛湿之效。

5. 处方思路　患者形体肥胖，纳差，故患者平素多为脾虚湿盛体质，近3年来，反复发作眩晕，头昏，耳鸣，为痰夹风上扰清窍，治本之策当为化痰除湿，健脾和胃，选方半夏白术天麻汤加减。方中加入赭石、吴茱萸平降上逆之气；石菖蒲通窍化痰，《神农本草经》云其"主咳逆上气，通九窍"，与本案病机相符，故加之。

6. 复诊　二诊时，患者诉眩晕，头重，恶心好转，耳鸣减轻，但时有吐痰涎，纳呆，故在前方的基础上加砂仁10 g，白豆蔻15 g，远志15 g，羌活10 g。砂仁、白豆蔻既可化湿，又可行气，可调中焦气机运行，白豆蔻同时还兼有降气之功，可降风痰上逆之势。远志、羌活可化痰，又可通利头目，可加强通窍之功。三诊时，患者诉头晕头重，恶心，吐痰涎已无，痰浊上扰已无，故在二诊方中去赭石、吴茱萸，但患者仍有轻微耳鸣，食欲好转，舌质暗紫，苔薄白，脉濡。风痰无，但气血不达头目，故前方加川芎 10 g 补血活血，清利头目；黄芪 15 g，葛根 15 g 补中气，升清阳以继续巩固疗效。

第三章——临床经验荟萃

第一节 基于『肠-心轴』理论治疗心悸的临证经验

心律失常是一类由心电起搏点或心电传导系统异常所引起的疾病，其中，心房颤动是临床实践中最常见的心律失常类型。由于其较高的发病率，致残率和死亡率，它已成为全球范围内较大的疾病经济负担之一。据估计，心房颤动所造成的经济负担在未来 30 年内将超过 60％。现代研究表明，肠道菌群与心律失常的发生有关，肠道内代谢产物也是诱发心律失常的因素之一。因此，从调节肠道菌群出发治疗心律失常可能是其有效靶点。中医治疗心律失常历史悠远，中医将心律失常归属于心悸病范畴，《伤寒六书》将其描述为"筑筑然动，怔怔忡忡，不能自安是也"。张仲景在《伤寒论》中首次提出了治疗心悸的方药，即"炙甘草汤主之"。经过后世医家的不断完善，心悸病的中医辨治逐渐理法方药俱全。现世论心悸病，不外虚实两端，虚者为心之气血阴阳亏虚，实者为痰瘀，水饮等病理产物阻滞心络，由此导致心神受扰而终发为心悸病。

郭志华教授从现代病机研究中开创思维，融会贯通，创造性应用治疗心系疾病的"肠-心轴"学说，认为"肠毒"也是导致心悸病的重要原因之一。故郭志华教授临证亲诊，多从肠治心，往往效果卓著。

一、"肠-心轴"理论的理论基础

（一）心与小肠在生理上互为表里

中医学认为，心与肠本就相伴相生。《素问·天元纪大论》云"君火以明"，其中君火即为心火；肠从肉易声，《说文解字》注云"易者，彊者众皃"，即日光从地平线喷薄而出普照四野，有辉煌灿烂之意。故心为火脏，肠为火腑，二者同类同性。"肠-心轴"学术理论原起自黄帝《黄帝内经》，《灵枢·本输》云"心合小肠"，即指在经络中，手少阴经属心络小肠，手太阳经属小肠络心，二者通过经脉互为表里络属。《诊脉三十二辨》云："心系有二，一则上与肺通，入肺两大叶间，一则由肺系而下曲折……从心系下膈络小肠。"

（二）心与小肠在病理上相互影响

心与小肠在经脉上的联络，决定了两者在生理病理状态下相反相成。心主血为火脏，故心血可濡养小肠，心阳可温煦小肠。若心血不生，心火不亢，则可发为中焦苦寒，腹中雷鸣，四肢厥冷之洞泻。反之，若心火过亢下移于小肠，则发为小便淋漓之小肠实热证，即《医醇賸义》云"心经之火，移于小肠，溲溺淋浊，或涩或痛"；小肠主液，分清泌浊，小肠失职亦可病及于心。若小肠虚寒，生化无源，精微无以上济于心胸，日久可发为心血不足之证。反之，若小肠热实，亦可循经上蒸于心，出现口舌生疮，心烦失眠等心火亢盛之兆。现代研究进一步证实了心悸发病与小肠之间的关联，心房颤动（简称房颤）患者与非房颤患者的肠道细菌组成结构不同，肠道菌群的产物氧化三甲胺水平可以促进房颤和室性心律失常的发生。因此，保护肠道菌群或调节菌群代谢产物可能成为治疗心律失常的新靶点。

（三）从肠治心的渊源深远

后世医家以肠治心病，或以心治肠，往往收效颇丰。清代陈士铎《辨证录·火热症门》云："心因小肠而热，小肠即升水以救心……然则治法不必治心，仍治小肠，利水以分消其火气。"钱乙创导赤散，方中以生地黄、木通、生甘草泻小肠火除胸中烦闷，治疗小儿心火移热于小肠之证；《普济方·卷十三·胸胁痛》中记载了从小肠经行针以治疗心系疾病，如取尺泽，少泽治"胁下胀"，后溪穴可治"登高而走，弃衣而歌"之神志病等。为"肠-心轴"学说开创了临证之先河。

二、"肠-心轴"失衡是心悸的关键病机

(一)精化乏源，心血不足为本

心在上焦，主血持神，如日照当空耀泽脏腑。心血以弛顺为和，心气以通下为要。故郭志华教授认为，心悸发病主在心血不生，次为心气不降。《本草述钩元》中将小肠称为"血化之府"，小肠分清泌浊，将水谷精微中精粹的部分经脾气上输于心，进而奉心化为赤血。若小肠失职，精微生化乏源无以上奉养心。加之现代生活压力大，思虑过甚，心血易耗，日久则血不生气，气不相续接发而为悸。正如《医宗金鉴》云："脉结代，心动悸，则是血虚而真气不相续也。"故心悸病始发于心血不足，阴不制阳，心气不得通下，心脉滞涩不畅，故终发为虚实夹杂之心悸病。

(二)小肠失养，肠毒淫心为标

小肠在下，主受盛，职当燮理阴阳，泌别清浊。故郭志华教授认为，小肠为心之使道，心内瘀浊必传之于小肠。若小肠功能失职，其中糟粕邪毒不降反升浸淫入心，"肠中糟粕"即为肠毒。现代医学认为，肠毒是肠道菌群的代谢产物，其中脂多糖（lipopolysaccharide，LPS）和氧化三甲胺（trimetlylamine oxide，TMAO）起到主导作用。LPS 通过上调心房中核苷酸结合结构域富含亮氨酸重复序列和含热蛋白结构域受体 3（NLRP3）的表达以促进心房纤维化，从而增加心房颤动的发病率。而 TMAO 也可以通过提高心房自主神经的兴奋性，使心肌有效不应期缩短，继而促进房颤的发生。正如《外台秘要》云："小肠，心之腑也……若脏腑和平，则水液下流宣利，若冷热相乘，致脏腑不调，津液水饮停积，上迫于心，令心气不宣畅，故痛而多唾也。"LPS、TMAO 以及短链脂肪酸等代谢产物，均由水谷在肠道内经消化腐熟后产生，可视作醒浊肠毒。若渣滓浊沫在肠道内蓄积过多，则不降反升，窜扰心胸，心之清窍受染则失于正常律动，发为心悸病。

三、基于"肠-心轴"的心悸证治

郭志华教授认为，心悸病以心之气血亏耗为本，肠毒泛扰为标。故郭

志华教授临床治疗心悸病，总以固护心血，润肠泻毒为要。同时依据寒热虚实之不同灵活加减，小肠虚衰而伴见寒象者，多佐以补益升清法以养心；肠毒浸淫而伴见热象者，多辅以凉润泻浊以护心，具体治法如下：

（一）益心血，通心络

心为五脏属阳，心血属阳中之阴。心血不生则阳盛阴衰，继而阴血无法牵制心气以下行。心为君主之官，若心气不下则如闭户塞牖，诸病丛生。正如洁古云："经言月事不来者，胞脉闭也。胞脉属于心，络于胞中。今气上迫肺，心气不得下通，故月不时来。"因此，心悸病早期以心血不足为主，后期可发展为心络不通之虚实夹杂证。故郭志华教授临证治疗心悸，喜用黄芪、丹参、当归、红花、泽泻等药物。其中，黄芪为补中益气之良药，《名医别录》谓之可"补丈夫虚损，五劳羸瘦"。现代研究表明，黄芪多糖是黄芪的主要活性成分，可以缓解脂多糖造成的肠道损伤，还可以改变肠道菌群的组成结构，增加抗生素相关性腹泻大鼠肠道中的有益菌属。当归入心经，《本草正》谓之"专攻补血"，为补血和血之佳品，郭志华教授喜重用黄芪少用当归，即取"有形之血不能速生，无形之气所当急固"之意。丹参活血化瘀之力最雄，《本草纲目》云其可"活血，通心包络"。长期低剂量喂食丹参破壁饮片，可增加小鼠肠道中双歧杆菌和乳酸杆菌的数量，而丹参根、茎叶均能在一定程度上改善糖尿病肾损伤大鼠粪便菌群多样性。黄芪、丹参同用，不仅增加了菌群丰度和多样性，还可改善高血压大鼠的血清代谢模式，与炎症、血管扩张、类固醇激素、氧化应激等相关的潜在生物标志物发生了显著变化。泽泻甘淡，能利水泻下，使浊毒从下而走。红花辛温，可祛瘀血，通心脉。以上诸药共奏补益心气，活血利水之效，现代药理学研究也为其调节肠道菌群提供了理论基础。

（二）理肠胃，泻肠毒

1. 补益胃肠，升清养心　小肠乃"受盛之官，化物出焉"，《圣济总录》指出："其经有寒，则亦传于大肠，故化物难，而大肠中懊痛，便利赤白……"若小肠虚寒，则精微匮竭，无力上济于心。每遇此症，郭志华教授多以白术、人参补益胃肠。人参、白术乃临床健脾治虚常用药对，为参苓白术散，四君子汤等诸多经方的核心组成。其中，白术善除湿而温中，李杲谓之可"去诸经中湿而理脾胃"；人参乃补气圣药，《神农本草经》云："主补五脏，安精神，止惊悸，除邪气，明目，开心益智。"现代研究证明，人参、白术中的有效组分可增加肠道中有益菌群的丰度。如在长期服用人参皂苷的大鼠肠道中，双歧杆菌属，乳酸菌属等菌属的丰度可显著上调，此类有益菌属可显著调节肠道功能，减少有害物质的产生。除此之外，双歧杆菌、乳酸菌还可通过抗氧化应激，降压，调脂等途径起到调节心脏功能的作用。

2. 凉润肠毒，泻浊护心　郭志华教授认为，小肠为火腑，火腑不通则糟粕不下，反上逆浸淫于心而发病。因此，对于伴见口干口苦，大便干结，小便灼热之心悸患者，郭志华教授喜加用麦冬、生地黄等凉润之品以泻浊护心。麦冬味甘，微苦微寒，善生津液润肠燥。吴鞠通以此为君药，创沙参麦冬汤，增液汤诸方，专散肺胃燥热之邪。郭志华教授素善用药对，多麦冬、生地黄同用以增其效。生地黄大寒，《本草备要》称其可"泻丙火，清燥金"，其中丙火即"小肠火"。两者合用，效力倍增，可清润以排肠毒，寒凉以泻肠火。现代动物实验也证明，麦冬皂苷 D 可改善高脂饲养小鼠的肠道细菌结构，以人参、麦冬为君药的生脉散煎液可对小鼠肠道菌群起到调节作用。此外，生脉散不仅能增加小鼠肠道内的有益菌属，还能通过显著提高培养肠道菌群短链脂肪酸的含量，降低肠道 pH 值，从而抑制腐败菌的增殖，改善肠道微环境。

四、验案举隅

吴某，男，83 岁。2020 年 3 月 14 日初诊。

初诊　3 年前出现偶发性心慌心悸，伴气促。近半年来心慌心悸频繁发，伴明显胸闷气促，动则益甚，活动耐力下降。口干口苦，大便时干，1～2 日 1 次，小便正常，纳寐可。既往有冠心病病史，已于 1998 年行经皮冠脉介入术（PCI）。平素喜食肥甘油腻之品，既往有吸烟、饮酒史，现已戒酒十余年，仍未戒烟。舌尖红，苔薄黄，脉涩。心电图：①窦性心律不齐。②多导联 ST 段下移。西医诊断：窦性心律不齐；中医诊断：心悸。

处方 黄芪 30 g，当归 10 g，丹参 10 g，红花 5 g，猪苓 10 g，泽泻 10 g，生地黄 10 g，麦冬 10 g，郁李仁 10 g，甘草 10 g。14 剂，水煎服，每日 1 剂，分两次温服。

二诊 患者诉心慌心悸较前好转，活动后偶发心慌，胸闷，休息后可自行缓解。仍口干口苦，二便尚可，纳寐可。舌淡红，苔黄，脉弦。将方中性温之黄芪改为白术，加太子参 10 g，石斛 10 g，并去方中郁李仁。

按语

1. 患者情况 本案患者为老年男性，此次起病较缓，病情缠绵难愈。

2. 辨证分析 患者年事高，后天胃肠虚衰，精微无源以生化，心失所养，心之气血不足。加之既往喜食油腻之品，痰湿内生，肠道瘀浊毒邪内生，浸淫心脉，故发为本虚标实之心悸病。心气不足固摄无力，则心脏搏动紊乱，心慌心悸频发。肠毒横生，郁而化热则见大便干结难解，乘于上焦则见口干口苦。病理产物瘀阻于心络，络脉不通则表现为胸闷，动则益甚。

3. 辨证结果 治当益心气，通心脉，解肠毒。方中以黄芪、当归补益心之气血，以丹参、红花、猪苓、泽泻清脉中之瘀浊水湿，诸药共用补而不滞，泻而不峻，使邪有出路，气血生化有源。

4. 处方思路 郭志华教授重视从肠调心，且老年人肠燥津亏，肠道本运动无力，故以郁李仁润燥滑肠，使糟粕顺大肠之气而下。方中生地黄性寒滑利，麦冬甘寒质润，两者合用既可辅助郁李仁润肠通便，又可清泻肠毒。二诊时患者心气得充，心脉得通，肠毒得清，故可见心悸较前明显缓解。但患者病程冗长，肠毒久郁生内热难以速去，舌淡红苔黄，口干口苦均提示患者热象偏重，故将方中性温之黄芪改为白术，加太子参 10 g，石斛 10 g 以益胃润燥生津，并去方中郁李仁以防润下太过。

五、结语

郭志华教授治疗心悸病，不忘心系病之病机，治疗上总以益心气，通心脉为切入点。同时不泥于心系病，结合现代研究成果，创造性应用"肠－心轴"理论。临证治疗时往往从肠治心，方中益白术、人参之品以令肠中精微生化有源，或添寒凉滑利之白芍、生地黄、瓜蒌子、麦冬以清肠泻毒。"肠-心轴"学说，为心悸病的论治补充了新的理论。其不忘于经典，又不泥于经典的治学态度更值得我们学习与传承。医者唯有学贯中西，博古通今，方可日久弥新，源远流长。

第二节 辨证治疗眩晕经验

眩晕是指以头晕目眩为主要表现的病证，轻者闭目可止，重者如坐车船，旋转不定，不能站立，或伴恶心，呕吐，汗出，甚则昏倒等症状。眩晕可影响患者的日常生活，导致生活质量明显降低；重症眩晕患者甚至完全丧失生活自理能力，并可引起脑卒中、冠心病等疾病。原发性高血压是心脑血管疾病的首要危险因素，亦是眩晕发病的首要因素之一。目前，西医对于眩晕的治疗主要采取降压药联合抗组胺药，抗胆碱药，吩噻嗪类，血管扩张药等对症药物为主，而这些药物长期服用易对于肝肾造成损伤，胃肠道刺激大，复发率高。中医治疗眩晕从整体观念出发，辨证施治，有独特的治疗优势，且临床疗效显著。

郭志华教授对于眩晕病证的诊治有独到见解。现将郭志华教授治疗眩晕病的临床经验总结如下。

一、病因病机

眩晕的论述始见于《黄帝内经》，称之为"眩冒""眩"。眩晕多因情志不遂，肝气郁结，饮食所伤，体虚久病，劳倦过度等所致，实者为风，火，痰，瘀清窍不宁或清阳不升，脑失所养，虚者为髓海不足，或气血亏虚，清窍失养；其病位在清窍，由脑髓空虚，清窍失养及痰火，瘀血上犯清窍所致，与肝、脾、肾三脏功能失调有关，其发病以虚证居多。

（一）心血不足，肝肾阴虚为本病之本

郭志华教授认为，眩晕病性总属本虚标实，而本虚责之心血不足，肝肾阴虚。心为君主之官，主血脉而推动心血濡养四肢百骸，若心血不足，则心之阴血无以濡养脏腑。一方面，肝与心乃母与子关系。肝之藏血以及疏泄助心行血，则血行而不滞，情志内守。若心血不能濡养于肝，肝体失养，疏泄失司，则气机郁结，郁而伤及肝阴，阴血被损致阳不得潜，偏亢而上扰脑窍，发为眩晕；亢阳上扰，心神亦被扰，则神机不安，血运失调，眩晕更甚。另一方面，肝肾乙癸同源，肝阴受损则累及肾阴，且精血亦同源，久之肾之阴精不足，继而髓海不足，眩晕更甚。肝肾不足，不能化生成血则加重营血虚少，脉道空虚，水不涵木，肝阳亢盛更甚，气血易涌，清窍被扰，加重眩晕。由此可知，心血不足，肝肾阴虚为眩晕发生之本。

（二）痰瘀上扰清窍为之标

郭志华教授认为，痰瘀上扰清窍为眩晕之标。患眩晕之疾者，多有恣食肥甘厚味及烟酒等不良嗜好，脾胃运化失健，中焦运化失调，痰湿、脂浊由生；同时，肝气郁结日久，木郁克土，则中焦不运更甚，水湿内生，痰浊亦多；心血不足，血行则缓，痰浊与瘀血留置于脉络，久之则痰瘀互结，即"血不利则为水"（《金匮要略·水气病脉证并治》）；最后，肾主水液代谢，肾精不足，则水液代谢失调，痰浊难以从小便而出，积而成痰瘀。痰浊阻于中焦，气机升降失调，清阳不升，水谷精微无以上荣于脑窍，同时，痰浊循经上扰，蒙蔽清窍，则发为眩晕，如《万病回春》云："大凡头眩者，痰也。"因此，痰瘀上扰清窍为之标。

二、辨证施治

（一）基础用方

郭志华教授论治眩晕，立平肝潜阳，豁痰化瘀，滋阴养血之法，在天麻钩藤饮的基础上加减化裁，自拟定眩汤。本方由天麻15 g，川牛膝10 g，钩藤15 g，决明子10 g，杜仲10 g，黄芩10 g，首乌藤10 g，桑寄生15 g，红景天10 g，丹参10 g，白术10 g，半夏10 g，茯神10 g，葛根15 g，甘草10 g。方中天麻平肝息风止眩；钩藤清肝息风定眩，两药主入肝经，效专力宏共为君药。决明子长于清肝明目，助君平肝息风，为臣；川牛膝活血利水，引血下行，直折亢阳，共为臣药；杜仲、桑寄生补益肝肾之阴，以治其本，为臣；黄芩清肝降火，以折其亢阳，首乌藤、茯神宁心安神，且茯神亦能利水渗湿，助痰浊消，为佐药；红景天益气活血，与首乌藤相伍则养血活血之功更佳，为佐药；白术、半夏燥湿化痰，健脾祛湿，与茯神、天麻相伍即为半夏白术天麻汤，能化痰息风定眩，再入丹参活血化瘀通络，则痰瘀自去，为佐药；葛根可助脾之清阳上升于清窍，以助止眩，甘草调和诸药，为佐药。诸药合用，肝阳得潜，阴血得养，痰瘀得除，则眩晕自定。

（二）常用药对

1. 天麻配钩藤 天麻性平，味甘，入肝经，功效息风止痉，祛风通络，《本草汇言》云："主头风，头痛，头晕虚旋。"张元素认为其"治风虚眩晕头痛"；钩藤味甘，性凉，入肝、心包经，功效息风止痉，清热平肝，《本草纲目》云："大人头旋目眩，平肝风，除心热。"可见钩藤可除心肝风盛，相火旺之病证。肝风致眩，是肝气疏泄太过，肝阳偏亢，风阳扰动，阳动风生，以致眩晕而作。天麻与钩藤二者合用，可增强平肝息风之效。现代研究表明，天麻的有效成分天麻素能显著降低自发性高血压大鼠的收缩压，同时显著降低血清中的血管紧张素 II 和醛固酮水平。钩藤可抑制血管紧张素 II 诱导血管平滑肌增殖，降低血管外周阻力，阻断 TGF-β_1/Smad 传导通路，而达到降压的目的。

2. 葛根配红景天 葛根味甘、辛，性凉，入肺、胃经。功效通经活络，生津止渴，升阳止泻，其能"升腾胃气"（《本草经解》），脾胃之水谷清气上荣清窍，则眩晕自止；红景天性寒，味甘、涩，入肺、心经，功效益气活血，心之血运顺畅，则营卫之气周身流转，则能荣养清窍而止眩。葛根与红景天配伍，一方面中焦气机转运得畅，有助于心血上荣清窍；另一方面，周身气血运行得复，中焦亦得荣养，有助于气机升降。如此则气血流通，气机通调，眩晕自除。现代研究表明红景天苷可通过上调血管环氧合酶-1（COX-1）表达水平，抑制环氧合酶-2（COX-2）表达，调节血管舒缩和外周血管阻力等生理活动，减轻血管内皮损伤，降低收缩压及舒张压。

葛根可通过调节心房钠尿肽（ANP）分泌以发挥降压作用。

3. 半夏配白术 半夏味辛，性温，入脾、胃、肺经，可燥湿化痰，降逆止呕，消痞散结。《名医别录》云："消心腹胸膈痰热满结，咳嗽上气，心下急痛坚痞，时气呕逆。"半夏长于燥脾湿而化痰浊，温脏腑而化寒痰，辛开散结而消痞，乃化痰要药。白术味苦、甘、性温，可健脾益气，燥湿利水，其可"除湿利水道，进食强脾胃"（《雷公炮制药性解》）。痰为导致眩晕的主要病理因素，痰阻清阳，夹火上扰清窍，临床常表现为眩晕伴头重昏蒙，胸闷恶心，故郭志华教授常以半夏配白术，健脾燥湿之力雄，使痰浊去而止眩，更与天麻相伍，即为半夏白术天麻汤之核心药物，化痰息风定眩之力更佳。现代研究表明半夏白术天麻汤能够通过 FOXO1 通路调控 DsbA-L/脂联素以改善血脂异常合并高血压大鼠的血脂与血压水平。

三、临证特色

（一）视其所逆，随证治之

临床实践中，眩晕患者往往兼夹其他疾病，且临床症状不尽相同，甚至未有临床症状。郭志华教授结合患者既往病史及现代辅助检查结果，视其所犯之病而随证治之。高血压患者内生痰饮，瘀血，此类浊气归心，留滞心络，血脉不通，发为胸痹心痛。对于合并冠心病的患者，郭志华教授在原方基础上合用理气活血化瘀之心痛泰。本方由丹参、木香、枳壳、川芎、葛根、三七、郁金、炙甘草等中药组成。方中丹参与川芎相须使用，活血化瘀止痛以通血脉，为君药；三七、郁金活血止痛，行气解郁，枳壳理气宽中，木香行气止痛，共为臣药；葛根升脾气而运中焦，为佐药；炙甘草和中缓急，调和诸药。诸药合用，心络痰瘀得消，则心痛自除。若患者心血不足，心阴受损而生虚火，心火不降则上焦被灼，火不暖土而中焦不运；清浊不化则下焦失固，发为消渴之疾，则郭志华教授在原方基础上将葛根加至 30 g，并加入黄连、淡竹叶、生地黄、牡丹皮、山药、山茱萸、生黄芪、天花粉，方中葛根"主消渴"（《神农本草经疏·卷八》），固涩水谷精微，通经活络；黄连苦寒以降心火，与生地黄相伍则清火之力甚，再加淡竹叶引心经之火引入小肠以暖下焦；黄芪健运中焦之脾阳，以运化水谷；天花粉养阴生津，山药、山茱萸益肾填精；牡丹皮清泄相火，并制山茱萸之温涩。诸药合用，心火得降，中焦得复，肾精得养，则三消改善。若阴火炽盛，邪扰心神致心之动悸失调，发为心悸，则郭志华教授在原方基础上加入生地黄、麦冬、白芍、柏子仁、酸枣仁。方中生地黄清热凉血，麦冬清心除烦，白芍养阴柔肝，三药合用则阴火得降，柏子仁入心经以补心气，酸枣仁敛心营而养心血，两药合用则心神得安，以增其效。

（二）虚实同调，以通为用

眩晕之气滞痰瘀互结较重，郭志华教授临证之时常视其所苦，分证论治。起病初期，多因情志抑郁而发病，此时当以理气解郁为要，可加入柴胡、郁金疏肝解郁，枳壳、香附理气解郁，以调达气机白芍平肝柔肝，又防理气之药过于燥烈而伤津，如此则肝郁得疏，气结得散。病至中期，中焦脾胃被伤，健运失调，痰气互结，治当理气健脾，可加入太子参益气健脾，陈皮燥湿化痰，如以复中焦健运。同时，脾胃升清降浊之功失调是眩晕之重要病机，因此常加升麻以生脾阳。病至后期，肝肾阴精被伤，血脉瘀滞，较甚，此时多在原方加入左归饮、右归饮之辈补益肾之元阴元阳，并加用三七、三棱、莪术之类活血化瘀之力雄之药以通血脉。若眩晕抑或反复发作者，必有顽痰血瘀留置于脑络，非辛温走窜之虫类药不可及，故常在原方中加入通经活络之地龙、僵蚕、全蝎等药。

（三）双心同治，注重调摄

郭志华教授认为，诊疗疾病双心同治，则事半功倍。当今社会，人民群众所面临的生活压力不断增加，高血压患者数量逐年增加，大多数高血压患者平素生活压力大，情志不畅，精神抑郁，长此以往则肝郁气滞，易郁而化生亢阳，因此郭志华教授在诊治过程中对患者进行心理疏导，帮助患者排解不良情绪，树立治疗自信心，减轻患者焦虑，提高患者依从度。其次，本病发生多责之于患者饮食习惯，故郭志华教授嘱患者合理饮食，少食肥甘厚味，戒烟限酒。在日常生活调摄上，郭志华教授常劝导患者保持平常心态。现代研究证明太极拳、八段锦等中医传统导引运动有助于降压，并建议患者于日常生活中行太极拳、八段锦等调摄患者精神情志，以助疾病治疗。

四、验案举隅

刘某，女，62 岁。因头晕反复发作 11 年，再发伴耳鸣 2 周，于 2021 年 8 月 21 日初诊。

初诊 患者自诉 2010 年渐起头晕，反复发作，多伴轻微头痛，耳鸣，视物模糊，无视物旋转，初始未加重视，未就诊，后症状明显，有时轻微恶心，未发呕吐，睡眠不安，难以入睡，睡而易醒，心烦易怒，晨起口干口苦。到社区医院就诊发现血压高，诊断为原发性高血压，口服苯磺酸氨氯地平片降压治疗，药后血压一般在 130～150/80～100 mmHg。近 2 周再发头晕，测血压多在 140～150/90～100 mmHg，服用降压药，活血通络胶囊等治疗，症状未见明显缓解。现自觉头晕头痛，视物模糊，耳鸣，有时感胸闷痛，失眠多梦，晨起口干口苦，大便干结，夜尿频，每晚 2～3 次。舌红，舌边散在瘀点，苔黄，脉弦细。既往有高脂血症，轻度脂肪肝病史。查血压 150/100 mmHg。头部磁共振检查未见异常。中医诊断：眩晕，肝肾阴虚兼瘀血证。治以平肝养阴，活血通络。予以定眩汤化裁治疗。

处方 天麻 15 g，钩藤 15 g，决明子 10 g，杜仲 10 g，牛膝 10 g，桑寄生 15 g，黄芩 10 g，茯神 15 g，首乌藤 15 g，红景天 10 g，丹参 10 g，葛根 15 g，甘草 10 g。7 剂，水煎，每日 1 剂，分两次服。

二诊 2021 年 8 月 28 日。诉头晕头痛明显缓解，未发胸闷痛，晨起口干口苦好转，睡眠欠佳，视物模糊好转，大便稍干，夜尿 1～2 次，苔薄黄，脉弦细。测血压多在 130～140/80～90 mmHg。原方再加枸杞子 10 g，菊花 10 g，女贞子 10 g。再进 14 剂。

三诊　2021 年 9 月 13 日。诉头晕头痛消除，耳鸣明显减轻，睡眠好转，夜尿减少。血压在正常范围。予二诊方续用以巩固效果。

按语

1. 患者情况　本案患者为老年女性。

2. 辨证分析　平素心烦易怒，易肝郁化火，致使肝阳上亢，则上扰清空或清阳不升，发作眩晕。《灵枢·卫气》云："上虚则眩。"《灵枢·海论》云："髓海不足，则脑转耳鸣，胫酸眩冒。"且患者有原发性高血压病史，病程已久，久病则瘀。因此，郭志华教授对该患者辨证为肝肾阴虚兼瘀血证。

3. 辨证结果　治法以平肝养阴，活血通络为主，以定眩汤为基本方加减用药。方中天麻、钩藤平肝息风，为君药；决明子，平肝潜阳，除热明目，助君平肝息风之力；牛膝引血下行，兼益肝肾，并能活血利水，共为臣药；杜仲、桑寄生补益肝肾以治本；黄芩清肝降火；首乌藤、茯神宁心安神；红景天益气活血；丹参、葛根均为佐药。诸药合用，共奏平肝息风，清热活血，补益肝肾之功。

4. 处方思路　患者肝肾阴虚较甚，而无明显痰浊，故去白术，半夏以防燥烈伤阴。二诊头晕头痛好转，予前方加枸杞子、菊花、女贞子滋阴补肾。三诊患者头晕消除，血压正常。郭志华教授认为在治疗眩晕上，应从整体观念出发，遵循治病治本的原则，强调辨证施治，随证灵活加减，提升临床效果。

第三节
运用心痛泰治疗冠
心病的临证经验

冠心病（coronary heart disease，CHD）的全称为冠状动脉粥样硬化性心
脏病，是指冠状动脉发生粥样硬化引起管腔狭窄或闭塞，导致心肌缺氧或
坏死而引起的心脏病。冠心病的大流行已成趋势，根据对 338 例猝死案件的
统计分析，在心血管疾病所导致的案例中冠心病致死占 40.4％，是最多见
的类型。另外，黔南地区冠心病的流行病学调查显示，该地区 2011—2020
年急性冠心病事件发病率和死亡率呈上升趋势。因此，冠心病也一直是我
国医疗事业的重点防治对象。冠心病属中医学"胸痹"范畴，其病名由张
仲景在《金匮要略》中首次提出，"胸痹之病，喘息咳唾，胸背痛，短气，
寸口脉沉而迟，关上小紧数"。胸痹病因病机复杂，由体虚，饮食，情志，
外邪等因素诱发，继而引起五脏亏虚或邪气内生。虚者为气血阴阳之亏虚，
在此基础上发展为血瘀，痰浊，寒凝，气滞等标实之象。虚实夹杂，终致
心脉痹阻之胸痹心痛。郭志华教授对于胸痹的临证治疗经验丰富，见解独
到。谨守病机，又灵活加减，以行气活血法为基本治法的同时，又兼顾心
神，双心同调，收效颇丰。

一、双心共病为冠心病的病机

（一）心脏受损，气滞血瘀为基本病机

郭志华教授认为，气滞血瘀是冠心病的基本病机。《医学原理》云：
"心痛未有不由气滞而致者，古方皆用行气散气之剂，治而愈之。"说明气

滞是心痛的主要原因。气滞多由情志不遂引起，《景岳全书·郁证》云：
"怒郁者，方其大怒气逆之时。"肝主情志，情志异常可伤肝。肝被伤，疏
泄功能失常，一身之气不得调达而积滞于内则为气滞证。《血证论·阴阳水
火气血论》云："运血者，即是气。"气机阻滞推动无力，则瘀血生于脉中。
《灵枢·五癃津液别篇》云："邪气内逆，则气为之闭塞而不行，不行则为
水胀。"可见，气机不畅可致痰湿，水液为病。气滞是血瘀，痰湿的先导因
素，可进一步造成更复杂的病机。血液瘀滞于脉中也是胸痹病的重要病机。
《血证论》指出"瘀血攻心，心痛头晕，神气昏迷，不省人事……有此证
者，乃为危候，急降其血，而保其心"。现代研究也证实，血瘀是冠心病慢
性心力衰竭的基本病机，冠心病患者凝血纤溶系统的相关指标发现，各证
型患者血液均处于高凝状态，且心血瘀阻证患者最为明显；一项横断面研
究显示，血瘀和痰浊是冠心病标实的主要证素；而一项研究分析了 2029 例
心绞痛患者，结果也提示血瘀是冠心病心绞痛最主要的证素之一。故郭志
华教授将中医经典与现代研究相结合，认为胸痹应以"气滞血瘀"为主要
病机，临床治疗应从行气活血之法，理气通脉，活血化瘀。

（二）心神受扰，双心共病贯穿始终

双心病，即心血管疾病与心理疾病共同致病。中医历代古籍中虽没有
对"双心病"的明确记载，但已意识到情志对于疾病的影响。现代大量
临床研究发现，冠心病与心理障碍疾病的共同发病十分常见。郭志华教授
认为，身心是统一的整体，五脏蕴藏五神，若脏腑受扰则神志必受牵连。
且心为君主之官，统领诸脏，故人体受邪，心神首当其冲。再者，心神安
藏于心窍中，受气摄之血濡之，若气血郁滞心络而发病，则心神难以安
守。加之现代人生活节奏快，工作压力大，心中郁结之气无法及时排解。
郁则诸邪内生，痰饮，瘀血，水饮等随气机上冲于心中。正如丹溪云：
"气血冲和，万病不生，一有怫郁，诸病生焉。"一方面，双心病患者可
表现为胸闷、心痛、气促等心脏疾病方面症状；另一方面，可见心烦，失
眠，焦虑，烦躁不安等心神不安症状。疾病带来的紧张，恐怖情绪会进一
步扰乱心神，而神志不安也会进一步加重气机逆乱，无益于患者病情的恢

复。此过程贯穿于冠心病始终，因病致郁，因郁致病，最终形成恶性循环。

二、郭志华教授治疗冠心病用药特点

郭志华教授临证治疗冠心病，紧扣其气滞血瘀的基本病机，善用行气活血法以调气机，通心络，除病根。且善于从患者情绪变化入手，仔细体察病机变化，治心病的同时兼顾安抚心神。自拟心痛泰一方，全方由丹参、川芎、三七、葛根、郁金、木香、枳壳等药物组成，具有以下特点：

（一）经典药对的使用

郭志华教授深悉药性，素善用药对。对于冠心病的治疗，郭志华教授也常用药对以增药性，促病速瘥。主要使用的药对包括瓜蒌与薤白，葛根与枳壳，郁金与木香等。

1. 瓜蒌与薤白　瓜蒌与薤白作为药对使用，最早记载于《金匮要略》，其中栝楼薤白白酒汤，栝楼薤白半夏汤均为治疗"阳微阴弦"之胸痹心痛的经方。方中瓜蒌性寒，有宽胸散结，清热涤痰之效。薤白性温，可通阳散结，行气导滞，《本草思辨录》谓之"最能通胸中之阳"。瓜蒌、薤白两药寒温相配，使胸阳得宣，痹阻得通，胸痛得解。该药对作为治疗胸痹心痛的核心搭配，逐渐被后世医家广泛使用。

2. 葛根与枳壳　葛根为阳明之引经药，其性升散，李杲称"其气轻浮，鼓舞胃气上行"，《本经逢原》云："葛根轻浮，生用则升阳生津，熟用则鼓舞胃气。"枳壳苦寒，性锐下行，《本草经疏》认为"枳壳味苦，能泄至高之气，故主之也"。气为血之帅，气行则血行，《医贯·血症论》云："血随乎气，治血必先理气。"故葛根与枳壳相配，一升一降，调理一身之气机，使气滞得散，瘀血得化。

3. 郁金与木香　郁金入心及心包络，主血；木香入胃肠及三焦，主气，二者合用，最早可见于《医宗金鉴》，"胸痛之证，须分属气，属血，属热饮，属老痰。颠倒木金散，即木香、郁金也。属气郁痛者，以倍木香君之。属血郁痛者，以倍郁金君之。为末，每服二钱，老酒调下。"郭志华教授认为，胸痹心痛当以气滞为先，故方中木香倍郁金，紧扣胸痹心痛之病机特点。且郁金性寒，入心经，善泻心中郁火以安心神，木香辟毒强志，《神农本草经》记载久服木香"不梦寤魇寐"。故对于双心共而见失眠，心烦，易怒者，郭志华教授喜郁金、木香同用以强心定志。

（二）气血共治，双心同调

郭志华教授谨守病机，以川芎、丹参共为君药，川芎行气活血，《药笼小品》称其为"血中之气药"。丹参活血祛瘀止痛，《本草纲目》谓之"活血，通心包络，治疝痛"，为治疗瘀血证之要药。此二药共奏气活血之效，为全方之统领。三七化瘀止血，《玉楸药解》云"凡产后，经期，跌打，痈肿，一切瘀血皆破"。山楂行气散瘀，化瘀而不伤正气。以上药物共为臣药，助君药活血化瘀，行气止痛。风药葛根辛散宣畅，枳壳破气下行，一升一降调畅气机共为佐药，炙甘草调和诸药为使药。全方行气活血，散瘀止痛，以理气为先，使气机得畅，瘀血得散。此外，郭志华教授不忘冠心病易夹心理疾病的特点，针对存在情绪焦虑或睡眠障碍的患者，灵活加用合欢花、首乌藤、远志、酸枣仁等药以开心安神，辅助睡眠。合欢花善理气，疏郁，合心智，现代医家多用其治疗失眠症。药理研究显示，合欢花中的黄酮类成分可以通过相关通路促进单胺能神经递质的合成释放，从而发挥抗抑郁效果。酸枣仁亦为安眠良药，对于重度焦虑患者，郭志华教授喜两药同用以缓解患者情绪。现代研究也表明，酸枣仁-合欢花提取物可显著降低焦虑障碍患者的汉密尔顿焦虑量表（HAMA）评分，并明显改善其临床表现。

三、验案举隅

左某，男，72岁。因反复胸闷痛3年，加重3日，于2021年10月28日初诊。

初诊 患者述近3年来胸闷胸痛反复发作，服用西药控制不佳。现胸口持续性闷胀疼痛，难以缓解。活动耐力尚可，伴口干口苦，无明显气促气喘，夜寐差，二便可，舌质紫暗，舌尖红，苔薄黄，脉弦而有力。另据患者家属述，患者平素性格急躁易怒，易与人发生争执。中医诊断为胸痹，西医诊断为冠状动脉粥样硬化性心脏病。处以中药14剂。

处方 丹参10 g，川芎10 g，枳壳10 g，葛根15 g，茯神20 g，酸枣仁15 g，五味子10 g，麦冬15 g，太子参10 g，郁金10 g，木香10 g，炙甘草6 g。

二诊 2021年11月11日。患者诉服药期间发作次数较前减少，但发作后胸口仍闷胀难忍，难以缓解。口干口苦，睡眠较前好转，但出现大便偏稀的症状。遂予以调整处方：原方去麦冬、五味子，加蒲黄6 g，五灵脂6 g，继服14剂。

三诊 2021年11月25日。患者述胸闷胸痛发作频率明显减少，偶在活动后发作，休息后可自行缓解。睡眠尚可，半小时内可以入睡。纳食可，二便调。舌淡红，苔薄黄，脉弦。遂继续以原方加减，后随访，病情控制较为稳定。

按语

1. **患者情况** 本案患者为老年男性，此次为慢性起病，病情缠绵难愈。

2. **辨证分析** 故辨证为气滞血瘀证。平素性格急躁易怒，肝气横逆于内，久则郁结胸中。气为血之帅，推动血行于脉中。气机久郁不畅则血行涩滞，瘀血积于脉中，心脉不通，终发为胸痹心痛。

3. **辨证结果** 故初诊时郭志华教授以丹参、川芎为君药统领全方，兼顾气血，通滞行瘀。因心窍被扰，精神难以内守，故患者可见寐差、烦躁、易怒等神机改变。

4. **处方思路** 方中丹参、郁金、木香行气止痛，清心定志，茯神、酸枣仁安神助眠，并用五味子、麦冬、太子参等酸收凉润之品以收敛心气，滋养心阴，顺降心中之郁火。二诊时患者症状改善不明显，且出现便稀之象，恐原方寒凉太过，而活血化瘀止痛之力较弱。故郭志华教授去方中五味子、麦冬，仍留清补之太子参以制诸气药燥性。更益化瘀止痛之蒲黄，五灵脂以助通心络，止胸痛之力。调整处方后胸闷已衰其大半，疗效显著。

四、结语

古代医家对于胸痹心痛多有阐述,《金匮要略》正式提出病名,并将胸痹的病机归纳为"阳微阴弦"。王肯堂在《证治准绳》提出用大剂的桃仁、红花、失笑散等活血化瘀药物治疗死血心痛,由此开创了活血化瘀治疗心痛之先河。王清任创血府逐瘀汤,治疗胸痹心痛沿用至今。郭志华教授致力于中医经典的研读,并将其与现代科学研究相结合,根据现代人生活方式"因人制宜",牢牢把握"双心共病"这一特点。在临床亲诊时准确辨证,将行气活血法作为治疗胸痹病的基本治法,又兼顾心神,双心同调,灵活加减,往往有良效。

第四节 辨证治疗高脂血症的临床经验

高脂血症是指血浆总胆固醇及血浆甘油三酰升高的脂质代谢失常疾病。随着近几十年来生活水平的提高，我国群众的平均血脂逐渐提升，由于其症状不明显，往往未引起大众重视。而《中国心血管病一级预防指南》指出，血脂水平的增高，尤其是低密度脂蛋白胆固醇的提高，是心血管疾病的危险因素之一。目前临床上常使用的降血脂药如他汀类、贝特类等不良作用明显，而经研究表明中药及中成药干预高脂血症疗效确切且不良反应少见。

郭志华教授对高脂血症的治疗有独到的见解及经验，擅长用健脾益气、补肾祛湿法治疗高脂血症达到预防心血管疾病的目的，并自拟化浊方，治疗高脂血症临床疗效显著。

一、中医概念

高脂血症在中医古籍中未有明确对应的病名，但"膏脂"的概念早在《黄帝内经》中就有提及，《灵枢·五癃津液别》云："五谷之津液和合而为膏者，内渗入于骨空，补益脑髓，而下流于阴股。"《灵素节注类编》云："元阳之气本无清浊，以谷气之浊者，随卫气而行，凝而为脂"。可见膏脂这一概念古人早已有所认知。膏脂是人体内水谷精微化生而成，内营于脏腑，渗灌于皮肤腠理。其本为营养物质，脾失健运，肾失气化，膏脂生化失常，聚湿生痰，痰浊阻滞于不同部位，引起不同的临床症状。因此结合古籍及自身临床经验，郭志华教授认为高脂血症应属于中医"痰浊"范畴，与脾肾二脏密切相关。

二、病因病机

（一）脾失健运，水谷失输

《素问·通评虚实论》云："肥贵人，则膏粱之疾也。"郭志华教授认为此病由于过食肥甘厚味，缺乏锻炼，先天禀赋不足等因素引起，上述病因均易导致脾气虚损。脾为后天之本，气血生化之源，主运化。《素问·经脉别论》云："饮入于胃，游溢精气，上输于脾，脾气散精。"脾虚则不能运化水谷，水谷精微失于输布，其中的膏脂也随之生化不利，最终凝积经脉。《景岳全书》云："津液生于脾胃，浊则为痰，故痰生于脾土也。"肥甘物质经消化吸收变成膏脂精微，随营血滋养全身，膏脂本为正常的营养物质，但需健运脾气方能顺利输布全身，如若脾失健运，水谷精微气化不利，则膏脂过剩为害，聚生痰浊。

（二）肾失气化，水津不布

《赵李合璧·杂症门》云："夫痰者水也。其本在肾，其标在脾，故脾肾一虚，其痰必多。"可见痰浊为患，不仅与脾息息相关，更与肾密切相系。《石室秘录》云："肾水上泛为痰者，常由禀赋不足，或年高肾亏，或久病及肾，或房劳过度，以致肾阳虚弱，不能蒸腾气化水液，肾气虚弱，开阖失司，气化不利，则水液泛滋为痰。"肾主水，调节全身水液代谢，而其主要由肾气化作用实现，肾气化得利，则能促进调节脏腑水液代谢，使其运化津液得宜。郭志华教授认为年老体衰者，肾气渐虚，肾虚则气化不利，开阖失调，气不行津，津不化气，水液停聚，聚湿生痰，滞留血脉，发为本病。

三、治法方药

高脂血症的基本病机在于脾失健运，肾失气化，膏脂生化失常，聚生痰浊，凝聚经脉，发为此病。郭志华教授以健脾益气、补肾祛湿为治疗高脂血症原则。其症可见形体肥胖，神疲乏力，纳呆，身困，眩晕，胸闷，便溏，舌红，苔黄，脉沉或滑。此病病位在脾肾，故治疗因以健脾补肾为本，《医宗必读》云："一有此身，必资谷气，谷入于胃，洒陈于六腑而气至，和调于五脏而血生，而人资之以为生者也，故曰后天之本在脾。"需健运脾气使水谷精微输布正常，膏脂随气血精微周流全身，以绝生痰之源。《医碥》云："痰之本，水也，原于肾。"肾气化不利，则水湿泛滥，聚而为痰。故化痰亦当补肾化湿，肾气化得宜，气能化津，则痰消饮散。膏脂为病，痰浊凝聚经脉，故兼以降脂化浊之法，予化痰消浊药，则经脉通利，病邪自去，诸症自除。

　　基于以上认识，郭志华教授采用健脾益气，补肾祛湿为治法，并结合自身多年临床经验，自拟化浊方（白术，太子参，山药，肉苁蓉，山茱萸，桂枝，山楂，麦芽，神曲，茯苓，薏苡仁，荷叶，枳壳，绞股蓝，甘草）治疗高脂血症，预防心血管疾病，卓有成效。方中白术为"补气健脾第一要药"，《本草详节》云："白术味甘性温，得中宫冲和之气，故补脾胃之药更无出其右者。"山药甘平和缓，既能补气健脾，亦能养阴生津，太子参补脾益胃，白术偏于补脾气，升清阳，山药偏于补脾阴，太子参偏于益胃阴，三者相须而用，润燥得宜，气阴双补，共奏健脾益气之功，使脾气得以运化，共为君药；臣以肉苁蓉温补肾阳，《本草汇言》云其"温而不热，补而不峻，暖而不燥，滑而不泄，故有从容之名"，桂枝辛温通达，温运阳气，化痰饮，行水气，两者相合，温肾助阳，化生肾气，使其气化得利，水湿自去；山楂、麦芽、神曲均可消食健脾，其中山楂善消肉食积滞，神曲善消谷积，消导之力较强，具有醒脾助运之功；麦芽偏于消面食之积。三者炒用，合称"焦三仙"，相须为用，增强消食化积之力，为佐药；再佐以茯苓入脾肾二经，健脾化痰，渗湿利水，薏苡仁补脾不滋腻，渗湿不峻利，故《长沙药解》云其"补己土之精，化戊土之气，润辛金之燥渴，通壬水之淋沥"。荷叶利水渗湿化浊，三药既有助君药健脾益气之效，亦不失佐臣药补肾祛湿之功；再以枳壳行气消积，使得补中有泄，补而不滞，绞股蓝益气健脾化痰，甘草调和诸药，兼能健脾，为使药。方中以补气健脾药为君，使脾气健运，脾气健则水谷输布得运，以补肾化气为臣药，使肾得气而痰浊自去，再加以消食化积，祛湿化浊之品，助君药健脾之时，亦增祛湿化浊之效，诸药合用，共奏健脾益气，补肾祛湿之功。本方消补兼施，补重于消。

现代药理研究表明，山楂中的山楂黄酮是有效的降脂成分。而经实验发现，不仅白术提取物也有明显降脂作用，麦芽也能降低大鼠血脂，尤以生麦芽更佳。太子参多糖有明显的降脂作用，山药也可调节脂质代谢。神曲中富含的消化酶可以促进食物水解和提高肠胃动力，由此增强消化来降低血脂。茯苓可以调节脂质代谢紊乱。荷叶中的生物碱具有降脂减肥，抑制高胆固醇血症和动脉硬化等作用。枳壳总黄酮可提高交感神经末端去甲肾上腺素释放激活磷酸化酶，加快体内脂肪代谢。绞股蓝总皂苷能调节肠道菌群和短链脂肪酸代谢来改善非酒精性脂肪肝。

四、兼病论治

高脂血症在临床上与高血压、冠心病等心脑血管疾病关系密切。如痰浊壅滞经脉，血行不畅，日久成瘀，若瘀阻心脉，则易致心脉痹阻，发为胸痹心痛；若溢于皮肉，膏脂堆积，则使人肥胖；若痰浊中阻，清阳不升，浊阴不降，清窍失养则发为眩晕。如《丹溪心法·头眩》云："头眩，痰夹气虚并火，治痰为主，夹补气药及降火药。无痰则不作眩，痰因火动，又有湿痰者，有火痰者。"郭志华教授运用健脾化浊方治疗高脂血症的临床诊治时，注重兼病化裁，疗效颇佳。

（一）胸痹

高脂血症兼胸痹心痛者，其脾失健运，水谷精微输布失常，水反为湿，谷反为滞，膏脂生化失常，日久则聚而化痰浊。痰浊乃重浊黏腻之物，结聚血脉，久而不化，则形成斑块，血行不畅，若滞于心脉，因痰致瘀，则可出现胸痹心痛。对此郭志华教授在临床中运用中，常于方中再加入丹参、葛根、川芎。其中丹参活血化瘀，化瘀而不伤气血，清而兼补；葛根辛甘升散，滋养筋脉，且能扩张血管，改善循环；川芎为血中气药，走而不守，可行血中气滞。若其痰浊较重者，则再加入陈皮、半夏，半夏燥湿化痰，陈皮理气行滞，兼化痰湿，更助其健脾化痰之效；若其痰热互结，则加黄连、竹茹、黄连清热祛湿，竹茹清胆和胃化痰，使方更增清化痰热之功。

（二）眩晕

如兼眩晕者，此为痰浊中阻，引动肝风，则风痰上蒙清窍，以致眩晕，郭志华教授认为对此可在化浊方的基础上再加入天麻、半夏，其中天麻独入肝经，长于平肝息风，止眩通络，为治风痰之要药，故《脾胃论》云："眼黑头旋，虚风内作，非天麻不能除。"半夏燥湿化痰，健脾和胃，以绝生痰之源，两药合用，标本兼顾。若其纳呆，腹胀重者，肉豆蔻化湿行气，砂仁理气健脾，气顺则痰消；若其肢体沉重甚者，则加藿香化湿醒脾，佩兰化浊利湿。

（三）心悸

如兼心悸者，郭志华教授认为此为脾胃虚弱，元气乃伤，阴火炽盛，邪火扰心致心神不宁，发为心悸，可加生地黄清热凉血，麦冬清心除烦，白芍养血敛阴，三者泻其阴火，柏子仁入心经，补心气，酸枣仁敛心营，养心血，两药均可养心安神，相须为用，以增其效。若其痰火伤津，大便干结，则加大黄泻下攻积，荡涤肠胃，推陈致新，瓜蒌清热涤痰，润燥滑肠；若其口干盗汗甚者，则加沙参养阴生津，玉竹滋阴润燥。

五、验案举隅

谢某，男，67岁。因发现血脂高6年，于2022年1月15日初诊。

初诊 患者6年前体检时发现血脂高，B超示：脂肪肝。现症见：不寐，多梦，纳可，时有便溏，小便正常。舌红，苔薄黄，脉沉。辅助检查血脂常规：总胆固醇6.54 mmol/L，甘油三酯3.65 mmol/L，低密度脂蛋白-胆固醇3.77 mmol/L。

处方 山楂、白术、茯神、酸枣仁、首乌藤、合欢花各15 g，太子参、山药、麦芽、神曲、肉苁蓉、麦冬、五味子、枳壳、薏苡仁、肉豆蔻、甘草各 10 g，桂枝 6 g，每日 1 剂，共 14 剂，早晚分服。

二诊　2022 年 1 月 29 日。患者诉已无失眠，多梦，大便正常。复查总胆固醇 4.76 mmol/L，甘油三酯 2.11 mmol/L，低密度脂蛋白-胆固醇 2.45 mmol/L，均明显下降。原方去茯神、酸枣仁、首乌藤、合欢花，加绞股蓝 15 g，荷叶 10 g，再服 7 剂，巩固效果，并嘱患者适当锻炼，清淡饮食并定期复查血脂。

按语

1. **患者情况**　本案患者为老年男性。

2. **辨证分析**　年老体弱，脏腑虚衰，脾肾亏虚，无法腐熟水谷，运化水湿，痰浊滞积经脉。患者不寐多梦，为脾虚酿生痰热，痰热上扰，胃气失和，因而不寐。脾失健运，脾不升清，大肠传导失司则导致便溏。《景岳全书·泄泻》云："若饮食不节，起居不时，以致脾胃受伤，则水反为湿，谷反为滞，精华之气不能输化，乃至合污下降而泻痢作矣。"痰热上扰，熏蒸于舌，故舌红，苔黄。脾气虚弱不能统运营血于外，故脉沉。

3. **辨证结果**　该患者病机虚实夹杂，辨证为脾肾亏虚，郭志华教授从脾肾论治，以健脾益气，补肾祛湿治法为主，兼以养心安神，辨证施治。方中白术、太子参、山药健脾益气；山茱萸、桂枝温补肾阳，化生肾气；山楂、神曲、麦芽消食化积，降脂化浊；枳壳、肉豆蔻理气宽中；薏苡仁健脾渗湿；茯神、酸枣仁、首乌藤、合欢花养心安神；甘草调和诸药，兼能健脾。

4. **处方思路**　全方消补兼施，重在补脾，使脾气充足得以运化水谷；又于补脾药中加理气消积之品，补而不滞，标本兼顾。患者服药后，症状明显好转，复诊结合现症，效不更方，因患者已无不寐，则去茯神、酸枣仁、首乌藤、合欢花，加绞股蓝 15 g，荷叶 10 g，绞股蓝益气健脾，荷叶利水渗湿化浊，与原方药物合用，更添健脾化浊之效。

六、结语

高脂血症日益成为中老年人群的常见病，是诸多危重疾病如心肌梗死、心力衰竭、脑卒中等的危险因素，近年高脂血症的防治在临床治疗中愈发得以重视，中医或中西联合用药治疗高脂血症优势明显，疗效确切，故总结高脂血症的临床经验尤为重要。目前高脂血症的中医病名病机尚未有统一认识，各医家对其中医病名及病机认识各有见解，当代医者多认为其属于"血浊""脂浊""肥胖"等范畴，病机多为肝失疏泄、脾肾虚衰、脏腑气化失常等。结合临床经验及古籍，郭志华教授认为高脂血症属中医"痰浊"范畴，脾失健运，肾失气化，膏脂生化不利，痰浊凝聚经脉是高脂血症的基本病机。本病病位在脾肾，病性为虚实夹杂。此病本虚标实，重在补脾益肾，再加以消食化积，祛湿化浊之品，消补兼施，针对有不同兼病的患者，根据临床辨证施治，以预防危重疾病，收效颇丰。此外，高脂血症的产生也与当今社会人们的不良生活方式密切相关，诸如起居无常、饮食无节等，都是高脂血症的重要发病因素。因此郭志华教授在运用中药治疗的同时，建议患者适当运动，低盐低脂清淡饮食，保持健康的生活方式，以达到更佳临床疗效。

第五节 从"心脑相关"理论治疗眩晕临床经验

有关眩晕的论述始见于《黄帝内经》，称之为"眩冒""眩"。眩晕病多与心脑相关。在眩晕病的发展过程中，各病因可互相影响，病机相互兼杂，多以虚实夹杂为主。眩晕的病性有虚有实，故应个体化分析，辨证论治，抓住主要病机来用方用药，才达到最佳疗效。

一、心脑相关的理论基础

(一) 气血理论

气血与心脑在生理功能方面有着密切联系。气血是心脑正常运行的物质基础。心具有参与血液的化生及统帅一身血液的运行的功能。张志聪《侣山堂类辨·辨血》云："血乃中焦之汁，奉心化赤而为血。"心生血，饮食水谷经脾胃运化而生成水谷精微，经心火"化赤"，化生为血，循行全身经脉，上充以濡养脑窍。心主血，心气充沛，心阴与心阳相协调，推动和调控血液在脉管里运行，输送营养于脑部，脑窍得以濡养，则神志清明，心神安宁。心主血脉，"脉为血之府"，血脉是储存和促进血液运行的通道。《医林改错》云："元气既虚，必不能达于血管，血管无气，必停留而瘀。"若心气不足，心生血功能失调，则血液亏虚，血脉空虚，脉失濡养，脉道不利，日久变发为血瘀。瘀血内阻，气血无以上充于脑，发为眩晕。

从病理角度看，眩晕者初期易心神不宁，常伴有兴奋，紧张，烦躁，焦虑，易怒等情绪；眩晕日久则耗伤人体精气，心气亦被伤，则引发心慌心悸等不适。气血理论与心脑是密切相关的。心气亏虚，推血无力或心血匮乏，无以濡养脑窍，发为脑病，故在治疗眩晕的过程中可考虑心脑同治，以补益心气，调和气血为法，可达到更有效的治疗效果。

（二）经络理论

经络与心脑在生理功能方面有着密切联系。经络是气血充养心脑的通道，它循行于机体表层和深入体腔，是推动全身气血运行，沟通上下内外，感应和接收信息，濡养脏腑形体官窍的载体。一方面，头为诸阳之会，手足六阳经皆行经头面部。心为五脏六腑之主，与多脏腑经络在循行部位上有交汇之处：如脾经上通膈肌，注入心中；小肠经行入体腔，络心；肾经从肺中分出，络心，入胸中；三焦经布膻中，散络心包；督脉分支上贯心，与心相连。另一方面，心主血脉，心气推动血液在脉管里运行；心阳有温煦功能，推动气血运行，起到滋养脑窍的作用。

从病理角度来看，心血亏虚，血液生成不足，脉管不充，心气不足，无以推行血液，日久化瘀，郁结于脉道或细小络脉，脑窍失养，发为眩晕等心脑血管相关疾病。故郭志华教授提出，基于经络理论，在治疗眩晕疾病时可考虑心脑与经络理论的相关性，运用理气活血，祛除瘀邪之法，使经脉通畅，血液濡养脑窍，眩晕自除。

（三）心脑共主神明

《黄帝内经》提出脏象学说，将脑主神志的功能统一归于心而划分于五大脏，强调心为君主之官，五脏六腑之大主，神明之所出，精神之所舍，心统领人体的所有思维意识活动，也就是"心藏神"理论。即神可划分为神、魂、魄、意、志五种形式，且对应于心、肝、脾、肺、肾五脏，五脏在心的统领下调控和发挥各自的"神"的作用。脑可主精神活动，脑为"元神之府"，眼、耳、口、鼻、喉五官诸窍，皆位于头面部，与脑相通，接受外界信息并传送于脑，脑部产生相应的意识，思维和情绪，从而引导人体做出相关行为和反应。民国时期医家张锡纯在《医学衷中参西录·论中医之理多包括西医之理沟通中西原非难事》中云："神明之体藏于脑，神明之用发于心。"提出心脑可共同调控神志，心血化生有源，心气充沛，鼓动有力，血运通畅，上荣于脑，脑窍得养，脑方能发挥其与心共主神志的生理功能。

二、辨证论治，心脑同治

（一）补益心气，健脾和胃

气血乃人体的物质基础。脾胃虚弱，运化无力，饮食水谷难以化为水谷精微，心气渐亏，无以助水谷精微化生血液，脉道内血液亏虚，不能上行充养脑窍，则头晕目眩。可兼见疲倦乏力，面色少华，少气懒言，胸闷气短，心悸失眠，舌淡胖，脉细弱等气血亏虚之症，当以补益气血，健脾和胃为法，故可选用补气养血、健脾益气等药，如丹参、太子参、黄芪、红景天大补元气，生津养血；当归、白芍、首乌藤补血活血，养血敛阴；茯苓、白术健脾益气，使气血生化有源，杜仲、牛膝、桑寄生补肝肾先天之本，诸药合用，养血安神，则心神安宁。

（二）理气活血，瘀邪自除

心阳亏虚，温煦失司，心脉失养，运血无力，化瘀阻络，脑失所养。症见：眩晕，头痛，记忆力下降，失眠多梦，口唇发绀，舌暗淡，有瘀斑，脉细涩等。可选用理气活血药，如桃仁、红花活血化瘀，通窍止眩；川芎、延胡索理气止痛；桂枝温通心阳，行气复脉；诸药合用，可达到化瘀活血，理气温阳的作用，瘀邪自除，眩晕乃消。研究表明桃仁等活血化瘀药有扩张外周血管，增加各器官的血流量，抑制血小板聚集，抗凝，抗栓，促纤溶等作用。桃仁油能降低总胆固醇、甘油三酯、低密度脂蛋白胆固醇水平，升高血清高密度脂蛋白胆固醇水平。从药理角度进一步证实了活血化瘀药对眩晕的止眩作用。

（三）芳香开窍，引经入络

痰瘀阻滞，上扰心神，蒙蔽脑窍，则易出现神志方面的改变，可包括眩晕，头痛如刺，神志昏蒙，呕吐痰涎，舌淡胖，苔白腻，脉濡缓等症状。故可选用开窍醒神之药。《素问·阴阳应象大论》云："气味辛甘发散为阳，酸苦涌泄为阴。"味辛之药，能行能散，直入心经。可用石菖蒲、葱白芳香开窍，提神醒脑；薄荷、菊花清宣头目，除烦开窍。研究证实，芳香开窍药物能扩张动脉，增加动脉血流量，减缓脑部缺血缺氧，也具有通过血脑屏障，引药入脑的作用，是治疗眩晕不可缺少的药物之一。

（四）调畅情志，脑窍清明

心为火脏，与夏气相通，阳气最盛，为阳中之阳。脑居颅腔之中，为诸阳之会，主宰生命活动。心脑皆偏阳性，易化火生阳。心脑共主神明，脑之"元神"与心之"识神"可调节人的思维和意识活动。反之，情志失常，也会影响心脑正常的生理功能，肝火上炎，心肝火旺，火邪上趋于脑，发为眩晕。症见：眩晕，耳鸣目胀，急躁易怒，口干无口苦，夜间难以入睡，睡后易醒，舌红苔黄，脉数。可用柴胡、升麻疏肝解郁，退热除烦；郁金、远志、合欢花行气解郁，清心凉血；酸枣仁、柏子仁宁心安神，改善睡眠质量；山楂、鸡内金健脾开胃，行气散瘀，诸药合用，夜寐得安，开胃消食，情志舒畅，眩晕亦除。

三、验案举隅

患者，女，67 岁。因头晕 10 余日，于 2021 年 4 月 1 日初诊。

初诊 患者于 10 日前无明显诱因突发头晕，以巅顶为主，按揉后稍缓解，遂于当地诊所测血压 180/87 mmHg，予以苯磺酸氨氯地平片降压处理，自诉头晕较前稍减轻。患者规律服用降压药后，监测血压在 140/80 mmHg 左右，仍有头晕，无头痛，遂来门诊就诊，现症见：反复头晕，以巅顶为主，按揉后稍减轻，改变体位后无明显缓解，乏力，偶有胸闷，易烦躁，情绪不稳，口干，不口苦。无头痛，胸痛，恶心呕吐，咳嗽咳痰，潮热盗汗等不适，纳可，夜寐差，难以入睡，小便正常，大便结，2 日 1 次。舌暗红，少苔，舌下络脉迂曲，脉弦细。常规心电图示：正常心电图。西医诊断：原发性高血压 3 级（高危）。中医诊断：眩晕病（气血亏虚，心血瘀阻证）。治以补益元气，活血理气之法，辅以芳香开窍，宁心安神等药物。

处方 太子参 15 g，当归 10 g，葛根 30 g，桃仁 10 g，红花 5 g，郁金

10 g，茯神 20 g，石菖蒲 10 g，地龙 6 g，生地黄 15 g，五味子 10 g，麦冬 10 g，白芍 20 g，川芎 10 g，酸枣仁 10 g，柏子仁 15 g，合欢花 10 g，甘草 10 g。12 剂，水煎服，每日 1 剂，早晚分服。

二诊　2021 年 4 月 13 日。患者诉头晕较前减轻，胸部仍有不适，心中慌，手指发麻，服药后腿脚好转，仍乏力，舌暗红，苔薄，脉细。血压：130/90 mmHg，以上方加黄芪 20 g 扶正祛邪，补益正气，延胡索 10 g，首乌藤 10 g 活血理气，养血安神，牛膝 10 g 补益肝肾，甘草换为炙甘草 10 g 益气复脉，调和诸药。共 10 剂，每日 1 剂，早晚分服。服药后患者头晕较前明显减轻，无胸闷胸痛，心慌，四肢活动可。

按语

1. 患者情况　本案患者为老年女性。

2. 辨证分析　平素体虚，心气亏虚，气虚推行无力，心血皆虚，脑窍失养，易引起眩晕乏力等不适；心神不养，则夜眠不安，心神不宁；心血虚少，心阴亏虚，则心慌，胸闷。气阴两虚，化生血液不足，血脉空虚，脉道中空，日久为瘀血，脑窍失养，则肢体活动不利。舌下络脉迂曲，也是内有血瘀的表现。

3. 辨证结果　方选生脉散合血府逐瘀汤加减，太子参、麦冬、五味子补益心气，敛气养阴；桃仁、红花活血化瘀，贯通全身经脉；葛根、川芎理气通经；石菖蒲辛香入络，开窍醒神；酸枣仁、柏子仁、茯神宁心安神；合欢花、郁金解郁安神；当归养血，祛瘀不伤正。

4. 处方思路　诸药配伍，补气与化瘀为主，辅以开窍和安神药，脑心同治，眩晕乃除。二诊患者眩晕较前明显减轻，仍有手脚乏力，麻木等不适，邪去正虚，气虚无力，血行不畅，筋肉骨节失充则麻木，故加用黄芪大补元气，延胡索、首乌藤活血行气，牛膝补肝肾，配合炙甘草调和诸药，直中病机，抓住心脑与眩晕的关系，共奏补气除眩之效。

四、结语

"心脑相关"理论的内涵是以气血理论、经络理论、心脑主神明理论为依据的，其中以气血理论为重点。郭志华教授一方面提出治疗眩晕，多以"心脑相关"理论为基石，多以气血亏虚、心血瘀阻证为主，选用补气活血、滋阴理气之药，常配以开窍入络等药物，侧重于心，心脑同治。另一方面，临床病情复杂，不可一概而论，侧重于心脑时，也应参详他脏，辨证论治，抓住病机，随证治之。

第六节 运用桔梗治疗心衰经验

桔梗为多年生可药食同用的常见中药材，无论是中医典籍的记载还是现代药理研究都对其青睐有加，其药用部位为肉质根，具备益气、活血、利水、载药上行等多种作用。心衰是多种心血管疾病走向的终途，其发病率高，严重威胁人们的生命健康。中医药治疗心衰具有独特优势。目前公认心衰的病机为本虚标实，主要为气（阳）虚，血瘀，水停。郭志华教授在临床治疗心衰过程中对运用桔梗这一味中药颇有心得，现介绍如下。

一、心衰的中医认识

历代医家从不同方面对本病进行了独到的阐述，然而在唐代以前的中医典籍中并无"心衰"这一名词，其首次见于孙思邈的《备急千金要方》中"心衰则伏"。而以"心衰"作为病名则首见于任继学教授的《悬壶漫录》，可归属于"心痹""支饮""心水""喘证""水肿""心悸"等病进行辨治。中医学认为心衰的病机多为本虚标实。本虚多为气（阳）虚，标实多为血瘀和水停，故其病机可以"虚""瘀""水"三字大致概括。其病本于心，标在他脏，"心为五脏六腑之大主"，"心动则五脏六腑皆摇"。心肺二脏同栖上焦，分别司掌血与气，血行于脉中，脉为血府，心肺与脉道密切相关，若心气（阳）不足，难以主持脉道行运，可由气虚导致血瘀；肺主一身之气，若肺之治节失权，久之肺气必虚，则"朝百脉"失司，肺又主行水，故加重气（阳）虚，血瘀，水停。气（阳）之推动不足，瘀血，水湿等邪必影响肝之疏泄，则津液不布，瘀血又生；若心火不能温暖脾土则脾之健运失职，加之肺气虚，水道失调，瘀血，水湿之邪内生。肾乃先天之本，元气之根，久病必及于肾，则水道失主，亦致血瘀，水湿之邪。气（阳）虚，瘀血，水湿等邪互为因果，可进一步加重病情。

二、桔梗用于治疗心衰的依据

（一）中医典籍的记载

心衰的主要病机可以大致概括为"虚""瘀""水"，以气虚为本，且三者互为因果，相互影响。因此，"益气（阳）活血利水法"即为治疗心衰的根本大法。而桔梗在益气、活血、利水等方面均有良好作用，且桔梗入心肺经，可载药上行直达病所。在我国现存最早的本草经典《神农本草经》中载"桔梗，味辛微温，主胸胁痛如刀刺，腹满，肠鸣幽幽，惊恐悸气"。正如《本草经解》所云："桔梗气微温，禀天初春稚阳之木气，入足少阳胆经，味辛有小毒，得地西方阴惨之金味，入手太阴肺经……肺与大肠为表里，桔梗辛以益肺，肺通调水道，则湿热行而肠鸣自止……而惊恐悸自平也"。阐明了桔梗可以调节肺肠，肝胆之气机，助水道。《本草经集注》补充桔梗可"利五脏肠胃，补血气"。《日华子本草》云："桔梗可养气。"《医学入门》云"桔梗苦辛提气血"。《名医别录》云"桔梗可升载阳气"。《珍珠囊补遗药性赋》云："桔梗，一为诸药之舟楫；一为肺部之引经。"《重庆堂随笔》云"桔梗，开肺气之结，宣心气之郁，上焦药也。肺气开则府气通，故亦治腹痛下利，昔人谓其升中有降者是矣"。《药笼小品》云"桔梗，入心肺胃"。《本草求真》进一步说明"桔梗，专入肺，兼入心胃，按书既载能引诸药上行，又载能以下气"。《本草思辨录》总结"桔梗能升能降，能散能泄，四者兼具……则能由肺以达肠胃。辛升而散，苦降而泄，苦先辛后，降而复升，辗转于咽喉胸腹肠胃之间"。

（二）历代名医名方的运用

历代名医名方对桔梗的运用，经过了时间考验，据此我们可进一步为桔梗用于心衰的治疗方面提供依据。张仲景《伤寒论》以白散方治疗寒实结胸，其中以桔梗开提气血，利膈宽胸，如此使上焦气机畅达，起到益气活血的作用；桑菊饮、杏苏散两首名方均出自《温病条辨》，桑菊饮中以桔梗宣肺益气，杏苏散内桔梗尚具有担当佐使之功，如此引药入肺经，进一步起到宣肺益气之功；《医学心悟》中"治诸般咳嗽"的止嗽散，亦用桔梗开肺之门户，宣通肺系；《太平惠民和剂局方》中治疗脾虚泄泻的名方参苓白术散，其以桔梗为佐药，宣肺益气利水，且载药上行成培土以生金之力；出自《校注妇人良方》的用于治疗阴虚心神不宁所致失眠的名方天王补心丹，以桔梗入心经，为使药，载药力上行使之缓留于上部心经。《医林改错》中治疗胸中血瘀证的血府逐瘀汤，用桔梗宣肺益气之效，且能载药入于胸中，调畅胸中之气血。

（三）现代药理研究

关于桔梗在心血管方面的现代药理研究比较少见。郝炜等对将桔梗用于防治乳腺癌术后服用蒽环类药物导致的心脏毒性进行了探讨，认为其可能通过减弱由活性氧（ROS）引起的氧化应激反应来保护心肌。刘骏等通过查找文献发现对大鼠静脉注射桔梗皂苷，可降低大鼠血压，减慢其心率，抑制其呼吸，桔梗皂苷还可降低麻醉犬的冠状动脉与后肢血管阻力。桔梗中含大量三萜皂苷成分，也是其药理活性的主要成分。彭婕等对桔梗皂苷预处理后的大鼠心肌缺血/再灌注损伤情况进行了探讨，将 40 只缺血/再灌注损伤模型大鼠随机分为假手术组、模型组、桔梗皂苷预处理组 3 组，发现经桔梗皂苷预处理后其心肌缺血/再灌注损伤得到减轻。Yi Wang 等通过建立大鼠 H9c2 心肌细胞的体外缺氧/复氧（H/R）模型来观察桔梗皂苷 D（PD）对心肌缺血/再灌注（I/R）损伤的影响，结果表明桔梗皂苷 D 改善了 H/R 刺激 H9c2 细胞的活力。高血压是一种进行性疾病，其会引起代偿性左心室肥大维持心输出量，导致心肌重塑，甚至细胞凋亡和心力衰竭。Yuan ChuanLin 等的研究表明，PD 可减轻高血压所致的心脏纤维化和肥厚这两种损伤保护心肌，使心肌细胞免于因高血压而导致的细胞凋亡，且其具备没有细胞毒性的优势。桔梗皂苷具备心血管保护作用，其可加大麻醉犬的动脉血流量，减慢大鼠及离体豚鼠的心率。

三、验案举隅

病案1

刘某某，男，70 岁。2018 年 3 月 1 日初诊。

初诊 因反复胸闷，短气 5 年，加重伴咳嗽咳痰 3 日就诊。患者诉 5 年前无明显诱因出现反复胸闷，短气于当地医院就诊，诊断为慢性心力衰竭，心功能Ⅳ级，予以住院行西医对症治疗好转后出院。出院后上症反复因受凉，劳累或情绪激动而发，期间多次入院予西医对症治疗。3 日前患者受凉后再次出现胸闷，短气，且较前加重，动则尤甚，伴咳嗽，咳吐清稀白痰，无鼻塞，流涕，怕冷，全身倦怠乏力，大便可，小便量少，精神不振，纳寐差，舌淡，舌下络脉迂曲，苔白滑，脉弱。既往有"吸烟史"40 年，"慢性支气管炎"病史 20 年。查体：T 36.4 ℃，P 72 次/min，R 20 次/min，BP 106/74 mmHg。心律齐，心浊音界向左下方扩大，肺部听诊可闻及湿啰音。

处方 桔梗 30 g，人参 15 g，炮附子 6 g，黄芪 20 g，桂枝 10 g，炙甘草 10 g，7 剂，水煎，每日 1 剂，早晚温服。后随访患者病情大致恢复，未复诊。

按语

1. 患者情况 本案患者为老年男性，既往有慢性心力衰竭，心功能Ⅳ级病史 5 年，慢性支气管炎病史 20 年，且有吸烟史 40 年。

2. 辨证分析 年老体弱，心肺俱虚。心司血，肺掌气，心气（阳）不足则难以主持脉道行运，肺气不足则水道失调，气（阳）虚导致血瘀，水停，瘀血，水湿进一步导致气（阳）虚，久之发为心衰；本次患者受凉后导致肺之宣降功能失调，素体肺气不足，稍有寒气犯肺则咳，肺又主行水，痰为水液不循常道而成的病理产物，肺虚水液代谢失常则咳吐清稀白痰，肺主一身之气，肺气不足则"朝百脉"功能失司，如此，气虚导致血瘀，水停，致心衰复发。小便少，为肺气不足，肃降失权，影响到下焦肾阳气化。舌淡，苔白滑为水湿痰液之象；舌下络脉迂曲为血瘀之征，脉弱示气虚。

3. 辨证结果　该患者病机虚实夹杂，辨证为心阳亏虚水停证。本次心衰复发首责肺气不足，治疗上当以恢复肺气之宣降为主，兼以温阳利水，如此气行则血行，水亦循常道而走，则心衰自解。

4. 处方思路　方中重用桔梗，一从《本草经解》取其益肺，以复肺气之宣降，气畅则血行，水道得通调；二取《本草经集注》补血气，以改善血瘀；三取《药笼小品》"入心肺"，直达病所；四取《珍珠囊补遗药性赋》"诸药之舟楫"，载药入心肺；五取《本草求真》"又载能以下气"，助肾阳膀胱气化利小便。并方用参附汤合桂枝甘草汤温通益气，诸药合用，悉症则愈。

病案2

赵某某，女，63 岁。2018 年 10 月 18 日初诊。

初诊　患者因"反复胸闷短气 7 年余，加重伴大便溏 1 周"前来就诊，此次因劳累起病。刻诊症见：胸闷短气，动则加重，平素怕冷，无咳嗽咳痰，无鼻塞，流涕，乏力，少气懒言，四肢不温，双下肢水肿，大便溏，小便少，夜寐差，纳差，舌淡胖，舌下络脉迂曲，苔白，脉弱。

处方　人参15 g，炮附子10 g，黄芪20 g，桂枝10 g，炙甘草10 g，7剂，水煎，每日1剂，早晚温服。

二诊　2018 年 10 月 25 日。患者诉服药后诸症见好转，但仍觉不耐行动，低于一般体力活动则胸闷气短，大便稀，小便少。

处方 人参15 g，炮附子10 g，黄芪20 g，桂枝10 g，炙甘草10 g，桔梗30 g。7剂，胸闷短气得缓，小便得通，大便得实，水肿得消。

按语

1. 患者情况　本案患者为老年女性，劳累后起病，病史久远。

2. 辨证分析　患者平素心气（阳）不足，稍有劳作则短气不足以吸，发为心衰。阳虚为气虚之渐，患者平素怕冷，提示心阳不足；便溏，四肢不温，舌淡胖，提示脾阳不振；小便少，提示肾阳亦不足。

3. 辨证结果　该患者辨证为心脾肾阳气亏虚证。

4. 处方思路　初诊时以参附汤合桂枝甘草汤益气温阳，药后见效。二诊时加桔梗30 g，一者桔梗具备升提气血之功；二者其入心经具备引经作用；三者其可载药上行直达病所；四者其可宣肺利水，提壶揭盖；五者取其升载阳气，助中焦脾阳以止泻；六者肺与大肠相表里，可通过桔梗益肺改善大肠功能，以实大便；七者肺主行水，助肾阳膀胱气化，利小便以实大便。如此诸药配伍，胸闷短气得缓，小便得通，大便得实，水肿自消。

四、讨论

桔梗既可作为食材又拥有极高的药用价值，且其又具有不良反应小的优点，所以其开发潜力巨大。目前发现桔梗含皂苷类、黄酮类、甾醇类、多糖、脂肪酸等多种化学成分，研究表明其具有祛痰镇咳平喘，抗炎，抗肿瘤，降血糖，保肝，抗氧化，增强免疫，抗疲劳，抑制肺纤维化，抑制血管生成，体外抑菌，降血脂等作用，然而对于其治疗心血管疾病方面的临床报道及现代药理研究并不多见。因此，对桔梗在防治心血管疾病方面的作用机制进行研究，具有极大的临床实用价值。

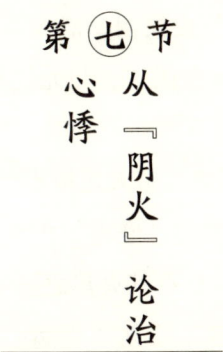

第七节
从『阴火』论治
心悸

心悸是以心动剧烈，惊慌不安，甚者不能自主为主要表现的常见临床病证，最常见于心血管疾病患者，亦发于非心源性疾病，属中医病名。郭志华教授在多年临床实践中发现，不少心悸患者存在脾胃虚弱，心神不宁的共同病机，与李东垣所云"阴火"理论不谋而合，郭志华教授从"阴火"论治心悸，临床获益良好，临床诊治经验值得借鉴。

一、探研阴火

阴火一词首见于《儒门事亲》，乃下焦虚寒，神明受扰之意，与后代医家李东垣所言阴火，略有差异。何谓阴火，或为离位之火，或为脏腑之火，或为浊气郁化成火，众说纷纭，莫衷一是。详读《脾胃论》，笔者对阴火的内涵有如下认识：众所周知，李东垣阴火论主要起源于《黄帝内经》，对于阴火的病因，据《素问·调经论》中所论病生于阴，生于阳的观点及李东垣在《脾胃论·饮食劳倦所伤始为热中论》中重申饮食失节，情志失畅是导致脾胃元气损伤，阴火独盛的原因可探知，阴火之"阴"，是饮食不节，情志不遂，劳倦等内伤于里，与阳火之六淫温戾外感所得截然不同。然理解阴火的病因不足以掌握其内涵，细细探研其病性，病机，或许可明辨其是非之处。《黄帝内经》云："壮火食气，气食少火，壮火散气，少火生气。"气乃人之精气，或成形或化物，是构成生命的基础物质。火有二形，正常生理之火充养元气，病理之火吞噬元气，元气盛则火自潜伏，气血调和，元气衰则火乘虚而盛，气血失调，诸病丛生，火与元气互相制衡，维持脏腑正常生理功能，李东垣所倡"火与元气不两立，一胜则一负"，即是阐述气与火相克相济之道。而于李东垣而言，"清气，真气，营气"不过是"胃气"之别称，他认为脾胃之气是人之根本，是元气，气之升降有赖此枢纽健运，五脏之气非此不能滋生，旺盛，内伤脾胃，损耗元气，气机升降失司，则内生阴火。既为火，必有其火热之征象，《脾胃论》所述，或有阴火上冲，症见气高喘而烦热者，或见"胃病……精神少而生大热，有时而显火上行，独燎其面"者，然此等火热非水可覆之，遇水更焰，又何以辛甘温之参芪草补中益气，升柴等风药升发阳气？原是诸劳内伤，脾胃气虚，生化不能，阳气减少，气火失调，病理之火内生，即李东垣所云"脾胃虚弱，阳气不能生长，春夏之令不行，五脏之气不生"是也，且应知此火与表里俱热，火势亢盛之阳火迥异，此火缠绵，火势低微。综上可知阴火实为病理之火，就其虚实辨证，属本虚标实之证，阴火形成的关键病机仍是脾胃虚弱，气火失调，气机升降失常。换而言之，正确理解阴火之内涵，需时刻把握元气盛衰与阴火的密切联系，即脾胃强弱和阴火形成密不可分。

二、探讨阴火与心悸之病理

上述阴火致病与脾胃内伤密切相关，回归藏象经络，探析脾胃与心的生理联系，有助于认识阴火与心悸的病理关系。《黄帝内经》中提到："足阳明之正……上通于心……脾足太阴之脉……其支者，复从胃别上膈，注心中……胃之大络（虚里）通于心……胃之大络，名曰虚里……出于左乳下，其动应衣（手），脉宗气也。"脾胃两经与心相通，气血相连，生理相应。心为五脏六腑之大主，主血脉，主藏神，《素问·八正神明论》云："血气者，人之神。"心神充沛有赖于气血的充养，脾胃为后天之本，运化水谷精微，奉心化赤为血，精气运行周身，濡养心神，此外心脉通畅得益于心气畅通，而心气下降依靠脾胃升降枢纽健运。要而论之，心主血脉藏神这一生理功能的正常实现需要脾胃健运，气血调和，气机上升通降和顺。既已知阴火的产生与脾胃强弱紧密相连，而心之病变又与脾胃失健密切相关，那么阴火与心悸的病理联系也就不言而喻了。纵观现代社会，饮食，居住环境优渥，肥甘厚味唾手可得，饮食失节比比皆是，脾胃内伤屡见不鲜；加之现代生活节奏快速，心理压力较旧时代明显增加，情绪常因工作，生活琐事波动起伏，或喜或怒，或阴郁忧思，情绪反复无常，暗耗脾胃阴血，脾胃自伤。《脾胃论》云："既脾胃气衰，元气不足，而心火独盛。心火者，阴火也。"郭志华教授认同此心火，当以阴火论。另外李东垣在论述安养心神调治脾胃时提到，七情不遂，损伤元气，阴火炽盛，导致心神不宁，化而为火，经脉营气不能濡养心神，神失所养，不能驭气精气血液正常运行，故而心脉病变。即所谓"阴火太盛，经营之气不能颐养于神，乃脉病。神无所养，津液不行，不能生血脉也"。由此可得，脾胃虚弱，元气受伤，则阴火亢盛，气火失调，心失所养，邪火扰心，发为心悸。然治病必求于本，李东垣亦强调论治他脏，尤益脾胃之药为切，丁书文，李德新从脾胃论治心血疾病可旁证《黄帝内经》及东垣老人均强调的观点，即脾胃为脏腑的根本。《景岳全书》亦云"病之所生也，不离乎气；而医之治病，亦不离乎气……"故郭志华教授认为论治心悸以调气为要，健脾为重，补益脾气，元气得充，气机得调，阴火自降，则心悸可治。

三、验案举隅

病案1

奉某，女，41 岁。因间断心悸 3 个月，于 2019 年 7 月 3 日初诊。

初诊　患者自述 3 个月前因胃脘不适就诊当地诊所，口服中药治疗（具体不详）后出现心悸，伴胸闷不适，无胸痛，夜间明显，间断发作，未服药物治疗。症见：心悸心慌，偶有头晕头痛，伴胸闷无胸痛，偶见胃脘嘈杂，时有口干，无口苦，纳寐可，二便调。舌质淡红，舌苔薄黄，脉细。

处方　柏子仁 15 g，酸枣仁 15 g，生地黄 10 g，麦冬 10 g，茯神 20 g，山药 20 g，白术 15 g，木香 10 g，白芍 10 g，炙黄芪 15 g，太子参 15 g，葛

根 15 g，薏苡仁 15 g，炙甘草 10 g。7 剂，每日 1 剂，水煎服，早晚各 1 次。

二诊 2019 年 7 月 10 日。心悸症状明显缓解，近 1 周因家庭琐事，易感心烦易怒，时感头晕，无胃脘不适，偶有口干，无口苦，饮食睡眠正常，大便稍稀，小便可，舌质淡红，舌苔薄白，脉弦细。处方：前方去柏子仁、生地黄，加柴胡、当归、川芎各 10 g。7 剂，每日 1 剂，水煎服，早晚各 1 次。心悸头晕未发作。

按语

1. **患者情况** 本案患者为中年女性，有胃脘不适病史。

2. **辨证分析** 患者脾胃之气已伤，元气不足，气火失调，阴火亢盛，李东垣在《内外伤辨惑论·饮食劳倦论》曾阐述，脾胃虚弱，升降不能，阴火内炽，更伤其升发之气，营气不得升浮，而阴火日渐煎熬，营血亏耗，不能养心，则心神烦乱，故本病心悸心慌责之于脾胃虚损，阴火炽盛，煎熬阴血，心失濡养；脾胃气虚，升降失序，精液失于输布，在上清窍不明，发为头晕头痛，于中郁热，故有嘈杂不适，津不上乘，则口干。舌脉亦为脾胃虚弱之征象。

3. **辨证结果** 该患者辨证为阴火亢盛，心脾两虚证。

4. **处方思路** 谨遵《黄帝内经》"劳者温之，损者益之"治则，李东垣论治阴火"唯当以辛甘温之剂，补其中而升其阳，甘寒以泻其火则愈"，故本证以性温之炙黄芪，合葛根升发脾胃阳气，以脾胃之气升为心火沉降；白术、山药、太子参、炙甘草健脾益气，配合木香行气而不滞，脾喜燥恶湿，予薏苡仁健脾利湿，通过调理脾胃升降之生理，复气血生化之职则阴火自降；又云"心脉者，神之舍……得血则生，血生则脉旺……善治斯疾者，惟在调和脾胃"，以柏子仁、酸枣仁、茯神补心血，益心气，养心神，佐生地黄、麦冬、白芍之甘寒之品泻其阴火，以调和脾胃。一诊药已中病，效不更方，二诊随症加减，去柏子仁、生地黄以防滑利之性伤及肠胃正气，更加柴胡升发阳气，复脾胃升降秩序且滋肝胆，合当归、川芎补血疏肝以调脾胃。

病案2

刘某，男，73 岁。因反复心悸 4 年，于 2018 年 10 月 18 日初诊。

初诊　患者自述 4 年前无诱因出现心悸，伴头晕头隐痛，白天嗜睡，无胸闷胸痛，未就诊治疗，上述症状反复发作。未询及既往病史。刻下症见：心悸，头痛，双下肢乏力，口干口苦，饮食一般，夜寐安，大便 2～3 次/d，质稍稀，舌质红，舌苔薄黄，代脉。查心电图示：窦性心律，左心室大。

处方　炙黄芪 20 g，太子参 15 g，当归 10 g，川芎 10 g，升麻 10 g，葛根 15 g，炙甘草 10 g，山药 20 g，茯苓 20 g，柏子仁 15 g，酸枣仁 10 g，麦冬 15 g，生地黄 10 g，五味子 10 g，石斛 15 g，红景天 10 g。15 剂，每日 1 剂，水煎服，早晚温服。电话随访患者家属，心悸，头痛症状缓解，嘱原方 7 剂巩固，未复诊。

按语

1. 患者情况　本案患者为老年男性，长期反复心悸。

2. 辨证分析　患者年老体虚，脾胃之气渐减，加之病程日久，损伤脾胃。脾主升清，脾气亏损，清气不升，宗气不行，阴火上扰，蒙蔽清窍则头晕头痛；阴火上冲，扰乱心神，心神不宁，心脉受损，则心神烦乱，悸动不安发为反复心悸；脾胃既弱，健运失职，则大便质稀量多；"夫脾气虚弱……四肢不收……两脚痿软……"脾主四肢，"脾气虚则四肢不用"，脾胃生化乏源，则气血难以充养四肢，可见下肢乏力。

3. 辨证结果　该患者辨证为阴火上亢，气血亏虚证。

4. 处方思路　从舌脉，症状上来看，本例脾胃、阳气亏损，故补益脾胃升发阳气药物量多，以资助元气，同时阴血亏虚较重，益以石斛、红景天、当归滋养阴血，改木香为川芎，行三焦之气，治腰脚软弱。证-方-药相应，可获良效。

四、结语

阴火具有内伤于里，病性属本虚标实，主要病机是脾胃虚弱，气火失调，气机升降失常的基本内涵，心悸与阴火的关键病机为脾胃虚弱，元气受伤，阴火亢盛，气火失调，心失所养，邪火扰心。心悸为临床的常见病多发病，涉及心血管系统、内分泌系统等，有效缓解乃至治愈心悸症状，结合目前大部分心悸患者脾胃内伤与阴火病机相似的情况，从"阴火"论治心悸，为临床提供新思路。

第 ⑧ 节
从调和阴阳论治
不寐经验

　　不寐又称失眠，指经常不能获得正常睡眠的一类病证，通常以入睡困难，易惊醒，多梦，早醒，甚则彻夜不寐等症状为主要表现。目前现代医学治疗失眠的方法主要为口服镇静催眠类药物，易产生依赖性，难以根治。中医药治疗不寐疗效确切，且安全，毒副作用小，受到广大患者的认可。郭志华教授临床治疗不寐证亦颇具心得，现将郭志华教授从调和阴阳论治不寐的临床经验介绍如下。

一、不寐的病因病机

　　不寐最早记载于《黄帝内经》，又称"目不瞑"或"不得卧"，中医学认为不寐是邪气客于脏腑，卫气行于阳，不能入阴所致。关于不寐，《灵枢·口问》云："阳气尽，阴气盛，则目瞑；阴气尽而阳气盛则寤矣。"《类证治裁·不寐》云："阳气自动而静，则寐；阴气自静而动，则寤；不寐者，病在阳不交阴也。"《医效秘传·不得眠》云："夜以阴为主，阴气盛则目闭而安卧，若阴虚为阳所胜，则终夜烦扰而不眠也。"郭志华教授总结前人经验，并结合临床实践认为，阴阳失交是不寐的根本病因病机，病位在心，与肝、肾、脾胃等脏腑关系密切。对于不寐症的治疗，临床常以益气滋阴，平肝益肾，交通心肾，补益心脾为法，谨察阴阳所在而调之，以平为期，屡起沉疴。

二、辨证施治

(一) 气阴不足，心神不宁

不寐症患者以老年人居多，其基础疾病较多，《灵枢·营卫生会》云："老者之气血衰，其肌肉枯，气道涩，五脏之气相搏，其营气衰少而卫气内伐，故昼不精，夜不暝。"精辟地解释了老年患者因气阴衰弱，营卫不和而导致白天精神不济而夜晚不能入睡或睡不安稳的现象。且年迈之人，心肝肾已亏，心阴不足不能纳受内敛之阳，心之阳气亢动，扰乱心神，发为不寐；心藏神，肝藏魂，肾藏志，病程迁延必致心失所养，神魂不守，不寐顽固难愈。

长期睡眠不佳不仅严重影响患者的生活质量及精神情绪，并且易诱发心脑血管等其他病证，故应给予患者有效，迅速的治疗，以减轻患者病痛。郭志华教授博采众方，不拘泥于经方时方，但凡见效均可化裁应用。以朱丹溪为代表的养阴派认为"阳常有余，阴常不足，宜常养阴，阴与阳济，则水能制火，斯无病矣"，郭志华教授对此较为推崇，尤其对于年迈之人而言，真阴精血不足，气阴两虚，临床处方时需注重人体真阴的保养，以补虚为核心，辅以安神，标本兼治，使得阴阳调和，神安得寐。

三、验案举隅

病案1

王某某，女，76岁。因寐差2年，加重1个月，于2019年8月17日初诊。

初诊　患者2年来入睡困难，长期睡前服用阿普唑仑2片，时效时发，近1个月以来失眠加重，入睡需2~3 h，梦扰易醒，醒后可再入睡，每晚睡眠3~4 h，晨起神疲，少气懒言，时感胸闷心悸，口干微苦，偶有头晕，纳谷不香，二便调；舌质暗红，苔少，色薄黄，脉细弱；体形偏瘦；既往有冠心病病史10余年。

处方 太子参 10 g，麦冬 10 g，生地黄 20 g，五味子 10 g，炒酸枣仁 15 g，柏子仁 15 g，远志 15 g，茯神 20 g，白芍 10 g，合欢花 10 g，首乌藤 15 g，瓜蒌 15 g，薤白 15 g，法半夏 10 g，炙甘草 10 g。共 14 剂，每日 1 剂，水煎服，早晚温服。

二诊 2019 年 9 月 1 日。患者服药 5 剂后感入睡改善，遂将阿普唑仑减至 1 片，但多思又难眠，近期胸闷未发作，精神不振，余况大致同前。舌质红，苔薄黄，脉细弱。拟原方去首乌藤，加百合、灵芝各 15 g。共 7 剂，每日 1 剂，水煎服，早晚分服。

三诊 2019 年 9 月 8 日。患者每日服用阿普唑仑 1 片，入睡无碍，唯早醒，神疲改善，心悸常在紧张时发作，休息后可自行缓解，食欲增加，舌质红，苔薄黄，脉弦细。拟上方加龙齿 20 g，共 14 剂，每日 1 剂，水煎服，早晚分服。

四诊 2019 年 9 月 23 日。患者安眠药已停，夜寐明显改善，拟上方去瓜蒌、薤白、半夏，加党参 10 g，白术 10 g 益气善后，共 14 剂，每日 1 剂，水煎服，早晚分服。药后纳馨寐安。

按语

1. 患者情况 本案患者为老年女性，体形偏瘦，既往有冠心病病史 10 余年。

2. 辨证分析 该患者体形偏瘦，食纳欠佳，平素多思多虑，伤及心脾，后天化源不足，故见神疲乏力；心血暗耗，脑窍失养，故常发胸闷心悸，头晕不适；久病伤阴，津液无法上承，故口干不解；观其舌脉，患者阴血亏虚，故舌质红，苔薄黄，营血不充，脉细弱。

3. 辨证结果 辨为气阴两虚之不寐。

4. 处方思路 郭志华教授初拟药方由生脉散、天王补心丹、瓜蒌薤白半夏汤增减而成，生脉散为治疗气阴两虚证的良方，《医方集解》云："人参甘温，大补肺气为君，麦冬止汗，润肺滋水，清心泻热为臣，五味酸温，敛肺生津，收耗散之气为佐。盖心主脉，肺朝百脉，补肺清心，则元气充而脉复，故曰生脉也。"本案治疗中将人参改用太子参，在补脾肺元气的同时生津，定虚悸，更针对患者阴虚之证，加炒酸枣仁、柏子仁、远志、茯神、合欢花、首乌藤活血行气，养心安神；加生地黄养阴生津；加白芍养血柔肝，缓中敛阴；考虑到患者有胸痹之虞，合用瓜蒌薤白半夏汤宽胸行气；炙甘草调和诸药，全方共奏益气滋阴，养心安神之效。二诊患者睡眠改善，安眠药减量，然精神不振，遂去首乌藤，加百合、灵芝、百合味甘微苦，性平，入肺、心、胆经，有润肺清心安神之效，与生地黄为伍，为百合地黄汤，润养心肺，调和百脉；灵芝性味甘平，入心、肝、肾经，能补气安神。1周后患者再次复诊，诸证改善，偶有心悸，予龙齿重镇安神，继服14剂后，患者脉象改善，较前充盈有力，无明显胸闷症状，遂减瓜蒌薤白半夏汤，予党参，白术健脾益气以善后，药后寐安。

（二）肝肾阴虚，水不涵木

从肝论治失眠的先河由医圣张仲景开创，其著作《金匮要略》云："虚劳虚烦不得眠，酸枣仁汤主之。"指出肝血亏虚所致的失眠需治以养肝补血安神。《血证论》云："肝病不寐者，肝藏魂，人寐则魂游于目，寐则魂返于肝，若阳浮于外，魂不入肝，则不寐。"《临证指南医案·卷一》云："肝为风木之脏，相火内寄，体阴用阳，其性刚，主动主升。"肝的特质决定了肝阴易虚而肝阳易亢。现代人社会压力大，生活节奏快，易引发身心疾病，导致五脏气机失调，肝脏首当其冲。肝藏血，肾藏精，肝肾同源，精血互相资生，气郁化火日久，必损及肾阴。若肾阴不足，则阴不制阳，虚火旺盛，扰乱心神而发为不寐。郭志华教授善用滋补肝肾法，常应用天麻钩藤饮加减治疗不寐。郭志华教授强调，肾阴为一身阴气之本，肾阴得补，方可制约肝阳，使阴阳相调，治病必求于本，切不可一味地平肝潜阳。

病案2

林某某，女，56岁。因寐差半年，于2019年3月21日初诊。

初诊 患者半年来夜难入睡，时有头晕，头痛，头痛以两侧为甚，伴眼胀痛，口干口苦，耳鸣，腰背酸痛，精神一般，纳食尚可，夜尿频，大便正常；舌质红，苔薄黄，脉沉弦；既往有原发性高血压病史 10 余年，每日规律服用苯磺酸左氨氯地平片 2.5mg 降压，晨起血压 138/86 mmHg。

处方　天麻 10 g，钩藤 15 g，茯神 20 g，川芎 10 g，丹参 10 g，葛根 15 g，罗布麻叶 15 g，制何首乌 15 g，白芍 15 g，菊花 10 g，黄芩 15 g，杜仲 15 g，石决明 10 g，石菖蒲 15 g，五味子 10 g，炙甘草 10 g。7 剂，每日 1 剂，水煎服，早晚温服。

二诊　2019 年 3 月 29 日。夜寐较前改善，梦稍多，头痛，头晕程度减轻，病证未除，口苦咽干，偶感耳鸣，夜尿频，余况大致同前；舌质红，苔薄黄，脉弦细。拟上方去黄芩，加女贞子 10 g，熟地黄 15 g，14 剂。

三诊　2019 年 4 月 12 日。患者自诉服药后入睡无碍，头晕痛已除，但感头部不适，口干微苦，余况尚佳。原法有效，续进 7 剂以巩固疗效。

按语

1. 患者情况　本案患者为中年女性，入睡困难，多年烦劳操持，有原发性高血压病史 10 余年。

2. 辨证分析　患者多年烦劳操持，久则肝气郁结，继而精血衰耗，水不涵木，致肝阳上亢，神魂难安，发为不寐；又肝阴暗耗，风阳升动，上扰清空，可见头痛且胀，眩晕，肝气郁久化火，上逆则口苦，究其根本乃肾阴虚于下所致，故见耳鸣，腰背酸痛，尿频等肾虚之证。通过观其脉证，知犯何逆，患者脉见沉弦，乃肝风暗动，营血内亏之脉。

3. 辨证结果　辨为肝肾阴虚，心神不宁之证。

4. 处方思路　叶天士曾云："凡肝阳有余，必须以介类以潜之，柔静以摄之，味取酸收，或佐咸降，务清其营络之热，则升者伏矣。"在本案中，郭志华教授采用平肝息风，补益肝肾之天麻钩藤饮化裁加减，用天麻、钩藤、石决明镇逆平肝；黄芩、菊花清肝降火以折其亢阳；加甘凉葛根起解肌透散之效，使虚热熄，浮风灭；另有罗布麻叶入肝经，平肝安神，清热利水；白芍养血滋阴柔肝；杜仲、制何首乌补益肝肾以治本；茯神宁心安神；五味子敛阴宁心安神；石菖蒲去心窍之痰浊而安神；川芎、丹参活血以防血滞成瘀，同时川芎作为少阳经引经药助力缓解头痛；炙甘草和中以调和诸药。二诊患者诸证改善，效不更方，加女贞子及熟地黄益肝肾，补真阴，安五脏以治其本，本方药性平和，达效后续服巩固，药到病除。

（三）心肾不交，水火失济

按照中医理论，人体是一个阴阳平衡的整体，心火为阳，肾水为阴，肾水上济使心火不亢，心火下达使肾水不寒，两者互相交融，相互制约。当肝肾之精气亏于下，不能制约心火时，心火亢盛于上，水火失济，导致不寐。正如《辨证录》所云："夜不能寐者，乃心不交于肾也心原属火，过于热则火炎于上而不能下交于肾。"临床青年人不寐以该证多见，青年人阴随阳长，平素在饮食不节，起居无常，精神紧张的情况下易出现阴液亏损之象，郭志华教授临证过程中切中病机之要，喜用天王补心丹加减，若乏力，精神差者，加灵芝、太子参；心烦燥热明显者，加栀子、菊花；口干咽燥等阴虚突出者，加白芍、麦冬、知母；尿频，性欲减退等肾虚之象明显者，加黄精、山茱萸、枸杞子等。患者睡眠改善后，亦可服用左归饮，知柏地黄丸加减以滋肾阴，益脾气，以善其后。郭志华教授在不寐证诊疗过程中，先滋心阴，清虚火以治标，继而滋肾水以治本，同时嘱患者畅情志，慎饮食，辅以运动，身心同治，每获良效。

病案3

程某某，男，28 岁。因寐差 3 个月，于 2019 年 9 月 14 日初诊。

初诊　患者近 3 个月来工作压力大，作息紊乱，出现入睡困难，易醒，咽干，晨起精神欠佳，伴头晕乏力，胸闷心烦，腰酸，耳鸣，二便调，平素喜食辛辣、油腻之品；舌质红，苔少，色薄黄，脉沉细。

处方　炒酸枣仁 15 g，柏子仁 10 g，麦冬 10 g，生地黄 20 g，五味子

10 g，川芎 10 g，知母 10 g，茯神 20 g，白芍 10 g，远志 10 g，合欢花 10 g，首乌藤 15 g，灵芝 15 g，石斛 15 g，山药 20 g，炙甘草 10 g。共 14 剂，每日 1 剂，水煎服，早晚分服。嘱患者清淡饮食，放松心情，适当运动。

二诊　2019 年 9 月 29 日。患者服药后睡眠改善，心烦缓解，头晕不著，偶有耳鸣，夜尿 2～3 次，余况大致同前；舌质红，苔薄黄，脉弦细。上方加益智仁 20 g，共 14 剂，每日 1 剂，水煎服，早晚分服。后随访，患者已可安然入睡。

按语

1. 患者情况　本案患者为青年男性患者，因工作压力大，作息紊乱发病。

2. 辨证分析　《景岳全书·不寐》云："真阴精血不足，阴阳不交，而神有不安其室耳。"又云："劳倦思虑太过者，必致血液耗亡，神魂无所主，所以不眠。"该患者思虑伤神太过且平素喜食辛辣，油腻之品暗耗阴血，心失濡养，扰动神明，发为不寐；而阴血不足，无以制阳，肾阴虚于下，心火亢于上，心肾不交，导致患者出现胸闷心烦、腰酸、耳鸣等心肾阴虚，虚火内扰之象；加之阴虚所致津液不能上承，则见咽干；并发脑窍失养可致头晕。患者阴虚火旺故可见舌质红，少苔，心阴久耗，病久及肾，故脉见沉细之象，属心肾阴血亏虚致虚火内扰，心神失养而发为不寐。

3. 辨证结果　辨为心肾阴虚之证。

4. 处方思路　郭志华教授强调，辨证需首辨虚实，既已明确患者阴虚不寐，故可选用滋阴养心安神之天王补心丹加减，其中用炒酸枣仁、柏子仁、茯神养血安神；生地黄、麦冬、石斛、知母、白芍滋阴养血，兼清虚热；远志交通心肾；五味子养阴清热，安神宁心，主治"虚劳虚烦不得眠"；加用灵芝补气安神，合欢花解郁安神，山药补脾益肾，佐以首乌藤、川芎，利用其辛散特性，养血安神的同时行血，调整气机；炙甘草调和诸药。二诊患者服药后睡眠改善，自诉胸中清明，心烦胸闷大减，偶耳鸣，夜尿频，患者舌苔较前增多，但阴虚之象仍存在，效不更方，加益智仁补脾肾固先后天之本，再于滋阴之品中稍加温阳之药达到阳中求阴之效。

四、结语

郭志华教授论治不寐，常以生脉散、酸枣仁汤、天麻钩藤饮、天王补心丹为主方，顾护脏腑精气阴液，调和人体阴阳气机，药物加减重视补益心脾，中药处方中以甘草、合欢花、川芎、麦冬、柏子仁、茯神、酸枣仁最为常用，配伍精当，药尽其用，效如桴鼓。

第九节 辨证治疗心律失常经验

心律失常（arrhythmia）是临床上最为多发和严重的一类心血管疾病，指在心脏传导过程中，由各种原因引起的心脏起搏点——"窦房结"的激动异常，导致心电活动不能顺利下传，进而出现心跳节律和频率的异常。中医古籍并未载录心悸这一病名，但早在《黄帝内经》中就有诸如"心澹澹大动""心掣""心下鼓"等类似心律失常的描述。因患者主要表现为自觉心中跳动不安，时休时作，呈惊恐之貌，严重者不能自主，甚至出现死亡，故临床上多将心律失常划归于中医学中"心悸"和"怔忡"等病证的范畴。目前，现代医学对心律失常的治疗主要可分为两类，包括药物治疗及非药物治疗（即器械辅助治疗），尽管疗效值得肯定，但都存在诸多问题和不良反应。而中医药在诊疗疾病时，采用个体化治疗手段，讲求宏观整体和微观辨证的统一，重"观其脉证，知犯何逆，随证治之"之理，对心律失常的诊治较西医有较为明显的优势。

一、病因病机阐微

历代医家对心悸的病因病机有不同维度多层次的见解，如《素问·至真要大论》有云，"风寒湿三气杂至，合而为痹……复感于邪，内舍于心"，可见，外感邪气痹阻心脉可致心悸；巢元方所著《诸病源候论》中提出"心藏神而主血脉，虚劳损伤血脉，令人心气不足，因而邪气所盛，则使惊而悸不定"。张介宾在《类经》中云："心为脏腑所主，而总统魂魄，并该意志……此所以五志唯心所使也。"认为五志过极可诱发心悸病症;清代医家王清任在其所作《医林改错》中尤重血瘀致病之说,创制"血府逐瘀汤"这一经典名方以破胸中血瘀。郭志华教授总结前人经验,在阐释心律失常的病因病机时以"本病虚实夹杂而虚多实少,总属本虚标实之证"一句而括。年老久病体虚,情志过极,感受外邪,饮食失宜等耗伤气血阴阳,致心神失于濡养而受扰,痰浊,水饮,火热,瘀血等实邪阻滞心脉,心神不安,亦可作心悸。

二、辨证论治,病证结合

(一)快慢分治,"调"则心安

心律失常在临床上通常根据心搏的快慢分为快速性和缓慢性两种类型,其中快速性心律失常包括窦性心动过速,房性和室性及房室交界区的早搏,心房和心室颤动等,缓慢性心律失常包括较为常见的窦性心动过缓,病窦综合征及房室阻滞等。对于快速性心律失常,郭志华教授认为多作为病毒性心肌炎患者的并发症或是失治误治后的后遗症而出现,其病机关键可概括为"热""毒""虚"三字。机体感受风热时行之毒邪首犯表,表不解渐则化热入里,里热毒邪壅盛内犯于心,导致心之阴伤气耗,心脉失养,血脉不利,则发为心悸,临床上患者多见一派气阴虚损夹杂热毒瘀阻之象。而缓慢性心律失常多为风湿性心脏病患者的常见症状,病机可总结为"虚""瘀""痰"三字。此类型心律失常患者多见于中老年人群,年老体虚者多心气心阳不足而见"心动悸,脉结代",如《诸病源候论》所述:"心气不足,则……惊悸,恍惚……是为心气之虚。"提示心之阳气亏耗易导致心悸病症的发生。同时,郭志华教授强调"气为血帅,血为气母",阳气亏虚者无力运行血液停于心脉,阳失温煦之职而聚痰湿阻滞心络,亦作缓慢性心律失常。古训有云"调者,和也;逆则宜和,和则调也",郭志华教授谨遵古训,重视阴阳气血的调和之道。治疗上,对于快速性心律失常者主张清调热毒以补耗伤之气阴,而缓慢性心律失常者则主张调补气血以行痰湿。

（二）补通兼施，擅用经方

1. 补气阴益心肺以扶正气 《伤寒论浅注补正》一书有载"正气大亏，无阳以宣其气，更无阴以养其心，此脉结代，心动悸所由来也"。可见，气虚日久而伤阳，阳损及阴，则为气阴两虚。若症见心悸时作，心神不宁，胸闷短气，乏力懒言，身热烘然汗出，舌红少苔，脉象细数或结代，辨证属气阴两虚之证者，治当以益气养阴之法。郭志华教授临证擅用生脉散加减，此方最早见于"易水学派"创始人张元素的《医学启源》，是一剂经典补气阴之方，因效佳而被广泛用于临床。书中详细记载，"麦冬，气寒，味微苦甘，治肺中伏火，脉气欲绝，加五味子，人参二味，为生脉散"。郭志华教授认为"生脉散一方虽为补益肺之气阴方，然心肺两脏相通，心主血脉，肺朝百脉而辅心行血，肺脏气阴得补则心脉受濡，心气复充则脉复"。方中五味子味酸性甘温，既擅生津止渴，敛肺止汗，又助心神安宁；人参补益心肾肺脾四脏之气，亦可生津安神；麦冬味甘微苦性微寒，擅滋养肺胃而生津液。三药一补，一清，一敛合用，共奏益气养阴敛汗之效，使心肺得益。现代药理学研究表明，生脉散具有保护心肌，有效改善心肌缺氧，提高心肌耐受力，增强心功能的药理作用。遣方用药时，郭志华教授多虑负担，将人参一味改为与其性味功效较为相近的太子参代替。

2. 化痰湿行气血以祛邪气 "味过于甘，心气喘满""心之隧道被脂膏瘀窄而气不宣畅"，由此可见，喜食肥甘厚味者易生痰湿，痰浊之邪易阻遏气机痹阻心脉，发为心悸。若症见心悸，胸闷时作痛，形体肥胖，四肢沉重，气短，痰涎量多，舌体胖大边有齿痕，苔白腻，脉沉滑者，辨为痰阻胸阳，治以豁痰化浊通心阳之法。选方时，郭志华教授常以瓜蒌薤白半夏汤为基础方加减化裁。瓜蒌薤白半夏汤出自医圣张仲景所著《金匮要略》一书，该方由瓜蒌、薤白、半夏以及白酒四物组成，但多弃白酒而用之，药虽减而效亦佳。郭志华教授认为本方虽为胸痹心痛者而设，但在临床运用此方治疗心律失常也收到满意的疗效。方中半夏性辛温而燥化痰湿力强，配以瓜蒌、薤白二药，其豁痰理气，通阳散结之效倍增。现代药理学研究证实，瓜蒌薤白半夏汤可以降低血液黏度，降血脂，具有改善心肌微循环，提高心肌耐氧力，抗心律失常作用。"气属阳，痰与血同属阴，易于胶结凝固，气血流畅则津液并行，无痰以生"，故临证时郭志华教授多配伍川芎、丹参等药以加强行气活血，宣通心阳之力，此两味药可起到保护心肌，抗血栓和抑制血小板聚集的作用。

三、验案举隅

李某，女，62 岁。形体肥胖，因反复胸闷心慌伴短气 1 年，于 2020 年 9 月 30 日初诊。

初诊 患者诉 1 年来反复胸闷心慌伴短气。经心电图检查提示，窦性心律，频发室性早搏。刻下症见：阵发性心慌胸闷，气短，劳累时症状加重，常汗出，乏力，时头晕，口干口苦，二便调，纳可，夜寐欠佳，舌质淡白边稍红，苔薄黄，脉弦。既往脂肪肝 20 余年。查体：心律失常，心率 86 次/min，脉率 86 次/min，各瓣膜听诊区未闻及额外心音及其他病理性杂音。西医诊断：频发室性早搏。辨病为心悸，证属气阴两虚，痰阻胸阳证。治以益气养阴，豁痰宽胸为主。选方生脉散合瓜蒌薤白半夏汤加减。

处方 太子参 20 g，黄芪 15 g，柏子仁 10 g，生地黄 10 g，瓜蒌皮 10 g，法半夏 10 g，麦冬 10 g，五味子 10 g，葛根 10 g，红景天 10 g，首乌藤 15 g，灵芝 15 g，远志 10 g，合欢花 15 g，丹参 10 g，菊花 10 g，炙甘草 10 g。14 剂，每日煎服 1 剂，分 2 次温服。

二诊 2020 年 10 月 15 日。患者心慌，失眠症状较前缓解，仍气短，口稍干未见口苦，饮食较前欠佳。在前方中去菊花 1 味，加陈皮 15 g，山楂 15 g，继服 14 剂。

三诊 2020 年 10 月 30 日。患者心慌气短明显缓解，未见其他特殊不适，前方不变，继予以 20 剂巩固疗效，现患者病情逐渐好转。

按语

1. 患者情况 本案患者为老年女性，平素喜食肥甘厚味，形体肥胖。

2. 辨证分析　初诊时患者表现为本虚标实之证，患者心悸频发，符合张仲景所言之"心动悸"，伴汗出，气短。气虚不可收气，见短气，病位在心，汗为心之液，心气亏虚则汗失固摄，然汗为阴液，频汗出则阴亏，使心之气阴两伤。此证本为气虚，劳则耗气更甚，故心慌气短症状多在劳累后加重。乏力，口干苦，舌边红，苔薄黄为气阴两虚之候。

3. 辨证结果　证属气阴两虚，痰阻胸阳。

4. 处方思路　郭志华教授认为，患者平素喜食肥甘厚味，形体肥胖，痰湿内生，加之心气亏虚，无力推动，痰阻气机而痹阻心脉，则发为心悸，故予生脉散合瓜蒌薤白半夏汤，以补益气阴，祛痰宽胸以散结。辅以丹参、合欢花化瘀生新，加柏子仁、首乌藤、灵芝、合欢花、远志养心安神以定悸。全方标实兼治，气血并调故效显。二诊时，患者诸症减，睡眠安，而脾胃不佳，基于前方量不变加予陈皮、山楂以健脾开胃。三诊时服药 28 剂尽，患者言通身轻快，心慌短气少见，遂守方继续予以 20 剂，现患者病情平稳，未诉心悸及其他特殊不适。

四、小结

郭志华教授临证辨治心律失常时敬遵古训，博采众长而有自得，常诚以"辨证论治"，将此四字贯穿于诊治全程，重辨病与辨证的结合，反复总结经验。强调心律失常的病机虚实夹杂，本虚标实，虚者多以气阴两虚常见，实者多痰湿与气滞血瘀之说。施治时多用历代经典名方兼治标本，但临床病情复杂多变，不可偏执一方，应随证治之，加减化裁，做到理法方药的统一。

第十节 从"无虚不作眩"理论治疗眩晕临床经验

眩晕为临床常见，多发症状，郭志华教授依据中医理论并结合多年的临床经验认为眩晕多与虚证有关，因此在临证施治中常抓住"无虚不作眩"这一病机要点来治疗眩晕病，每获良效。本文总结郭志华教授"从虚论治"眩晕的临床经验，以飨同道。

一、"因虚致眩"的病因病机特点

眩晕首见于《黄帝内经》，该著作中也对该病有较多的论述，《素问》中记载"诸风掉眩，皆属于肝"，认为眩晕病与肝的功能失调有关；《灵枢·口问》提到"上气不足，脑为之不满，耳为之苦鸣，头为之苦倾，目为之眩"以及《灵枢·海论》中提到"髓海不足，则脑转耳鸣"等条文则可认为是因虚致眩的病因病机的最早论述，后世医家对于该病诊疗思路的学术观点皆是在此理论基础上的延伸和拓展。宋代医家王衮在所著《博济方》中指出眩晕以"血气虚"为本，复感外邪所致；《伤寒明理论》中指出"伤寒有起则头眩与眩冒者……是知其阳虚也"，故由此可认为伤寒眩晕当从阳虚而论；明代医家秦景明所著的《症因脉治》中则认为"气虚即阳虚"，从而更加强调了阳气虚是导致眩晕重要的病因病机；明代张景岳则在《景岳全书》中指出"眩晕一证，虚者居其八九"，从而提出"无虚不作眩"的观点，故而主张补虚以治眩；清代许多医家对于"因虚致眩"的理解则更加明确，例如刘清臣在《医学集成》中则在"无虚不作眩"的理论基础上加以详细阐述，认为虚证"或血虚，气虚，或阴虚，阳虚，或脾肾虚，或肝肾虚"。

郭志华教授在广泛阅读中医古籍，吸取古人临床经验的基础上，结合现代医学诊治方法，对眩晕病的诊治进行了总结归纳，其认为眩晕病的好发人群多为中老年人，病因多与饮食不节，劳伤太过，情志不遂，房劳无度有关，而其病位为脑，且多与肝、脾胃、肾相关。《素问·阴阳应象大论》云："风胜则动。"肝为罢极之官，体阴而用阳，阴阳和则气血畅，若各种因素致使肝阴耗损，则肝阴亏虚，不能制其肝阳，进而肝风内动，上扰神明；《脾胃论》有云："真气又名元气……非胃气不能滋之。"脾胃乃气血生化之源，后天之本，若脾胃亏虚则精气血生化无源，进而气血不足，清窍失于濡养，发为眩晕；肾为封藏之官，主藏精生髓，若肾气亏虚，肾精不足，髓海失充，进而上下皆不足，引发眩晕。综上所述，"虚"为眩晕病发病的重要病理因素，并且影响着该病的病程进展以及预后。因此对于眩晕病的遣方用药，当以补虚扶正为主。

二、"无虚不作眩"理论辨证论治特色

上文已论述眩晕主要病机可从"虚"而论，而"虚"则有气，血，阴，阳之别。在该病发作过程中，"虚"的病因病机以及临床证候通常是互为因果，互为影响，互为转化的，因此在临床过程中需明辨。郭志华教授在临床上治疗眩晕病主要根据患者舌、脉、症来进行辨证施治。其认为从病因病机角度去分析，眩晕病大体可分为肝阴不足，肝阳上亢证；脾气亏虚，气血不足证；肾精不足，髓海失养证。

（一）肝阴不足，肝阳上亢证

该证的患者临床常表现为头晕耳鸣，视物旋转，情绪抑郁或情绪发怒时加重，小便短赤，大便干结，口干，舌红而干，苔黄，脉弦细。《临证指南医案》记载："肝为风木之脏……全赖肾水以涵之，血液以濡之。"因此郭志华教授在治疗该证型的患者时，常以恢复肝脏体阴而用阳的生理特性

为原则，故治法为平肝潜阳，滋阴柔肝，常选用的方为天麻钩藤饮加减，临床用药过程则常采用天麻、钩藤、石决明、牡蛎、生地黄、牛膝、川芎、当归、沙参、玄参、柴胡、白芍等。若患者烦热较重，则加栀子、黄芩；若患者夜寐欠安多梦，则可加入首乌藤、合欢皮。

（二）脾气亏虚，气血不足证

该证的患者临床中常表现为头晕，视物旋转，少气懒言，易疲乏，面色偏白，口唇及指甲不华，纳食欠佳，舌淡，苔薄白，脉细弱。脾胃为后天之本，气机之中枢，若脾胃虚则气血虚，经络无所受气，九窍不通，进而百病由生。因此在临床上治疗该证型患者时，郭志华教授常采用益气健脾，养血和中之法以培补脾胃之气，同时在健脾过程中，还兼顾脾胃升降之特性。常选用补中益气汤或归脾汤加减，临床施治过程中，则常采用黄芪、白术、党参、当归、升麻、柴胡、葛根、炙甘草、白芍、麦冬、桔梗、龙眼肉等。若患者便溏不适，则入茯苓、薏苡仁；若患者畏寒腹冷，则入干姜、桂枝；若患者腹胀，则入陈皮、枳壳。

（三）肾精不足，髓海失养证

该证患者临床过程中常表现为头晕病程日久，耳鸣，腰膝酸软，精神萎靡，嗜睡，易疲乏，小便清长，舌淡，苔薄白，脉细。《素问·五藏生成》云："诸髓者，皆属于脑。"髓由肾精所濡养，因此在临床过程中郭志华教授以益精填髓为原则，常运用六味地黄丸或左归丸加减，临证时常选用当归、熟地黄、山药、山茱萸、枸杞子、牛膝、补骨脂、菟丝子等，有时可根据患者病情，酌予血肉有情之品，如鹿茸、龟甲、鳖甲之属。若患者自觉心烦燥热，则入麦冬、玄参、菊花；若患者自觉畏寒怕冷，则可入肉苁蓉、干姜、肉桂；若小便失禁，则可入益智仁、乌药。

三、验案举隅

病案1

张某，女，64 岁。因眩晕反复发作 4 个月余，于 2018 年 11 月 7 日初诊。

初诊　患者诉4个月前无明显诱因出现眩晕反复发作，予以甲磺酸倍他司汀片、强力定眩胶囊等药物口服治疗后无明显疗效。现症见：头晕反复发作，发作时伴恶心，呕吐，视物旋转，耳鸣，胁部疼痛等不适，情志忧郁或恼怒时症状加重，每次眩晕发作时持续时间30~40 min，时有颈部胀痛，双下肢乏力，双上肢麻木，口干，口苦，喜冷饮，平素情绪急躁，食纳欠佳，少寐多梦，小便短赤，大便干结。舌红，苔薄黄，脉弦细。血压：134/74 mmHg，四肢肌力可。曾于西医院完善颅脑CT、磁共振等检查，均未发现明显异常。西医诊断：眩晕查因。中医诊断：眩晕（肝阳上亢证）。治以平肝潜阳，滋阴清火。

处方　天麻10 g，钩藤10 g，石决明10 g，茯神20 g，当归10 g，柴胡10 g，川芎10 g，黄芩10 g，麦冬10 g，白芍10 g，牛膝10 g，生地黄15 g，合欢皮10 g，火麻仁10 g，生甘草5 g。7剂，水煎服，每日1剂，分早晚2次温服，嘱患者避风寒，畅情志，慎起居，低盐低脂饮食。

二诊　2018年11月15日。患者症状较前明显好转，症见头晕较前明显减轻，无明显恶心，呕吐，耳鸣，视物旋转，胁部疼痛较前缓解，口干，口苦较前改善，偶觉颈部胀痛，双下肢乏力较前好转，食纳可，夜寐尚可，小便可，大便稍干。舌淡红，苔薄白，脉弦。血压：132/70 mmHg。继以原方去黄芩，加柏子仁10 g。复予7剂以巩固疗效。1个月后随访，患者诉服用上方后，症状基本消失，未见再发。

按语

1. **患者情况**　本案患者为老年女性，平素情绪急躁，喜冷饮。

2. **辨证分析**　患者发病多与情志有关，情志不遂，则肝气不疏，久郁而化火，暗耗肝阴，阴不敛阳，从而导致阴虚阳亢，肝阳内扰，发为眩晕，并伴见口干，口苦，小便短赤，大便干结等阳热之象，故辨证为肝阴不足，肝阳上亢之证。

3. 辨证结果　辨证为肝阴不足，肝阳上亢之证。

4. 处方思路　清代医家王旭高认为"如肝风初起，头目昏眩，用息风和阳法"，故根据患者病情，治以平肝潜阳，滋阴柔肝，方予天麻钩藤饮加减。方中天麻、钩藤、石决明平肝潜阳，清热息风；柴胡、川芎相伍可行气疏肝以解郁；黄芩入肝经以清郁热；当归、白芍相伍补血敛阴以养肝；牛膝、生地黄、麦冬相伍补益肝肾，滋阴清热；合欢皮、茯神相伍可安神解郁；火麻仁润肠通便；甘草调和诸药。复诊时，患者症状已明显改善，故继续治以平肝潜阳，滋阴柔肝为主。去黄芩以防苦燥伤阴，予柏子仁既可养心安神，又可增强润燥通便之功。

病案2

李某，男，48岁。因眩晕反复发作2个月余，于2018年6月8日初诊。

初诊　患者诉头晕反复发作，每次眩晕发作时持续时间30～40 min，平躺或休息时症状可缓解，稍动则发，面色发白，易疲倦，少言，语声低微，口唇及爪甲不荣，时有心慌，胸闷不适，口干，喜温饮，畏寒肢冷，精神欠佳，纳少，少寐多梦，大便偏稀，小便可。舌淡，苔薄白，脉细。血压：102/54 mmHg，四肢肌力可。血常规示：血红蛋白84 g/L。曾于某医院完善相关检查，西医诊断：缺铁性贫血。中医诊断：眩晕（脾气亏虚，气血不足证）。治以益气健脾，养血和中。

处方　黄芪15 g，当归10 g，川芎10 g，白术15 g，党参10 g，茯神10 g，升麻10 g，柴胡10 g，龙眼肉10 g，丹参10 g，白芍15 g，熟地黄10 g，酸枣仁10 g，干姜5 g，炙甘草5 g。14剂，水煎服，每日1剂，分早晚2次温服，嘱患者避风寒，畅情志，慎起居，多食用含铁丰富食物。

二诊　2018年6月22日。患者诉头晕较前稍改善，面色稍红润，心慌，胸闷较前缓解，肢体畏寒较前减轻，精神一般，夜寐尚可，食纳可，二便调。舌淡红，苔薄白，脉细。血常规：血红蛋白 100 g/L。血压 110/60 mmHg。复予 14 剂以巩固疗效，服用上方后，症状基本消失，2 个月后随访，患者诉症状未再复发。

按语

1. 患者情况　本案患者为中年男性，眩晕反复发作，既往有缺铁性贫血病史。

2. 辨证分析　中医则认为此实属气血亏虚之证，病变脏腑，责之于脾。《脾胃论》云："脾胃之气既伤，而元气亦不能充，而诸病之所由生也。"脾胃乃元气之源，若脾气虚则元气亦衰，故患者出现神疲乏力，唇甲发白等症状；脾气亏虚，清气不得生发，清窍则失充，故发为眩晕。

3. 辨证结果　综上，证属脾气亏虚，气血不足证。

4. 处方思路　治以益气健脾，补气养血。方中黄芪、白术、党参、甘草益气健脾，脾气旺，则气血生，当归、白芍、熟地黄相伍重在滋补营血，合用川芎则补血而不滞，丹参一味入于方中则功同四物汤，补血之功得以增强，龙眼肉、酸枣仁、茯神可养心安神，升麻、柴胡相伍取提升之意，助脾升清，使水谷精微上充于脑，干姜入于方中则可使经脉得以温通。复诊时，患者症状缓解，故效不更方，继续予以该方治疗，以达到改善患者病情的目的。

四、结语

我国正逐步进入老龄化社会，眩晕患者也日益增多，据统计，中老年人有 50％～60％患有眩晕症，占老年门诊的 81％～91％，其中 65 岁以上老人眩晕的发病率女性占 57％，男性占 43％。中医药具有低毒副作用，简便廉验等特点，因此临床治疗眩晕病应当充分发挥中医药优势，抓住眩晕病病机，随症治之，才可取得满意疗效，从而减轻患者痛苦，提高中老年患者的生活质量。

第 ⑪ 节
经 性 运
验 心 用
力 药
衰 对
竭 治
临 疗
床 慢

心衰（心力衰竭，heart failure）是多种原因导致心脏结构和（或）功能的异常改变，使心室收缩和（或）舒张功能发生障碍，从而引起的一组复杂临床综合征，主要表现为呼吸困难，疲乏和液体潴留。中医古籍并无"慢性心衰"这一名词，但其临床症状表现与"心痹""心水""喘证""水肿""心悸"等病类似，故而往往从以上病症论治。该病病性属本虚标实，本虚主要为气（阳）虚，标实主要为血瘀，水湿，因此治疗心衰的关键在于抓住其气虚血瘀水停这一病机。中药治疗心衰疗效确切，而两味中药以"相须"为原则配伍所组成的药对是中药配伍运用过程中最常见、最基本、最具有意义的运用形式。药对具有紧扣病机、功效专一、药简效强的特点，因此被广泛运用到临床。

一、常用药对

（一）黄芪、丹参

黄芪最早见于《神农本草经》，被列为上品，其性温，味平、甘。入肺、脾二经。具有补气温阳，利水消肿之功，在治疗心衰的过程中，被列为益气行水之要药。《长沙药解》云："入肺胃而补气，走经络而益营……疗皮水风湿之疾。"现代实验研究进展指出黄芪具有保护心肌，抑制心室重构，强心，抗心律失常等作用。丹参，性微寒，味苦，入心、肝二经。具有活血化瘀，通经止痛之功。《滇南本草》有云："补心，生血，养心……

生新血,去瘀血……"故而有"一味丹参饮共同四物汤"之说。有研究表明丹参酮ⅡA可通过降低大鼠心肌梗死组织中血清骨膜蛋白(PN)的表达,改善心室的重构,从而延缓大鼠心肌梗死后心衰的发展。

《素问·阴阳应象大论》云:"阴在内,阳之守也;阳在外,阴之使也。"郭志华教授认为心主血脉,而血行畅通主要依赖三大因素,即心阳气足,营血丰沛,经脉通利。在这其中心之阳气为血行畅通之关键。心阳气足则血,津液则能在经脉顺行;若心阳气不足则血行不畅,形成瘀血,瘀血阻滞经脉三焦,则津液停滞,化生水湿,水瘀互结,则发为心水,喘证,水肿等病症。临床表现往往为全身浮肿,口唇瘀青,全身乏力,气喘,胸闷等症状,其舌脉往往为舌紫暗,水滑,苔白腻,脉虚。因此,在临床治疗心衰过程中,郭志华教授往往首选黄芪,既可补益阳气,又可利水湿;配合予以丹参,活血化瘀,两药相伍可奏益气活血,利水消肿之功,为治疗心衰之基础。有实验研究表明黄芪,丹参配伍提取物可改善心肌梗死后心室舒缩功能,使得供血量提高,并能降低心肌纤维化,从而有效抑制心室重构。在治疗心衰过程中,郭志华教授在黄芪,丹参基础上配合予以赤芍、红花、牛膝、地龙等药物以增强活血化瘀之疗效,予以党参、山药、红景天以增强益气之功,进而达到正气足,邪气去之目的。

(二)茯苓、白术

茯苓,性平,味甘淡。入心、脾、肾经。具有健脾安神,利水渗湿之功。为利水除湿之要药,《神农本草经》云:"主胸胁逆气,忧恚,惊邪,恐悸……利小便。"现代药理研究进展认为茯苓具有利水消肿,护肝,调节免疫,抗肿瘤以及延缓衰老的作用,临床运用较广泛。白术,性温,味苦、甘,入脾、胃经。具有燥湿利水,补气健脾之功。《医学衷中参西录》云:"善健脾胃,消痰水,止泄泻。"为补脾益气之圣药,现代研究进展发现白术具有很强的调节水液的作用。

《金匮要略·痰饮咳嗽病脉症篇》云:"夫气短有微饮,当从小便去之,苓桂术甘汤主之。"郭志华教授认为慢性心衰病位虽在心,但亦与脾胃有关。脾胃气虚,则水湿运化失常,形成微饮,微饮停聚于经脉,阻滞气血运行，久之则形成瘀血及水湿，若微饮之邪，经太阴，少阴二经入心、肺，可发为心水，水肿，喘促等病症。《黄帝内经》有云："诸湿肿满，皆属于脾。"因此在治疗心衰亦可从脾胃入手，可采取培土制水之法，故而选用白术健脾益气，则水液运化功能得以恢复，与茯苓相须为用，可使水湿之邪从小便而去。临床治疗过程中，郭志华教授常用茯苓、白术药对去治疗双下肢水肿严重且少尿的慢性心衰的患者，并常在该药对基础上加用薏苡仁、猪苓、车前子、小通草以增加利尿之功，收效显著。

（三）升麻、柴胡

升麻，性微寒，味辛、甘，入肺、脾、大肠、胃经。具有发表透疹，清热解毒，升阳举陷之功；柴胡，性微寒，味苦、辛，入心包络、肝、三焦、胆经。具有和解少阳，疏肝解郁，升举阳气之功。两药相须二用，可共奏升阳举陷之功，历代医家视为提举之要药。

《黄帝内经》云："气虚宜引之。"该观点指出气虚之时需使用提升之法，以改善病情；金代医家李东垣则在这个理论基础上进一步提出补气药当与升阳药并用，因此在他所创制的中药方剂中大多都用到升麻、柴胡，其中代表方有升阳汤，补中益气汤等；明代医家张景岳的《类经》中曾云："上气虚者升而举之。"近代医家张锡纯则根据上述理论基础上，提出大气下陷证，并创制升陷汤。许多医家将升麻、柴胡多用于治疗脾胃病，取存性去用之意以达到升清，提升之功效。郭志华教授认为，心衰发作之时亦可以采用升阳提升之法。他指出心衰的患者往往会出现乏力，气短，胸闷等症状，这些症状多属于宗气亏虚下陷之表现。肺主一身之气，又主呼吸之气，脾胃生化水谷之精气上达于肺，与肺吸入之清气相结合形成宗气，宗气充沛，则可贯心脉行气血，走息道行呼吸。若宗气亏虚下陷，则导致气血停滞，呼吸不畅，因此，郭志华教授在临床运用参、芪等补益之品补益元气时，会酌情加入升麻、柴胡，使下陷之宗气能在升，柴提升作用下能上达心、肺，从而补益心、肺，进而改善患者症状。

（四）柏子仁、酸枣仁

柏子仁，性平，味甘，入心、肾、大肠经。具有养心安神，润肠通便之功。《本草纲目》有云："养心气，润肾燥，安魂定魄，益智宁神。"酸枣仁，性平，味甘，入心、肝经。具有养心安神，敛汗之功。《本草新编》云："宁心志，益肝胆，补中，敛虚汗，祛烦止渴，安五脏……"现代研究表明，酸枣仁具有镇静催眠、抗惊厥、抗抑郁、抗焦虑等作用，黄宜生的实验研究表明酸枣仁总皂苷可能通过抗氧自由基来改善心律失常，并对心肌组织具有一定的保护作用。

心衰的患者常因心脏器质性和功能性的病变会致使心律失常，临床上患者常表现心悸、心慌，严重者则会出现心搏骤停甚至猝死。中医认为心中悸动不安多为心失所养，心脉不畅所致。郭志华教授认为心主神明，气血津液则是神明之基，气血丰足，津液充沛，则神明自安，若气血亏虚，津液受损，则神明自扰。心衰的患者正是由于气血津液不足，神明难安，不能自主调节心律，故出现心慌、心悸，甚至会出现失眠，焦虑等不适。《医述》云："怔忡心悸，心血不足。血不足，则心如干涸，似火炽矣。"因此郭志华教授在临床上，常予以柏子仁、酸枣仁皆入心经，都为甘润之品，二药合用可滋补心液，安魂定魄，益智宁神，从而使神明复安，心悸自除，失眠，焦虑得以改善。郭志华教授在使用该药对组合的同时，常配伍麦冬、天冬、五味子以增强补养心神之功，若神志难安的患者，则酌情入远志，取开窍醒神之意，从而增强疗效。

（五）瓜蒌、薤白

瓜蒌，性寒，味甘，入肺、胃、大肠经。瓜蒌具有清肺化痰，利气宽胸，润肺化痰，滑肠通便之功。《重庆堂随笔》云："栝楼实润燥开结，荡热涤痰……"薤白，性温，味苦、辛，入肺、胃、大肠经。具有通阳散寒，行气导滞之功。《名医别录》云："温中，散结气。"《本草纲目》云："治少阴病厥逆泄痢及胸痹刺痛，下气散血。"两药相配伍，收散合用，通降并举，共奏通阳行气，清肺涤痰之功。

《金匮要略·胸痹心痛短气病脉证治》云："……阳微阴弦，即胸痹而痛……"郭志华教授认为"阳微阴弦"即为心衰的病机，而胸闷，心痛亦为心衰常见表现。心阳气亏虚，则气血津液运行不畅，血瘀，水湿停滞，进而痹阻心脉。临床常表现为胸闷，胸痛，气促之表现，因此治疗上宜通阳宣痹，化湿涤痰，宣畅气机，故临床上常选用瓜蒌、薤白。有实验研究表明经典名方瓜蒌薤白半夏汤对 ApoE 小鼠血脂代谢，氧化应激和主动脉 Lox-1 表达具有一定的调节作用；瓜蒌薤白白酒汤可通过降低全血黏度，抑制心肌酶 LDH、CK 的释放，从而对缺血再灌注损伤的心肌具有一定保护作用。因此，该药对在临床治疗心衰过程中运用较多。郭志华教授在运用瓜蒌、薤白治疗心衰过程中常配合使用陈皮、法半夏、延胡索以增强行气化湿，宣痹通脉之功，往往取得不错的疗效。

二、验案举隅

病案1

詹某，女，79 岁。因反复胸闷，心悸伴 4 个月余，于 2018 年 6 月 6 日初诊。

初诊　患者诉胸闷，气促，活动时加重，休息时或服用丹参滴丸时可稍缓解，伴心悸，心慌，不能平卧，时有头晕，易疲乏，颜面部浮肿，双下肢轻度凹陷性水肿，口干，口苦，食纳欠佳，夜寐欠安，小便可，大便干结。舌质暗，苔白腻，脉结代。血压 150/90 mmHg。曾于西医院心内科就诊，完善相关检查（具体结果不详），诊断为：①慢性心力衰竭，心房颤动，心功能Ⅳ级；②原发性高血压。予以对症治疗后（具体不详），症状可稍缓解，为求中医治疗遂来门诊求治。中医诊断：心衰。证型：气虚血瘀水停证。治法：益气活血，利水消肿。

处方　黄芪30 g，党参15 g，丹参10 g，白术15 g，山药15 g，茯苓20 g，川芎10 g，薏苡仁30 g，牛膝10 g，柏子仁10 g，酸枣仁15 g，麦冬10 g，五味子10 g，大腹皮10 g，姜皮10 g，炙甘草10 g。14 剂，水煎服，每日 1 剂，分早晚两次温服，嘱患者静养休息，注意防寒保暖，避免感冒，低盐低脂饮食。

二诊　2018 年 6 月 21 日。患者自觉总体较前改善。现稍觉胸闷，气促，未见颜面浮肿，双下肢水肿较前明显缓解，无头晕，疲乏改善，心慌，心悸发作频次较前减少，口干，口苦较前改善，偶有头晕，食纳可，夜寐尚可，小便可，大便稍干。舌淡红，苔薄白，脉弦。测血压 132/70 mmHg。继以原方去大腹皮、姜皮，加瓜蒌、薤白各 10 g。复予 14 剂以巩固疗效，服用上方后，症状较前明显改善，1 个月后随访，患者诉症状好转。

按语

1. 患者情况　本案患者为老年女性，反复胸闷，心悸 4 个月余。

2. 辨证分析　患者病程日久，且有颜面部浮肿，双下肢水肿，疲乏，舌质紫暗等证候，此为心气亏虚，气血，津液运行不畅所致。气能行血又能摄血，气能行津又能摄津，故而气为津之帅，若心气亏虚，不能行血，行津致使津血运行受阻，病程日久，气虚更甚，则瘀血，水湿内生，阻滞心脉，经络，进而发为水肿，胸闷，气促，心悸等不适。

3. 辨证结果　辨为气虚血瘀水停证。

4. 处方思路　治疗上当以扶助正气为主，辅以活血利水，并兼顾养心安神。方中以黄芪、丹参为组合可益气血，行水湿，予党参、山药可增强益气扶正之功，川芎与丹参相伍可增强行气活血之功；白术、茯苓为组合可健脾利水湿，予牛膝、薏苡仁、姜皮、大腹皮可增强利水渗湿之功；柏子仁、酸枣仁养心安神，配合麦冬、五味子可增强滋阴安神之功；甘草调和诸药。复诊之时，患者症状较前明显改善，水肿较前明显缓解，稍觉胸闷，气促，故去大腹皮、姜皮，予以瓜蒌、薤白，通痹宣阳，以达到改善患者病情的目的。

病案2

黄某，男，72 岁。因反复胸闷，气促伴心悸 3 个月余，于 2018 年 7 月 4 日初诊。

初诊　患者曾于 2016 年 7 月 2 日，在某医院行相关检查后确诊为：风湿性心脏病，二尖瓣重度狭窄伴关闭不全，心功能Ⅲ级。7月14日行二尖瓣置换+左心房成形术，术后予以对症治疗（具体结果不详），时觉胸闷，气促，经休息后可自行缓解。3个月前无明显诱因出现胸闷，气促再发并较前加重，自服速效救心丸，丹参滴丸等药物后可稍缓解，现为求进一步治疗，来门诊求治。刻下症见：胸闷，气促反复发作，稍活动则加剧，伴心悸，心慌，上述症状服用丹参滴丸，速效救心丸可稍缓解，不能平卧，时头晕，发作时视物旋转，双下肢轻度水肿，腹胀满，面色黝黑，唇绀，全身疲乏，精神较差，饮食欠佳，夜寐欠安，小便量少，大便干结。舌暗，苔白厚腻，脉弦细。西医诊断：慢性心衰，二尖瓣置换术后，心功能Ⅳ级。中医诊断：心衰。证型：气虚血瘀，水湿停滞证。

处方 黄芪30 g，丹参10 g，柏子仁10 g，酸枣仁15 g，白术15 g，茯苓20 g，天麻10 g，半夏10 g，陈皮10 g，薏苡仁20 g，当归10 g，川芎10 g，牛膝10 g，泽泻15 g，甘草10 g。14剂，水煎服，每日1剂，分早晚温服。

二诊 2018年7月18日。患者诉服用前方后，双下肢水肿较前改善，头晕较前缓解，腹胀减轻，仍觉胸闷，气促，但较前减轻，心慌，心悸发作频次较前减少，仍觉疲乏，精神一般，饮食可，小便可，大便稍干结。舌暗，苔薄白腻，脉弦细。处方：原方去天麻、泽泻、牛膝，加党参15 g，升麻5 g，柴胡5 g。共14剂。

三诊 2018年8月8日。患者胸闷，气促较前明显改善，心悸，心慌较前明显缓解，无明显唇绀，无头晕，双下肢无水肿，疲乏较前明显好转，精神一般，饮食可，小便可，大便稍干结。舌暗，苔薄白，脉弦。处方：继续服用原方治疗，14剂以善其后。

按语

1. 患者情况 本案患者为老年男性，反复胸闷，气促伴心悸，有"瓣膜置换术"病史。

2. 辨证分析　患者年老体虚，且有手术史，则致使正气亏损，不能行津，行血，进而化为瘀血，水湿痰饮。瘀血，水湿阻滞心脉，则发为胸闷，气促，水肿，唇绀，其舌质紫暗；水湿痰饮上犯清窍，则发为眩晕，其舌苔白腻。《素问·汤液醪醴论》云："去菀陈莝……开鬼门，洁净府……"

3. 辨证结果　综上，辨为气虚血瘀水停证。

4. 处方思路　治疗上当以祛邪为主，扶正为辅。方中白术、茯苓、薏苡仁、泽泻健脾利水湿，配合予以半夏、陈皮燥湿化痰，可增强化湿祛痰之功；当归、川芎、丹参、牛膝相伍，可行气活血；柏子仁、酸枣仁滋养心阴以安神；黄芪益气扶正，与丹参相伍，益气活血；天麻平肝息风，与半夏相伍可化痰息风；甘草调和诸药。复诊时，患者水肿改善，头晕减轻，正是由于瘀血，水湿这两者病理因素较前改善，故而复诊时，治则当稍作调整，以扶正为主，祛邪为辅，处方时去天麻、牛膝、泽泻，予以党参益气扶正，予小剂量升麻、柴胡，取存性去用之意，使脾胃化生之清气上行，补益心、肺。三诊时，症状明显缓解，继续服用原方巩固疗效，从而改善患者病情。

三、结语

郭志华教授治疗心衰过程中，紧扣气虚血瘀，水湿停滞这一病机，针对性地采用益气、活血、利水湿之药对，思路清晰，用药精当，故而收效显著。郭志华教授也强调，治疗心衰当以辨病辨证为先，药对必须灵活运用，应做到随其病证而治之，切不可生搬硬套，以避免失治、误治而延误或加重病情。

第十二节 从『诸风掉眩，皆属于肝』理论治眩晕经验

眩晕为目眩与头晕的总称。目眩是指自觉眼前发黑或昏花的一种症状，视物不清晰；头晕指自觉自身或外物旋转，临床上二者往往同时出现。有学者曾通过调查问卷发现，20％～30％的人群曾经发生过头晕或眩晕的症状。

郭志华教授临床上抓住《黄帝内经》中"诸风掉眩，皆属于肝"这一病机治疗眩晕，多获良效。现将郭志华教授运用此理论治疗眩晕证的临证经验介绍如下。

一、病因病机

（一）"眩晕"首责于肝

郭志华教授认为"眩晕"一病，首责于肝，并以此着手，从肝阳上亢，肝脾不足，肝肾阴虚三个角度分别进行论治。《黄帝内经》云："诸风掉眩，皆属于肝；东方青色，入通于肝。开窍于目，藏精于肝，故病在头；肝足厥阴之脉，从目系下颊里，环唇内。"张仲景在《伤寒论》中提及用小柴胡汤及针刺肝俞之法治疗眩晕。这些论述为眩晕从肝论治提供了充足的理论依据。

（二）肝性主动，阳亢化风，风火上扰，发为眩晕

刘完素在《素问玄机原病式》指出"风火皆属阳，多为兼化，阳主乎动，两动相搏，则为之旋转"，认为"风火"为眩晕的致病因素。华岫云为

叶天士《临证指南医案·眩晕》作按时指出眩晕乃"肝胆之风阳上冒"。故郭志华教授认为，肝者，为风木之脏，将军之官，肝性主动，易于阳亢，亢阳化为风火，风火上扰而发眩晕。

（三）肝脾两虚，气血不足，脑窍失养，目系失荣，发为眩晕

张景岳认为"无虚不作眩"。《圆运动的古中医学》云："厥阴风木，子气为火，母气为水……中气旺而水火交也。厥阴一病，风木克土。中气既败，水火分离。"由此可见，肝木与脾土关系密切，肝木病则乘克脾土，脾土病亦可累及肝木，故临床之虚往往肝脾同见，发为肝脾不足。《四圣心源》云："血统于肝，凡脏腑经络之血，皆肝血之所流注。"且忧思伤脾，脾又为后天之本，气血生化之源；肝脾两虚，气血不足，脑窍失养，目系失荣，发为眩晕。脾虚则水道失调，津液流聚而生痰，故张仲景《金匮要略》认为"心下有支饮，其人苦眩冒，泽泻汤主之"，提出"痰饮"为眩晕的病因；朱丹溪亦强调"无痰不作眩"。细究之，痰饮皆为脾虚的病理产物，亦与肝脾不足有关。

（四）肝肾阴虚，髓海失充，脑失所养，发为眩晕

肝属木，肾属水，水生木，肝肾精血同源，藏泄互用，阴阳互滋互制，故其一荣俱荣，一损俱损，若年老体衰，房事不节，或先天不足，劳役过度，皆可导致肝肾阴虚，致髓海空虚，脑失所养，发为眩晕。

二、分型及治法

（一）治疗肝阳上亢证

此类患者往往素体阳盛，或平素烦躁易怒，常于情绪激动后发为眩晕，表现为头晕头痛，眼前发黑，口干口苦等症，或伴有胁肋部胀满不舒，舌红，苔黄，脉弦或弦数。郭志华教授认为此类患者当以天麻钩藤饮加减平肝潜阳，清热息风。《本草纲目》云天麻"为治风之神药"，钩藤可治"大人头旋目眩，平肝风"，故用此二味为君药以息肝风。石决明性味咸凉，《雷公炮制药性解》云其"入肝经"，《山东中草药手册》云其"镇肝，明目，治眩晕"，认为其可平肝潜阳，除热，明目；《本草经疏》

认为"牛膝,性善下行",《医学衷中参西录》认为牛膝"善引气血下行";故用此二味为臣药以平降肝阳。桑寄生,《神农本草经》云其"明目",《本草求真》云其"入肝,肾",《湖南药物志》云其"治肝风昏眩";川芎,王好古认为其可"搜肝气,补肝血,润肝燥,补风虚";《本草易读》认为生地黄可"凉血滋肝";《本草经疏》有云"黄芩,主诸热",李东垣云黄芩可治"发热口苦";《本草再新》认为半夏"入肝、脾、肺三经";黄芩清热,半夏降逆,共奏辛开苦降之功;葛根可清热生津,《本草纲目》记载葛根可"散郁火";茯神、益智仁、远志安神,石菖蒲醒神;甘草调和诸药,诸药相辅相成,使气机升降协调,共奏平肝潜阳,清热息风之功。刘秋燕等经研究证明,天麻钩藤饮加减治疗眩晕临床有效率较高。刘凌鹰、李荣经研究证明,天麻钩藤饮可改善肝阳上亢型高血压的临床症状。

(二)治疗肝脾不足证

此类眩晕患者往往平素忧思过多,郁闷不舒,除眩晕外,常伴有乏力,易疲劳,面色萎黄,形体消瘦,食少,纳谷不香,唇甲不荣等,舌淡,苔薄白,脉虚,或弦细而弱。治宜疏肝理气,健脾养血。治疗眩晕肝脾不足证,郭志华教授常常采用柴胡疏肝散合归脾汤加减。

其中柴胡疏肝理气,《本草易读》认为柴胡可"止头目眩昏";香附行气,用于肝气郁滞,王好古认为"香附,凡气郁血气必用之";川芎可"搜肝气,补肝血,润肝燥";当归养血滋肝;白芍养血柔肝,《本草经疏》云其"手足太阴引经药,入肝脾血分";黄芪、党参、白术、大枣、炙甘草甘温益气健脾,木香理气醒脾以生血;茯神、酸枣仁、远志安神;诸药合用,肝脾同治,肝郁得解,气旺血生,脑窍得养,故眩晕自止。有文献报道柴胡疏肝散可行气疏肝,止痛活血,主治肝气郁结;其对不寐,肝岩,胸痹等多种疾病的肝郁脾虚型治疗皆有一定效果。俞小芬、张春霞通过临床观察发现,归脾汤治疗眩晕可增加脑血流量。

(三)治疗肝肾阴虚证

《黄帝内经》指出,男子"七八,肝气衰,筋不能动;八八,天癸竭,精少，肾脏衰"。故此类患者多为年老体衰，或久病，劳倦，房事不节致肝肾阴虚，脑失所养，故见眩晕，腰酸，健忘，失眠多梦，口干，舌红，少苔，脉细数等证，治宜滋肾养肝明目。正如钱仲阳在《小儿药证直诀》中所云："肝有相火，有泻而无补；肾有真水，有补而无泻。"《医宗必读》有云："东方之木，无虚不可补，补肾即所以补肝；北方之水，无实不可泻，泻肝即所以泻肾。"治以杞菊地黄汤加减主之。

方中枸杞子滋补肝肾，益精明目；菊花明目止眩，王好古云菊花"主肝气不足"；熟地黄，《本草从新》云其"滋肾水，封填骨髓，利血脉，补益真阴，聪耳明目"；山药入脾经，充养后天之本，《本草经解》云其"补虚羸……久服耳目聪明"；山茱萸，《本草备要》云其"补肾温肝，强阴助阳，安五脏，通九窍"；《雷公药性赋》记载"泽泻利水通淋而补阴不足"；牡丹皮泻相火，制山茱萸温性；茯苓泻水湿，助泽泻利水且助山药健脾；川芎补肝血，善行头目；辅以酸枣仁、远志安神。诸药并用，肝肾之阴足，则眩晕自除，诸证自减。邓显之教授及刘海峰、陈有明亦用杞菊地黄汤加减治疗肝肾阴亏之眩晕。

三、验案举隅

病案1

龙某，女，43 岁。因头晕头痛 1 周，于 2017 年 9 月 14 日初诊。

初诊　患者自诉 1 周前因琐事情绪激动后自觉头晕头痛，眼前发黑，口干口苦，烦躁，易怒，胁肋部胀满不舒，夜寐差，舌红，苔黄，脉弦数，血压 146/96 mmHg。患者既往有"原发性高血压"病史 1 年，未规律服用药物治疗。中医诊断：眩晕。证型：肝阳上亢证。治法：平肝潜阳，清热息风。予天麻钩藤饮加减。

处方　天麻（另煎）15 g，钩藤（后下）10 g，石决明 15 g，牛膝 10 g，桑寄生 15 g，川芎 10 g，生地黄 15 g，黄芩 10 g，法半夏 10 g，葛根

10 g，茯神20 g，石菖蒲10 g，益智仁10 g，远志10 g，甘草5 g。7剂，水煎服，每日1剂，分两次温服。服7剂后复诊，患者诸证明显好转。

按语

1. 患者情况　本案患者为中年女性，情绪激动后发病，平素烦躁易怒。

2. 辨证分析　《黄帝内经》云"怒伤肝"。郭志华教授认为，此患者平素烦躁易怒，系情绪激动后肝阳上亢，亢阳化为风火，风火上扰故出现头晕头痛，眼前发黑；肝火内炽，灼伤津液，故口干；肝火横逆犯胃，胆汁随之上溢，故口苦；肝主疏泄，调畅情志，肝火过旺，疏泄太过，情志失控，故烦躁易怒；肝经循行布于胁肋，肝火炽盛，经气郁滞，故胁肋部胀满不适；肝火扰心，心神不宁，加之烦躁易怒，情志不舒，故夜寐不安；舌脉为肝阳上亢之象。

3. 辨证结果　综上，证属肝阳上亢之眩晕。

4. 处方思路　选用天麻钩藤饮加减以平肝潜阳，清热息风。方中天麻、钩藤为君药以熄肝风，石决明、牛膝为臣药平降肝阳，桑寄生补益肝肾，川芎搜肝气，补肝血，润肝燥，生地黄凉血滋肝，黄芩清热，半夏降逆，共奏辛开苦降之功，葛根清热生津，茯神、益智仁、远志安神，石菖蒲醒神，甘草调和诸药。诸药相辅相成，使气机升降协调，共奏平肝潜阳，清热息风之效。

病案2

张某，女，63岁。因头晕3个月余，于2017年10月19日初诊。

初诊　患者诉平素郁闷不快，食少，纳谷不香，面色萎黄，形体消瘦。近3个月来反复出现头晕目眩症状，乏力，易疲劳，劳累时明显。刻下：神疲懒言，面色萎黄，唇甲不荣，反复头晕目眩，乏力，易疲劳，劳累时明显，寐欠佳，小便正常，大便秘，舌淡，苔薄白，脉弦细而弱，血压96/68 mmHg。中医诊断：眩晕。证型：肝脾不足证。治法：疏肝理气，健脾养血。以柴胡疏肝散合归脾汤加减。

处方 柴胡 10 g，香附 15 g，川芎 10 g，白芍 10 g，陈皮 10 g，黄芪 30 g，党参 10 g，白术 10 g，茯苓 10 g，酸枣仁 15 g，远志 10 g，大枣 15 g，木香 10 g，当归 10 g，炙甘草 6 g。7 剂，每日 1 剂，水煎，分两次温服。服 7 剂后复诊，眩晕有所减轻，神疲乏力等症亦有所改善，继服 14 剂，眩晕明显好转，余症均缓。

按语

1. 患者情况　本案患者为老年女性，平素情志郁闷不快。

2. 辨证分析　肝主疏泄，喜条达而恶抑郁。患者长期情志抑郁，肝气失于调达，乘克脾土，忧思伤脾，脾又为后天之本，气血生化之源；肝脾两虚，气血不足，脑窍失养，故发为眩晕。脾主运化，胃主受纳，脾胃功能不足，则食欲不振；脾虚不运，气血生化无源，不能上荣于面、营养周身，则面色萎黄，形体消瘦、乏力、易疲劳；唇甲为血之余，气血亏虚，不能濡养，故唇色淡白，指甲无华；血虚不能养心，心神失养，故寐不佳；脾主运化，脾虚则大肠传导无力，加之血虚津亏，肠道失润，故见便秘；舌脉均为肝脾不足之象。

3. 辨证结果　综上，辨为肝脾不足之眩晕。

4. 处方思路　治疗上以柴胡疏肝散合归脾汤加减疏肝理气，健脾养血。方中柴胡疏肝解郁；香附理气宽中；川芎搜肝气，补肝血，润肝燥；当归养血滋肝；白芍养血柔肝；黄芪、党参、白术、大枣、炙甘草甘温益气健脾；木香理气醒脾以生血；茯神、酸枣仁、远志安神。诸药合用，肝脾同治，肝气得舒，脾气得健，气旺血生，脑窍得养，故眩晕自止。

四、讨论

关于眩晕的记载可追溯至《黄帝内经》，历代医家对眩晕的病因病机皆有精当阐述。郭志华教授治学以经典为主，致力于从经典到临床，临证治疗眩晕，谨守《黄帝内经》中"诸风掉眩，皆属于肝"这一病机原则并加以发挥，从肝论治，抓住肝之生理特点，肝脾、肝肾之间的关系，将眩晕主要分为肝阳上亢、肝脾不足、肝肾阴虚三类，在临床过程中通过精准辨证，并分别对证处方用药，往往效果显著，药力非凡。

第十三节　运用益气活血行水法治疗心衰经验

心衰是多种原因引起的心脏结构和（或）功能异常的一组复杂临床综合征，在世界范围内造成了严重的社会负担。近年来，中医药治疗心衰的效用逐渐得到肯定，其在改善症状，提高患者的生活质量，降低住院率，病死率等方面都展现出了一定优势。

现将郭志华教授运用益气活血行水法治疗心衰的经验介绍如下。

一、病因病机

中医古代典籍虽无"心衰"病名，但对其早有认识。《圣济总录·虚劳惊悸》云："虚劳惊悸者，心气不足，心下有停水也。"明确指出心气虚为心衰的病机。经过历代医家的不断总结，目前对心衰"气虚，血瘀，水停"的主要病机特点已达成共识，郭志华教授基于此，认为心衰的发生发展与气血津液的关系密切。郭志华教授认为心衰发病首先表现在心气虚。《素问·脏气法时论》："心病者，日中慧，夜半甚，平旦静。"心为君主之官，心气亏虚，胸中气机不畅；人体生命活动有赖于心阳的温煦，心阳亏虚，温煦失司，易生阴邪，阻滞胸中气机，则出现心悸，胸闷，气促等症状。气虚亦导致血瘀。《素问·调经论》："血气不和，百病乃变化而生。"说明气血在人体生命活动过程中起着重要作用。心气不足，气机不畅，推动无力，血脉不充，血行迟滞，甚则化瘀，故致气血瘀阻，甚则发展为气虚血瘀水停。《金匮要略》云："心水者，其身重而少气，不得卧，烦而躁，其人阴肿。"心为五脏六腑之主，心阳不足则温煦失司，脾阳不暖，水饮内停；"血不利则为水"，瘀血留滞可化为水湿，则出现身重，肢体肿等症状。水饮内生，更阻气机，瘀血内生，更伤阳气，如此循环，加重心衰病情。疾病后期，极易发展为阴阳气血俱虚等危重症。综上，心气虚为心衰的基本病机，血瘀为心衰的病机关键，水饮为心衰的病理产物，三者贯穿于心衰的发展全过程。故郭志华教授认为临床治疗应以益气活血行水为法。

二、辨治要点

（一）补益正气法为主

心气亏虚是心衰的基本病机。《素问·举痛论》云："百病生于气也。"心气虚，无以推动气血运行，心失所养，心动不宁，发为此病。郭志华教授提出治病当求本，本病的基本病机为心气亏虚，故当以补益正气为主。他强调在治疗心衰时以补气药为主，心气得复，气行血行，血液循行全身经脉，濡养五脏六腑，心病乃去。必要时亦可加入理气药，补气理气，心气通畅，心神乃安。

（二）重视活血补血法

血瘀为心衰的病机关键。心气亏虚，气行无力，血液运行不畅，气血瘀阻，闭塞心脉；心气无以发挥温煦的作用，血液运行迟缓，瘀阻于心，心衰愈重。瘀血内生，气血运转不利，气机阻滞，气血运转又生阻碍，从而陷入气滞血瘀，血瘀气滞的恶性循环，加重心衰的病情。郭志华教授认为血瘀为心衰发病的关键因素，故应重视活血补血法。运用活血化瘀药，破气行血，祛除瘀血，新血内生，则血运通畅，心脉畅通。中医理论"瘀血不除，新血不生"，血瘀日久，易导致血虚，故可在活血化瘀的同时适时加用补血药。

（三）利水消肿法为辅

水饮为心衰的病理产物。疾病发展后期，气血失调，津液运行不畅，水湿内生，水气上乘射肺，则发为喘证；心阳温煦失常，气化无力，水湿下注，则肢体水肿。治疗心衰时应对症施治，当以利水消肿之法。郭志华教授认为运用利水消肿药可起到健脾化湿，渗利水湿，通利小便的功效，小便畅利，水饮亦消。也可适当加入温阳药物，温通心阳，振奋阳气，化气利水，水肿自除。

三、用药经验

郭志华教授根据多年的临床经验，借鉴历代医家的临床思维观点，联系气血津液理论与心衰的关系，抓住气虚血瘀水停的病机，以益气活血利水为法治疗心衰，则正复邪去，气充血行。临床用药时应根据心衰发生发展阶段辨证施治，用药用方因证型的差异各有侧重，多以临床验方益心泰方为本病的基础方，加减化裁，来达到缓解胸闷气促，下肢水肿等症状的目的，临床疗效显著。

全方由黄芪、猪苓、红花、泽泻、丹参五药组成。方中重用黄芪为君药，具有行气功效，使气血周转全身，促进气血运行旺盛，具备祛瘀不伤正的功效，同时还可增强机体免疫力。黄芪中的黄芪苷Ⅳ可增强心脏收缩，增加心排血量，达到强心，改善缺氧，从而减轻心脏前后负荷，改善心脏功能的作用。丹参、红花入心、肝经，丹参性寒，可活血化瘀，凉血止血；红花性温，可祛瘀止痛，一寒一温，寒温并用，活血化瘀，行血中之滞，合为臣药。现代药理学研究显示丹参酮具有抗氧化，抗凝血，改善心肌功能，舒张血管，保护血管内皮等多种功效。红花具有减少心肌缺血，改善心肌供氧，降压降血脂等作用。泽泻、猪苓为佐，具有利水消肿，通利水道的作用。现代研究表明猪苓可通过抑制肾脏水通道蛋白2表达，降低尿液水通道蛋白2的排泄率，从而增加尿液排出，减少心衰大鼠的水潴留，故而能有效改善心衰模型大鼠的心脏收缩功能。以上五味中药合用，针对气虚血瘀水停病机，对证施治，补心肺脏腑之气，活胸中瘀血，利中下焦水饮。前期临床试验表明，在常规西药治疗的基础上，联合应用以上五味中药，疗效显著，能够明显改善心衰患者的气促，疲倦乏力，纳呆等症。另外，患者的心衰程度，中医症状总积分，心功能每搏量也较前明显改善，并且无明显不良反应。

临床随症加减如下：兼见失眠多梦，肝血不调者，加用酸枣仁、柏子仁宁心安神，茯神安神，利水消肿，首乌藤养血安神，祛风通络；兼见外感咳嗽者，加用菊花清热解表，化橘红宽胸理气，桔梗利咽化痰；兼见咳嗽日久，心肺气虚时，加用五味子、麦冬敛阴益气，滋养阴液；兼见情志不调，急躁焦虑者，加用郁金、远志疏肝宁心安神；兼见肢体麻木感加重，屈伸不利者，加用牛膝、杜仲入肝、肾，促进肝、肾经血运行，濡养全身经脉，活血化瘀；兼见肾阳不足，腰膝酸软者，加用肉苁蓉、菟丝子温阳利肾。

四、验案举隅

病案1

患者，男，64 岁。因反复胸闷气促 2 年余，再发伴双下肢水肿 7 日，于 2020 年 5 月 4 日初诊。

初诊 患者诉于 2 年前无明显诱因突然胸闷气促，休息后好转，未予重视，近 1 周胸闷气促再发，伴双下肢水肿，现为求进一步治疗，来门诊求治。刻下症见：反复胸闷气促，活动后明显，伴双下肢水肿，时有剑突下胀痛，无头晕头痛，腹痛腹泻等不适，汗多，口干，无口苦，平素体虚，手足冰冷，纳寐差，大便正常，小便次数较前减少。近 2 个月体质量无明显变化。舌紫暗，苔薄白，脉象沉弱。血压 110/80 mmHg。辅助检查心电图：①窦性心动过速；②Ⅰ度房室阻滞；③异常左偏电轴。心肌酶：肌酸激酶 38.00 IU/L↑；肌酸激酶同工酶 9.30 IU/L↑；乳酸脱氢酶 223.00 IU/L↑；肌红蛋白 122.60 μg/L↑；N 末端脑钠肽：1 780 pg/mL↑。西医诊断：心力衰竭。中医诊断：心衰。证型：气虚血瘀，水饮内停证。

处方 炙黄芪 30 g，红花 10 g，丹参 10 g，泽泻 10 g，猪苓 10 g，瓜蒌皮 10 g，茯神 15 g，薤白 10 g，炙甘草 10 g。共 10 剂，每日 1 剂，水煎服，早晚各 1 次。

二诊　2020 年 5 月 14 日。患者诉规律服药后胸闷气促症状较前缓解，双下肢水肿减轻，睡眠质量较前改善。遂予上方去茯神，继续服用 10 剂，胸闷气促，双下肢水肿明显好转，未再复诊。

按语

1. 患者情况　本案患者为老年男性，病程较久，急性加重。

2. 辨证分析　患者心病日久，耗损心气，血脉不充，心失于濡养，心脉拘急，则胸闷气促，汗多；心阳不充，无以推动气血运行全身，瘀血内阻，则怕冷，四肢不暖；气机不利，津液无以运行，水饮内停，津液无以上乘则口干，无以下行则双下肢水肿，尿少。舌紫暗，脉沉弱为气虚血瘀之象。

3. 辨证结果　辨证为气虚血瘀，水饮内停证

4. 处方思路　郭志华教授针对其"气虚，血瘀，水停"的基本病机，以益气活血利水法，对气、血、水三方并治，补益气血，活血行水。方中炙黄芪为君药，补心肺之气，健脾益气，利水消肿，与丹参配伍，活血化瘀；丹参、红花为活血化瘀要药，祛瘀止痛，瘀消水去，气血得以正常运行，为臣药。黄芪、丹参、红花三药共奏益气活血，利水消肿之效。猪苓、泽泻利水消肿，健脾祛湿；瓜蒌皮、薤白宽胸散结；茯神宁心安神；炙甘草调和诸药。全方共奏补益正气，活血化瘀，利水消肿之功效。

病案2

丁某，男，72 岁。因反复胸闷、心悸、喘促、水肿 10 余年，于 2021 年 10 月 13 日初诊。

初诊　患者诉 10 余年来反复胸闷、心悸、喘促、水肿，经某医院诊断为：扩张型心肌病，心力衰竭，心律失常。长期服用阿司匹林肠溶片、美托洛尔、卡托普利等，平时每因受寒或劳累则病情复发，经西药常规治疗即能得到控制。3 日前，患者因受寒胸闷，心悸，喘促加重，腹胀不适，伴有周身水肿而住院，查体：P 96 次/min，R 26 次/min，BP 130/80 mmHg，

端坐体位，颈静脉怒张，颜面浮肿，口唇发绀，双肺底闻及湿啰音，心率132 次/min，心律绝对不齐，心音强弱不等，舒张期奔马律，肝大，剑突下4 cm，质硬，全身重度凹陷性水肿。舌体胖大有齿痕，舌质暗淡，舌底静脉曲张，苔白润，脉促。心电图示：心房颤动，左心室肥大及劳损。经予强心，利尿，扩血管等治疗，病情不缓解。遂请郭志华教授会诊，他认为，该患者属气虚血瘀水停之心力衰竭，治宜益气活血利水，治以益心泰加减。

处方 黄芪60 g，白参15 g，白术10 g，丹参30 g，红花10 g，砂仁6 g，云木香10 g，茯苓30 g，薏苡仁30 g，泽泻10 g，猪苓10 g。3 剂，每日1 剂，水煎服，早晚各1 次。

二诊 2021 年10 月17 日。患者诉服药3 剂后水肿大消，喘促、心悸亦随之缓解，效不更方，既予前方10 余剂，心力衰竭得到纠正。后来我院复诊，上方略加变动间断服用，病情稳定。

按语

1. 患者情况 本案患者为老年男性，病程迁延反复。

2. 辨证分析 患者年老体虚，卫外不固，易受外邪侵袭，劳则气耗，故每因受寒或劳累则病情复发；心病日久，心气亏虚，无以推动气血运行，心失所养，心脉拘急，故见胸闷、心悸、喘促；水湿中阻，故腹胀不适；心气不足，心阳温煦失常，气化无力，水液代谢失常，水饮内停，周身水肿。舌体胖大有齿痕，舌质暗淡，舌底静脉曲张，苔白润，脉促，为气虚血瘀水停之象。

3. 辨证结果 综上，辨为气虚血瘀水停之心力衰竭。

4. 处方思路 郭志华教授认为在心力衰竭的治疗中宜遵循"急则治其标，缓则治其本"的原则，以扶正为主，祛邪为辅，宜温阳通阳而不宜补阳，宜益气补气而不宜滞气，宜活血行血而不宜破血，宜行气降气而不宜破气，宜利水渗湿而不宜逐水，宜顾护津液而不宜伤阴。郭志华教授临床治疗心力衰竭抓住心力衰竭气虚血瘀水停的主要病机，以益气活血利水法为基本治疗大法，以经验方益心泰为基本方，随证加减，临床疗效显著。方中以号称"补气之长"的黄芪为君药，善补气升气，利水消肿，为治疗气虚水肿尿少之要药。丹参活血化瘀，泽泻利水渗湿，共为臣药，前人有"一味丹参散，功同四物汤"之说。佐以被誉为"破血，行血，和血，调血之要药"的红花活血通经，祛瘀止痛，猪苓利水消肿。诸药配伍，共奏益气活血利水之功。

五、小结

郭志华教授基于气血津液理论，提出心力衰竭的主要病机为气虚血瘀水停，以益气活血行水为法，以益心泰为主方，此方药少力专，具有补益正气，活血利水的功效，气血运行通畅，气机输布得当，津液濡养全身，阴阳调和，病则愈。

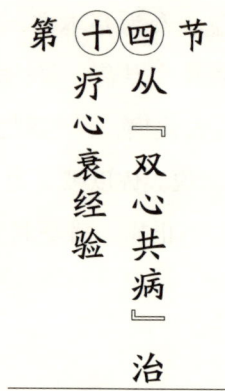

第十四节
从"双心共病"治
疗心衰经验

郭志华教授擅长运用中医药治疗多种心脑血管疾病，尤其在心衰的治疗方面有其独到经验且临床疗效显著。本文将其从"双心疾病"角度论治慢性心衰的经验总结如下：

一、考内涵，明名义

中医古籍中有诸多心衰类似病证的记载，"心衰"二字最早见于西晋王叔和的《脉经》，其证治可见于"心痹""心水""喘证""水肿"等篇章。《金匮要略·水气病脉证并治》对心水症状的描述和心衰的临床症状大致相同："心水者，其身重而少气，不得卧，烦而燥，其人阴肿。""心水为病，其脉沉，属少阴。""水在心，心下坚筑，短气，恶水不欲饮。""水停心下，甚者则悸，微者短气。"心衰为本虚标实之证，以心气亏虚，心阳不振为本，痰瘀互阻，水饮内停为标，五脏则以心为本，他脏为标。治疗原则当扶正补虚为要，重在强心温肾，补脾理肺；辅以祛除邪实，重在活血利水，行气化痰。同时要根据临证不同情况佐以清热，养阴，安神，从而固本清源，活血利水，瘀水同治。

二、病机病因

心血管系统的心身疾病包括：心衰，冠状动脉粥样硬化性心脏病，心绞痛，原发性高血压，急性心肌梗死，情绪性心律失常，功能性早搏，心源性猝死等，可见心血管疾病多是心、身同病。中医理论体系中，脏腑、人体大系统，自然界、社会之间，存在着多维联系，相互制衡，协调一致。若发生病理改变，则互为影响，导致阴阳失衡。中医学认为，心主血脉，主神明。《素问·痿论》云："心主身之血脉。"《灵枢·邪客》云："心者，五脏六腑之大主，精神之所舍也。"表明心之血脉与神明互为一体，心通过血脉及神明调控脏腑机能及精神活动，从而主宰人体生命活动，若七情所伤，神明躁动，则易损及心。"心主神明"指心有统帅全身脏腑、形体、官窍的生理活动和人的精神、意识、思维等心理活动的功能，"心主神明"的物质基础是"心主血脉"，心血管疾病在中医学中本就是心脏，心神疾病，也就是"双心"同病。现代医学认为，双心疾病是心脏，心理两个独立的疾病，但在中医学中，应该将其作为一个完整独立的疾病来看待，有的学者机械和简单地把双心疾病认为是"胸痹""心痛""眩晕"等心脏疾病与"郁证""百合病""脏躁"等精神心理疾病的合病，这样对双心疾病病因，病机的理解和治疗上均会出现偏差。郭志华教授认为，心衰病位在心，涉及肺、肾、脾、肝。心为大主，心气不足为心衰病之根本；而肺主一身之气，肾为气之根基，肺失肃将，肾不纳气，心气更为虚弱；脾失健运，则气血生化无源，无以充养心脉；肝主疏泄，肝之功能异常则心气滞而不行，心衰加重，此谓"五脏之气，互为相使"。正虚以心气，心阳亏虚为本；瘀水互结以水饮，痰湿，瘀血内停为标。

因此，郭志华教授认为心衰的主要病机为正虚血瘀，瘀水互结。

三、辨证论治

中医一个基本原理为因人制宜，辨证论治，临床对心衰患者的治疗多考虑心和肝调和气血及调节精神情志的作用。在临床上根据心衰的病性，病位因素及病证关系，得出 7 个主要的病性证素为：气郁，阴虚，气虚，火热，痰浊，血虚，阳虚，病位如上所言涉及五脏。朱丹溪云："气血冲和，百病不生；一经怫郁，诸病生焉。"临床治疗主要以疏肝解郁为主，并将调和气血，调肝安神贯穿始终。

四、验案举隅

患者，男，56 岁。因反复胸闷，气促 2 年余，于 2021 年 7 月 2 日初诊。

初诊 既往有冠状动脉粥样硬化性心脏病病史。刻下症见：胸闷气促，活动后加重，时有头晕，少气懒言，精神萎靡，面色萎黄，口干不欲饮，纳差，夜寐不安，易惊醒，心中时常郁郁寡欢，肌肉瘦削，肌肤干涩，双下肢无水肿，小便调，大便偏干，舌质黯，舌下脉络曲张，苔薄白，脉沉弦无力。血压 140/89 mmHg。心电图示：窦性心律，Ⅱ，Ⅲ，aVF 导联低平，V4～V6 导联压低改变。西医诊断：冠状动脉粥样硬化性心脏病，慢性心力衰竭，心功能Ⅲ级。中医诊断：心衰。辨证为气虚血瘀，肝气郁结。治以补气活血，疏肝散结。

处方 桃仁 15 g，红花 10 g，当归 15 g，生地黄 10 g，牛膝 10 g，川芎 10 g，桔梗 10 g，赤芍 10 g，枳壳 10 g，甘草 6 g，柴胡 10 g，合欢花 12 g，炒酸枣仁 12 g，茯神 10 g，郁金 10 g，远志 10 g，太子参 12 g，肉苁蓉 10 g。14 剂，每日 1 剂，水煎，早晚分服。

二诊 2021 年 7 月 16 日。胸闷，气促减轻，头晕稍缓，精神略有好转，精神及食欲转佳，夜寐较之前好转，二便调，舌脉如前。守方去太子参，加黄芪 12 g，西洋参 10 g。续服 21 剂。

三诊 2021 年 8 月 7 日。胸闷，气促明显好转，无头晕，精神转佳，夜寐安，食纳可，二便调，舌质黯，舌下脉络曲张，苔薄白，脉弦。守方续服 21 剂善后。随访 3 个月，病情平稳。

按语

1. 患者情况 本案患者为中年男性，反复胸闷、气促 2 年余，时常郁郁寡欢。

2. 辨证分析 患者久治不愈，正气耗损，而又时常郁郁寡欢，出现气虚血瘀，肝气郁结的虚实夹杂之证。形气不足，肝气郁结而成瘀血，进一步心阳不振，瘀水互结，故见胸闷，气促；气血不足，肌肤失于濡养，故见面色萎黄，肌肤干涩；肠腑失于濡润则大便干结；气血亏虚，肌肉失养，故见肌肉瘦削；阳气虚弱，不能兴奋精神，加之自身肝气不畅，郁结于胸，故见精神萎靡；心血不足，心神失养，故见夜寐难安。病机总属气虚血瘀，肝气郁结。

3. 辨证结果　辨证为气虚血瘀，肝气郁结。

4. 处方思路　当以补气活血，疏肝散结为治法。患者气滞血瘀较甚，故以血府逐瘀汤化裁活血化瘀、行气止痛。方中加入太子参益气；郁金行气活血；合欢花解郁安神；炒酸枣仁、茯神、远志养心安神；大便干结难解，加用肉苁蓉形精并补，既能补肾助阳以温养充形，又善补益精血以润肠通便，《玉楸药解》云其"滋肾肝精血，润肠胃结燥"。全方通补兼施，共奏补气活血，疏肝化瘀之功。二诊时，诸症转佳，大便已通，故去肉苁蓉；夜寐欠佳，遂易茯苓为茯神以宁心安神，加炒酸枣仁养心阴，安心神；三诊时，诸症明显好转，因"有形之血不能即生"（《景岳全书·吐血论治》），故对形精两虚证候当缓而图之，守方续进。

五、中医从"双心共病"角度防治心衰的思考

医者辨证后，除了能够采取常规汤药治疗外，还能根据实际需要，采用针灸，太极，五音，子午流注调理，以及中西医管理体系干预等多种特色疗法进行治疗。如运用雷火灸鬼眼穴，督脉组穴治疗慢性心衰伴抑郁，能明显提高患者心脏功能，改善抑郁情绪及临床症状。耳穴贴压，穴位按摩配合心身护理能明显改善慢性心衰患者的焦虑抑郁状态，提高其生活质量。此外，太极拳可改善心衰伴抑郁患者的情绪状态，对睡眠与生活质量也有显著的促进作用，经常练习太极拳还可以提高有氧能力、肌肉力量、平衡能力、对心肺功能的恢复、抑郁和焦虑等情绪障碍的缓解有极大帮助。结合中医在起居调养、情志调养、运动调养、膳食调养等方面的认识，建立的中西医管理体系对慢性心衰患者进行管理，通过门诊护理、心衰课堂、平台交流等方式，能够明显提高患者心功能，生活质量，降低再入院率。

复合措施联用也是治疗慢性心衰伴焦虑抑郁的理想选择。例如，穴位按摩与五行音乐疗法联用治疗慢性心衰伴焦虑抑郁患者，比单一疗法的使用更能同时改善焦虑和抑郁情绪，并能缓解躯体症状。运用子午流注择五行音乐疗法干预慢性心衰患者的焦虑状态，不仅能明显提高其睡眠质量和生活质量，也能降低患者的血压和心率，疗效优于常规五行音乐疗法组。取神门、心、交感、皮质下等耳穴贴压，辅以五行音乐疗法，也可明显缓解心肌梗死患者的焦虑症状，提高生活质量，起到益气养血，镇静安神的疗效。

六、结语

心衰的治疗目标为防止和延缓心衰的发生发展，缓解临床症状，提高生活质量，改善长期预后，降低病死率与住院率。随着社会的进步和人类文明的发展，双心共病之心衰将会越来越常见。就目前的研究进展来看，寻找有效的预防、治疗措施仍然任重道远。而中医药疗法在双心共病之心衰治疗领域独具特色，具有巨大研究空间和药物开发潜力，应促进中医药防治双心疾病的研究。只有研究成果更加系统和可靠，双心共病之心衰才能受到更多的重视。双心医学的蓬勃发展不仅会给患者带来福音，还会促进生物-心理-社会模式的过渡和发展，最终造福全人类。

第十五节　辨证治疗冠状动脉粥样硬化性心脏病伴焦虑障碍临床经验

近年来，冠状动脉粥样硬化性心脏病（简称冠心病）在全球范围内的发病率和病死率持续增长。依据 WHO 发布的《2019 全球卫生估计报告》，冠心病已于 2019 年成为全球首要的致死疾病。随着社会压力的逐渐增加，焦虑障碍的发病率也逐年攀升，而冠心病合并焦虑障碍是临床常见的情况，二者相互影响，40％～70％的冠心病患者可伴有焦虑障碍，而冠心病患者焦虑障碍的发病率是正常人群的 2～3 倍，焦虑障碍将冠心病病死风险增加了26％。冠心病伴焦虑障碍的危险性不容忽视，目前西医主要通过服用抗焦虑药物及对应的心理疏导治疗冠心病伴焦虑障碍，但临床所使用的抗焦虑药易出现依赖性，不良反应大，价格昂贵，某些药物对心血管系统会产生不良作用。采用中医药治疗可减轻患者的经济负担，且无明显的不良反应，诸多学者的研究表明，中医药治疗冠心病伴焦虑障碍取得了较好的疗效。

冠心病伴焦虑障碍归属于中医学中"胸痹""郁病"范畴，胸痹与郁病互为因果，既可因情志导致胸痹发生，也可因胸痹出现郁病。郭志华教授在病机上强调冠心病伴焦虑障碍主要有虚、实两个方面，虚者多由气血亏损，肝血不足，心失所养所致；实者因气机不畅，血脉不通所致，病位在肝与心，与脾、肺、肾三脏相关。情志不畅，久而成郁，乃致心病。"治病必求于本"，故郭志华教授在治疗上提出治心先治郁，解郁先疏肝，并注重补气活血，通补兼用，养心安神。气机通畅，脉道流利，血运充足，脏腑得以荣养，肝气调达，心气充盈，阴阳平和，则诸病不生。本文总结郭志华教授治疗冠心病伴焦虑障碍患者的临床经验，以飨同道。

一、中医对冠心病伴焦虑障碍的认识

中医学依据心血管疾病患者的临床特征，将冠心病伴焦虑障碍归属于"胸痹"范畴，依据神志方面的改变将其归入"郁病"范畴。

（一）胸痹

胸痹是指胸部闷痛，甚则胸痛彻背，喘息不得卧为主要症状的一种疾病，病轻者仅自觉胸闷，呼吸不畅，病重者则出现胸痛，甚至出现心痛彻背，背痛彻心的情况。《黄帝内经》中首提胸痹的临床表现，《素问》云："心病者，胸中痛……胁下痛，膺背肩胛间痛，两臂内痛。"《灵枢·五邪篇》："邪在心，则病心痛。"

目前大多数医家认为，胸痹的病因病机可责之于四点。一为寒邪内侵。《素问》云："寒气积于胸中而不泻，不泻则温气去，寒独留，则血凝泣，凝则脉不通。"寒为阴邪，易伤阳气，寒邪内侵，阻遏阳气，胸阳不振，而成胸痹。寒性收引凝滞，阳气不足，失其温煦功能，筋脉拘挛，收缩，脉络阻滞，气血运行不畅，凝滞不通，发为此病。二为药食失节。饮食不节，过饥使脾胃运化无源，气血亏虚而脏腑失养，正气不足，阳气衰弱而发病；过饱则脾胃难以运化，食滞日久，损伤脾胃，或因嗜食肥甘厚味，脾胃运化无能，聚湿，化热，生痰，痰凝胸中，阻遏中阳，气机不畅，痰阻血瘀，而成胸痹。或因药物服用不当，耗伤心气，引发胸痹。三为情志失节。《灵枢》云："悲哀愁忧则心动，心动则五脏六腑皆摇。"《杂病源流犀烛》云："七情之由作心痛。"认为精神情志的异常可导致心系疾病。七情内伤可导致脏腑精气受损，诱发疾病，也可损伤相应脏腑，《类经》云："思动于心则脾应。"忧思伤脾，脾失健运，水液运行无力，凝聚成痰；大怒伤肝，肝郁气滞，气郁化火，灼津成痰，气滞痰凝，气机运行不畅，致使气血瘀滞或痰凝血瘀，心脉痹阻，发为胸痹。四为体虚劳倦。胸痹多发于中老年人，精气渐亏，或久病体虚，损伤心气，或劳倦太过，损伤脾气，气血生化乏源，气血阴阳亏虚，脏腑功能失调，肾阳亏虚，则机体阳气生发不足，心阳不振，筋脉失于温煦，脉络痹阻，发为胸痹；肾阴不足，不能滋养五脏，水不涵木，不能上济心火，心脉失于濡养，而致胸痹。

胸痹病机关键为心脉痹阻，可分为虚、实两个方面，实为寒凝，气滞，血瘀，痰阻，痹阻胸阳，脉络不通，阻滞心脉；虚为气、血、阴、阳亏虚，心脉失养。病位在心，可涉及肝、脾、肾等脏，在疾病发展过程中可由虚致实，也可由实转虚，还可相兼为病。

(二) 郁病

郁病是以情绪不宁，胸部满闷，胁肋胀痛为主要表现的一类病症。"郁"是一种病理状态，也是一种病理产物，《景岳全书》云："凡五气之郁，则诸病皆有，此因病而郁也；至若情志之郁，则总由乎心，此因郁而病也。""郁"也可促进疾病的发展，《丹溪心法》云："气血冲和，万病不生，一有怫郁，诸病生焉。古人生诸病，多生于郁。"

目前大多数医家将郁病的病因病机分为两大类：一为情志所伤。中医学将人体精神活动归纳为七情五志，情志活动可归属五脏，总受心神的调控。若情志过极，长期刺激，超过了人体本身的调节能力，心神受扰，调节失衡，阴阳失度，百病由生，《金匮翼·积聚统论》云："凡忧思郁怒，久不能解者，多成此疾。"一为体质因素。《素问·阴阳应象大论》云："人有五脏化五气，以生喜怒忧悲恐。"五志分别归属五脏，心为喜，肝为怒，肺为忧，脾为思，肾为恐，总受心神的调控。《杂病源流犀烛·诸郁源流》云："诸郁，脏器病也，其原本于思虑过深，更兼脏器弱，故六郁之病生焉。"体质素虚，加之情绪的刺激，机体调节无能，故发郁病。《医经溯洄集·五郁论》云："郁者，滞而不痛之义。"《医方论》云："凡郁病必先气病。"肝主疏泄，畅达气机，可调畅情志，肝郁气滞，气机不通，则心神无以调控五志，五志过极，心神受扰，发为气郁；肝气郁久而化火，发为火郁；火性炎上，烧灼津液，可致痰凝血瘀，瘀血内阻，发为血郁；肝气横逆犯脾，或忧思伤脾，脾胃受损，运化无力，饮食积滞，湿邪中阻，气郁痰凝，发为湿郁，痰郁或食郁。六郁之间可互为因果又相互兼夹。

综上，郁病属虚实夹杂，病机关键在于情志所伤，肝郁气滞，使肝失疏泄，脾失健运，心失所养，脏腑气血阴阳失调。郁病初起以实证为主，气滞，血瘀，痰阻，化火，日久则耗伤正气，气、血、阴、阳亏虚，病位在肝，与心、脾、肾三脏相关。

（三）胸痹与郁病

郭志华教授认为胸痹与郁病互为因果，两者间有相同的致病因素，即情志致病，郁病因情志刺激而发病，胸痹因情志刺激而诱发。情志受心的调控，《素问·调经论》云："心藏神。"神指人的一切精神，意识及思维活动，《素问·灵兰秘典论》云："心者，君主之官，神明出焉。"心为神的活动场所，中医学讲"神形一体"观，"心"既是西医解剖学中的心脏，也是人体精神及神志的主宰。情志受肝的调节，肝主疏泄，可调节情志活动。两者均可分虚实，实证为气滞、痰凝、血瘀，虚证为气、血、阴、阳亏虚，虚实夹杂，合而发病，病位在心、肝二脏，与脾、肾相关。

二、辨证论治

（一）治心先治郁，解郁先疏肝

郭志华教授认为，郁病作为病理状态，可影响胸痹的发生发展，所以在治疗冠心病伴焦虑障碍患者时应当先治疗郁病。《医间道》云："内伤七情，以肝气为百病之主。"故解郁先疏肝。《医方论》云："凡郁病必先气病。"气郁于内，肝气郁结，由肝及心，心脉不和，发为心病。临床常见一类患者自觉心胸满闷，隐痛，善太息，口干口苦，头痛，便秘，月经不调，舌红苔黄，脉弦数等症。郭志华教授将此类冠心病伴焦虑障碍患者归为肝郁气滞型。《读医随笔·风厥痉痫》云："肝气舒，心气畅，血流通，筋条达，而正气不结，邪无所客矣。"治疗应疏肝理气，气畅则郁疏，方用柴胡疏肝散加减，方中用柴胡、枳壳、香附、陈皮疏肝理气，白芍柔肝，川芎活血化瘀，全方可疏肝解郁，行血活血。现代研究表明，柴胡有效成分柴胡多糖可以松弛血管平滑肌，改善缺血脏器血流灌注。白芍有效成分白芍总苷可以增加心肌血流量并降低血流阻力，改善血流流变性，从而抑制血小板聚集和血栓形成。川芎有效成分川芎嗪可以减轻心肌缺血后心肌组织损伤，减少梗死面积。

（二）补气活血，通补兼用

郭志华教授认为，冠心病伴焦虑障碍患者病程较长，且多为中老年人患病，情志异常会伤及人体精气神，耗伤气血，病情日久不愈，久病体倦或年老体弱，机体气血不足，加之瘀血不去，新血不生，不通则痛，不荣也痛，《仁斋直指方论》云："气行则血行，气滞则血凝。"故治疗应补气活血，通补兼用，其中"通"法包括活血通络法，针对血瘀型冠心病伴焦虑障碍，临证可见痛处固定，痛如针刺，入夜尤甚，痛引肩背，舌质紫暗，有瘀斑，脉弦涩，方用血府逐瘀汤加减；用通阳宣痹法治疗痰郁型，方用瓜蒌薤白半夏汤，方中瓜蒌、薤白化痰行气，通阳止痛，半夏燥湿化痰，太子参、茯苓健脾益气。"补"法主要运用气血双补法，面对临床症状为胸闷痛，烦躁不安，心神不安，头晕，自汗盗汗，神疲乏力，食欲不振，少苔，脉细数的患者，方用天王补心丹加减，方中柏子仁、酸枣仁、五味子、远志交通心肾，养心安神，麦冬滋阴；茯苓、太子参养心气；丹参、当归、芍药养心血，通心脉。气机通畅，则血行有力，通则不痛，荣则不痛。

（三）养心安神，平抑肝阳

冠心病伴焦虑障碍主要责之于心、肝二脏，心主神志，心主血脉，心血不足，无法濡养心脏及形体，正气虚弱，易诱发心病；心气自心血化生，心气生化乏源，则精神萎靡，心神受扰，神明不清。肝主升发，调畅全身气机；肝主藏血，《素问》云："人卧则血归于肝。""肝藏血，心行之，人动则血运于诸经，人静则血归于肝脏。何者？肝主血海故也。"肝血充足，则能濡养肝脏，使肝脏生理功能正常；肝为刚脏，刚强躁急，内寄相火，主升主动；肝体阴而用阳，肝阴肝阳相互协调，则肝气条达，但机体中阳常有余，阴常不足，肝阴无法滋润肝阳，肝阳亢逆，侵扰心神，《素问·调经论》云："血之与气并走于上，则为大厥，厥则暴死。"在临床治疗上，郭志华教授善用养心安神药如酸枣仁、柏子仁、合欢花、远志、首乌藤等，使心神得安，心神清明；用平抑肝阳药物如天麻、钩藤、罗布麻叶、石决明等平肝潜阳，肝阴得养，肝阳条达，肝得舒得缓，心、肝二脏无邪可扰，则病可得解。

三、验案举隅

病案1

患者，女，62 岁。因反复心慌，胸痛 1 年，烦躁，焦虑 1 个月，于 2020 年 9 月 4 日初诊。

初诊 患者诉 1 年来心慌伴左胸部疼痛反复发作，痛如针刺，入夜尤甚。1 个月前无明显诱因出现烦躁不安，紧张焦虑，易激惹，情绪低落，善太息，眠差，易惊醒，大便干结。脉弦，苔薄黄。心脏彩超示：三尖瓣反流。冠状动脉造影术示：左前降支近中段 50％狭窄，右冠中段 50％狭窄，后降支远段 60％狭窄，左心室后支开口 50％狭窄。汉密尔顿焦虑量表评分为 19 分。中医辨病：胸痹。辨证：肝郁气滞，心血瘀阻证。

处方 酸枣仁 15 g，柏子仁 15 g，茯神 20 g，丹参 10 g，熟地黄 10 g，远志 10 g，南沙参 10 g，麦冬 15 g，五味子 10 g，川芎 10 g，红景天 10 g，灵芝 15 g，首乌藤 15 g，合欢花 15 g，炙甘草 10 g。14 剂，每日 1 剂，水煎，分两次温服。

按语

1. **患者情况** 本案患者为老年女性，平素情志抑郁，善太息。

2. **辨证分析** 本病临床表现最早见于《素问》云："心病者，胸中痛，胁支满，胁下痛，膺背肩胛间痛，两臂内痛。"张仲景《金匮要略》首次提出"胸痹"病名，并作专篇论述，归纳本病病机为"阳微阴弦"，乃本虚标实之证。陈念祖《时方歌括》以丹参饮治疗心痛，王清任《医林改错》提出使用血府逐瘀汤治疗胸痹心痛。患者为老年女性，平素情志抑郁，肝气郁结，导致气滞于胸，则喜太息；气机不利，血行不畅，脉络不通导致气滞血瘀，心脉痹阻不通而发胸痛；肝郁化火，上扰心神，则头晕，眠差多梦，大便干结。

3. 辨证结果　综上，证属肝郁气滞，心血瘀阻。

4. 处方思路　治以疏肝行气，活血化瘀，养心安神。方中酸枣仁入心、肝经，可养心阴，益肝血而宁心安神，柏子仁养心安神，润肠通便，辅以茯神、远志、首乌藤养心补肝，养血宁神，丹参活血祛瘀，通经止痛，清心除烦，《本草纲目》云："破宿血，补新血。"合川芎活血行气，川芎为"血中气药"，善止痛，还能解郁散结，红景天益气活血，通脉止痛，肝体阴用阳，用麦冬、五味子、南沙参滋阴养肝，益气生津，熟地黄滋阴补血，灵芝补气，合欢花解郁安神，炙甘草调和诸药。《杂病源流犀烛·心病源流》云："总之七情之由作心痛，七情失调可致气血耗逆，心脉失畅，痹阻不通而发心痛。"全方"通""补"兼用，行气活血，补血安神，使肝气得疏，瘀血得通，诸症皆愈。

病案2

患者，男，70 岁。因反复胸闷痛 3 年余，记忆力下降 1 年，于 2021 年 5 月 16 日初诊。

初诊　患者诉 3 年前无明显诱因出现阵发性胸闷痛余，时有心悸气短，活动后加重。1 年来记忆力下降，对以往爱好丧失兴趣，易激惹，口干口苦，易汗出，纳差，夜寐差，便溏，平素急躁易怒，且易疲倦乏力，舌淡紫，舌体胖，边有齿痕，苔薄黄，脉结代。冠状动脉造影术后示：前降支近段 50％狭窄，远段心肌桥形成。汉密尔顿焦虑量表评分为 14 分。中医辨病：胸痹。辨证：气虚血瘀，痰浊阻络证。

处方　柏子仁 10 g，酸枣仁 10 g，茯神 10 g，川芎 10 g，丹参 10 g，南沙参 10 g，麦冬 10 g，五味子 10 g，灵芝 10 g，远志 10 g，首乌藤 10 g，瓜蒌 10 g，薤白 10 g，法半夏 10 g，太子参 10 g，炙甘草 10 g。14 剂，每日 1 剂，水煎，分两次温服。服 7 剂后症状好转。